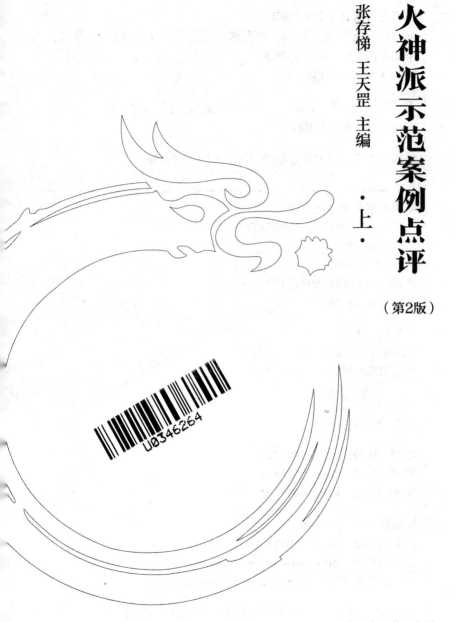

张存悌 王天罡 主编

火神派示范案例点评

·上·

（第2版）

中国中医药出版社

·北京·

图书在版编目（CIP）数据

火神派示范案例点评 . 上 / 张存悌，王天罡主编 . —2 版 .—北京：
中国中医药出版社，2020.3

ISBN 978 - 7 - 5132 - 5951 - 4

Ⅰ . ①火… Ⅱ . ①张… ②王… Ⅲ . ①中医流派—医
案—中国 Ⅳ . ① R249.1

中国版本图书馆 CIP 数据核字（2019）第 279569 号

中国中医药出版社出版

北京经济技术开发区科创十三街 31 号院二区 8 号楼
邮政编码 100176
传真 010-64405750
河北品睿印刷有限公司印刷
各地新华书店经销

开本 880×1230 1/32 印张 10 字数 223 千字
2020 年 3 月第 2 版 2020 年 3 月第 1 次印刷
书号 ISBN 978 - 7 - 5132 - 5951 - 4

定价 59.00 元
网址 www.cptcm.com

社 长 热 线 010-64405720
购 书 热 线 010-89535836
维 权 打 假 010-64405753

微信服务号 zgzyycbs
微商城网址 https://kdt.im/LIdUGr
官方微博 http://e.weibo.com/cptcm
天猫旗舰店网址 https://zgzyycbs.tmall.com

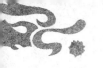

前　言

　　本书初版自 2014 年出版后颇受欢迎，上市 5 年来已经加印多次。从市场角度看，本书能够修订再版，起码提示其价值所在，同时表明作者精益求精的追求。

　　作为一个学派的开山宗师，郑钦安最大的缺憾是没有留下专门的医案集，这一点令人十分不解。各家流派的代表人物几乎都有医案，如叶天士甚至以《临证指南医案》著称。由此我们无法领略郑氏用药风范，散见于著作中的几个案例，究竟不敷研习。事实上，火神派诸家在理论上推崇扶阳是相当一致的，但在用药上则风格各异，显示出丰富多彩的临床经验。这不仅需要学习其理论，更重要的是研讨其临床实践，而这一点非医案莫属。

　　清代医家周学海谓："宋以后医书，唯医案最好看，不似注释古书之多穿凿也。每部医案中，必有一生最得力处，潜心研究，最能汲取众家之所长。"张山雷也说："多读医案，绝胜于随侍名师而相与晤对一堂，上下议论，何快如之。"近贤章太炎先生指出："中医之成绩，医案最著。欲求前人之经验心得，医案最有线索可寻，循此钻研，事半功倍。"这些言论都说明了学习医案的重要性。

　　编者也有切身体会，先前研究郑钦安著作没少下工夫，由于没见到郑氏医案，对其用药风格始终若明若暗。后来看了吴佩衡、范中林两位经典火神派名家的医案集，方觉"最有线索可寻，循此钻研", 对火神派的方药特色恍然大悟, 由此踏入火神派门径。因此, 深感前贤所说"读医不如读案", 确含至理也。

为了弥补这种缺憾, 编者选取了火神派名家为主的治验案例, 或者虽非火神派医家, 但其案例能彰显火神派风格, 有示范作用与启发作用, 也予收入, 令读者加深对火神派理论的理解和运用。从一定意义上说, 本书与《火神郑钦安》一书互为补充, 可称为姊妹篇。为提高本书质量, 编者在编排方面做了一些尝试。

一、示范内涵

示范案例主要着眼于以下几条标准:

1. 扶阳理路, 彰显火神派学说。

2. 方药精炼, 体现经典火神派风格。

3. 析理精当, 有助于理解火神派内涵。

4. 启发思路, 辨证或方药独到, 另出法门。

当然, 疗效确切是最基本的要求。同时, 为体现火神派丰富各异的临床经验, 编者对不同风格的医案兼收并蓄, 荟萃众家之长, 以期开阔眼界。

二、编排特点

本书在编排上突出以下几点:

1. 以病症为纲, 方便检索

这一点的好处在于实用, 便于检索, 目前有关火神派的医案集尚未见到此类编排方法。根据编者经验, 从学习和研究角度来讲, 以病症为纲的编排方式最便于检索, 这是本书最突出的特点。

2. 分门别类, 纲目清晰

为使纲目清楚, 本书所有病例按现行惯例编排, 以内、外、妇、儿、五官科……予以分类, 便于检索。各科以病症为纲, 以主治方为目，表示该案所用主方，医案结尾处用（某治案）标示，提示该案主治者。就横向而言，同一主方的案例编排在一起，有利于对比不同医家的选方用药特点。

3. 统一体例，认真编改

由于时代差异和记述习惯的不同，各家医案风格各异，有的记录颇详，有的过于简略，有的不无冗词。编者尽量统一体例，在忠于原著的基础上，对原案做了一些技术性编改，如对冗赘的文字予以压缩，使之精练，尽量让读者节省时间和精力。

三、精心点评，以助理解

编者对多数案例根据自己的认识添加了评议文字，立为"点评"一栏。点者，点明该案要义；评者，评出高明所在，以期对读者起到启迪作用。编者聊以自慰的是，这些点评凝聚了颇多心血。原案中已有按语或体会者，酌情立为"原按"一栏保留。

四、第 2 版的变化

第 2 版增加了新收集的佳案，包括一些三阳证的验案，以期展示火神派的整体面貌，尤其是治疗阳热证的案例，表明火神派不仅善于治疗阴证，对三阳证的治疗，对大黄、石膏等寒药的运用也颇有经验，借以回应某些对火神派的片面认识。诚然扶阳法案是本书重点，但毕竟不是单纯扶阳一法的医案集。另外，书中还增加了门人弟子的医案，展示团队的新收获。这部分案例在医案结尾处用（编者某治案）标示。增订版增加的案例总计约 500 个，无疑比初版更丰富、更厚重。同时删掉初版中有欠缺的案例，这是增订版的题中应有之义。

需要说明的是，本书虽然说是示范案例，但临床病况千变万化，因此务要知常达变，切忌胶柱鼓瑟。教条式的模仿是"不善学者"

也。前贤谓："学医犹学弈也，医书犹弈谱也。世之善弈者，未有不专心致志于弈谱，而后有得心应手之一候。然对局之际，检谱以应敌则胶柱鼓瑟，必败之道也。医何独不然？执死方以治活病，强题就我，人命其何堪哉？"（《弄丸心法》）值得汲取。

还要提请注意，书中所用附子、乌头类药物多处超过《药典》剂量，此为火神派独特经验，读者请在专家指导下谨慎应用，不要盲目照搬。凡用附子、川乌等药一定要单独先煎，用至30g以上先煎2小时、60g以上先煎3小时。本书所录医案均宜照此先煎，不另标示，提请注意。

本书资料大多数来源于书末"主要参考书目"中所列，其中杨乘六、袁桂山等人的资料可以参见《新编清代名医医话精华》《近代名医医话精华》两书，其他零散资料则在案后括号内随文注明，特此向原作者表示衷心感谢。

《火神派示范案例点评（上）》（第2版）编委会

2019年8月

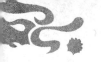

目　录

第一章 肺系病证

第一节　感　冒

一、麻黄汤治案

1. 房客某君，十二月起即患伤寒。因贫无力延医，延至一月之久。察其脉浮紧，头痛，恶寒，发热不甚，据云初得病时即如是。因予：麻黄二钱，桂枝二钱，杏仁三钱，甘草一钱。又因其病久胃气弱也，嘱自加生姜三片，红枣两枚。急煎热服，盖被而卧。果一刻后，其疾若失。（曹颖甫治案）

原按：每年冬季气候严寒之日，患伤寒者特多，我率以麻黄汤一剂愈之，谁说江南无正伤寒哉？

2. 昔在丁甘仁先生家，课其孙济华昆季，门人裴德炎因病求诊于济万，方治为荆防等味，四日病无增减，亦不出汗。乃招予往诊，予仅用麻黄二钱，桂枝一钱半，杏仁三钱，生甘草一钱。越日，德炎欣然而来曰：愈矣。（曹颖甫治案）

原按：伤寒始病，脉之所以浮紧者，以邪正交争于皮毛肌腠间，相持而不下也。一汗之后则皮毛肌腠已开，而邪正之交争者解矣。世人相传麻黄多用亡阳而悬为厉禁，然则病太阳伤寒者，将何自而愈乎？

3. 金某，女，45岁。患者系老同学的外甥女，一个星期六打电话求诊：头痛一周，偏于后头较为剧烈，发热38℃多，在某军区总院按脑血管痉挛治疗，曾打吊瓶"刺五加"4天，未效。我让其周一到门诊找我看，她问："那现在怎么办？"意思是头痛不可忍。不得已，次日约其专门看。见她头痛如上述，伴畏冷，无汗，舌淡胖润，脉浮。询知做交通协勤工作，此必受风寒所致，麻黄汤原方即可：麻黄10g，桂枝10g，杏仁10g，甘草10g。3剂。嘱得汗后止后服。后电话告，服2剂头痛即愈。（编者张存悌治案）

原按： 此案系风寒袭表所致头痛，麻黄汤为的对之方，收效迅捷。初看似无出奇之处，细想则大有学问。

其一，伤风虽属小疾，若治之不当，尤其是失于开表，邪气滞留，内脏必受影响，功能紊乱，出现种种变症，包括本例所谓"脑血管痉挛"。若但知治其变症而不知开表，犹如关门打狗，必致内乱纷扰，久治不愈而成痼疾，所谓"伤风不醒变成痨"是也。

其二，"伤寒乃病中之第一症，而学医者之第一功夫也"。徐灵胎此话提示，体表乃人身第一道藩篱，外邪袭人先犯体表形成太阳病，乃常见之"第一症"。吴佩衡先生有一个重要观点："把好太阳关，重视少阴病。"所以把好这一关至关重要，要熟练掌握好麻黄汤、桂枝汤、大小青龙汤等太阳病常用方剂，御敌于国门之外，勿以证轻而忽视之，所谓"医者之第一功夫也"。

其三，中医不要跟着西医跑。中医有其独特的传统理论，跟着西医的诊断和化验指标走，搞对号入座，说到底是西化毛病在作怪。要记住仲景十二字箴言："观其脉症，知犯何逆，随证治之。"亦即"做中医的要始终跟着脉证走，不要跟着指标走"，留住中医的根。像本案，西医诊断为"脑血管痉挛"，若对号入座的话，可能施以活血化瘀治法，与风寒表实证根本就文不对题，差之远矣，用一个简单的麻黄汤就解决了。

二、麻黄附子细辛汤治案

1.张某，42岁，昆明市人。返家途中，时值阴雨，感冒寒风。初起即身热恶寒，头疼体痛，沉迷嗜卧（即少阴但欲寐之病情也），兼见渴喜热饮不多。脉沉细而兼紧象，舌苔白滑，质夹青紫。由肾气素亏，坎内阳弱，无力卫外固表，寒风乘虚直入少阴，阻塞真阳运行之机而成是状。以麻辛附子汤温经解表主之：黑附片36g（先煮透），麻黄9g（先煮数沸去沫），北细辛6g，桂尖12g。

一剂即汗，身热已退。唯觉头晕咳嗽、神怯而已。表邪虽解，肺寒尚未肃清，阳气尚虚，以四逆合二陈加辛、味，扶阳温寒主之：黑附片45g，筠姜24g，生甘草9g，广陈皮9g，法半夏12g，茯苓12g，北细辛4g，五味子1.2g。开水先煮附片2小时再入余药煎服。

一剂尽，咳嗽立止，食量增加，精神恢复，病遂痊愈。（吴佩衡治案）

【点评】此案肾气素亏，少阴感寒而致太少两感局面，方用麻辛附子汤，另加桂尖增强开表之力。取汗退热之后，以四逆汤合二陈汤再加细辛、五味，温肺化痰，因表证已解，故去掉麻黄；虽用五味子与筠姜、细辛成仲景化痰定式，但防其敛邪，仅用五味子1.2g，显出医律之细。

吴氏论及麻黄附子细辛汤时说："无论男女老幼体较弱者，如遇感冒风寒，或已发热或未发热，必恶寒，头重或昏疼，体酸困，脉沉细，舌苔薄白而滑，不渴饮或喜热饮而不多，神倦欲寐，甚则头体并痛，脉沉而紧，此为太阳少阴两感于寒之证。用此方酌情加减分量，以温经解表，扶正祛邪。其体痛者加桂枝；舌白而呕，酌加生姜、甘草；咳嗽者，加陈皮、半夏。服一剂得微汗则愈……若杂以清凉之药，则易引邪深入；或加温补之剂，犹闭门逐寇，必致变证百出，重则有生命之虞。"

2. 邓某，男，成年。初以受寒发病，误服辛凉，病经十几天，头痛如斧劈，势不可忍。午后恶寒身痛，脉沉弱无力，舌苔白滑而不渴饮。辨为寒客少阴，阻碍清阳不升，复因辛凉耗其真阳，正虚阳弱，阴寒遏滞经脉。头为诸阳之会，今为阴邪上攻，阳不足以运行，邪正相争，遂致是症。治以扶正除邪之法，麻黄附子细辛汤加味主之：附片 100g，干姜 36g，麻黄 10g，细辛 5g，羌活 10g。

1 剂痛减其半，再剂霍然而愈。（吴佩衡治案）

【点评】此案"头痛如斧劈"，据其"午后恶寒身痛，脉沉弱无力，舌苔白滑而不渴饮"，辨为寒客少阴，治以麻黄附子细辛汤加干姜、羌活，用药简练，彰显经典火神派风范。

3. 孙某之孙，16 岁。因高热 6 日不退而邀诊。初病起于风寒，因误作湿温而服三仁汤加石膏一剂，病势转增。患者恶寒发热，无汗，头身痛，四肢酸楚，神志迷蒙，肢冷，舌质淡，苔薄白，脉沉紧。此属伤寒失汗，误用渗利清里，邪入于少阴而太阳之邪未罢。当即投以麻黄附子细辛汤加味 1 剂，温少阴之里而祛太阳之寒：麻黄 6g，附片 30g，细辛 6g，甘草 3g，生姜 2 片，大枣 2 个。

服后夜间烦热加剧，继则得汗而热退，头身疼痛亦觉减轻，唯肢冷脉弱，大便微溏，此为太阳表寒已解，少阴里寒未罢，阳气未复，兼有水湿之故，以真武汤续治：附片 30g，茯苓 18g，白术 9g，杭芍 9g，生姜 3 片。

服 1 剂后各症均减，手温思食，二便正常。仍觉精神倦怠，此阳气渐复，守上方以干姜 9g 易生姜，助其回阳温里之力，连服 2 剂，各症均解，脉和神复，以补中益气汤调理善后。（李继昌治案）

【点评】初病风寒，本应辛温发表，却误用石膏、滑石等寒凉冰伏，阳气大伤，表邪内陷。临床这种表证误伤寒凉之案颇为常见，本例即为典型。其关键在于不识表邪犹在，见发热径予清里，乃至引邪入里而成太少两感局面。今用麻黄附子细辛汤，于扶阳之中寓以解表。待一剂表解，即去麻黄、细辛之散，转为温阳以扶正，先以真武汤温壮肾阳，终以补中益气汤调理善后，层次分明。

4.李某，女，18 岁。感寒后发热 40 余日不退，曾经中西医治疗，症状如故。现症见：胸满，食少，日晡发热，恶寒蜷卧，不思水饮，二便自利。面色晦暗而黑，舌润滑，脉沉细如丝。证属伤寒太阳、少阴两感之重症。治宜温经解表，方用麻黄附子细辛汤：黑附片 60g，麻绒 6g，细辛 3g。附片先煎煨透，无麻味后再下余药，1 剂。

服药之后，发热竟退，余症亦减。仍宜扶阳抑阴，交通心肾阴阳，处以下二方：①黑附片 60g，干姜 12g，甘草 6g。3 剂。②黑附片 60g，干姜 15g，葱白 3 茎。3 剂。

以上两方交替服用后，精神大佳，饮食增进而愈。（戴丽三治案）

原按：发热 40 余天，查前所服处方，有按阳虚治者，用四逆汤、白通汤；有按阴虚治者，用青蒿、地骨皮、鳖甲之类及甘露饮等，均无效果。按脉症分析，戴氏认为四逆扶阳而不能解表散寒，白通交心肾之阴阳而不能交表里。用麻黄附子细辛汤交通表里，令表里相和，再投四逆扶肾阳以治本，白通交心肾之阴阳，故病得愈。太少两感之症，方用麻黄附子细辛汤较之单用四逆汤多了解表之功，正邪兼顾，故而收效。善后以四逆、白通两方交替服用，亦有新意。

5.陈某，女，29岁。主诉咳嗽一周，早晚发热，恶寒，大便频，咽痒口腻，咳痰不爽，伴有湿疹，易疲劳。辨为里阳虚兼表证，治用麻黄附子细辛汤：麻黄10g，附子20g，细辛10g，生半夏20g，荆芥15g，蝉蜕10g，升麻10g，紫菀15g，生甘草10g，厚朴20g。5剂后愈。（编者吴松衍治案）

三、桂枝汤治案

1.朱君，中学教员。体羸弱，素有遗精病，又不自爱惜，喜酒多嗜好，复多斫丧。平日恶寒特甚，稍劳即喘促气上，其阳气虚微，肾元亏损明甚。冬季赴宴邻村，醉酒饱食，深夜始归，不免风寒侵袭。次日感觉不适，不恶寒，微热汗出，身胀，头隐痛。精神不振，口淡不思食。切脉微细乏力，参之前证，则属阳虚感冒，极似《伤寒论》太阳少阴两感证。其麻黄附子细辛汤、麻黄附子甘草汤两方，殊不宜阳虚有汗之本证，遂改用桂枝加芍药生姜人参新加汤，又增附子，并损益分量，期于恰合证情：党参15g，桂枝、芍药、甘草各9g，生姜4.5g，大枣5枚，附子9g。嘱服3剂再论。

复诊：诸症悉已，食亦略思，精神尚属委顿，脉仍微弱。阳气未复，犹宜温补，处以附子汤加巴戟、枸杞、鹿胶、葫芦巴补肾诸品善后。（赵守真治案）

【点评】本案虽然极似《伤寒论》太阳少阴两感证，但"麻黄附子细辛汤、麻黄附子甘草汤两方，殊不宜阳虚有汗之本证"，因此选用桂枝加芍药生姜人参新加汤再加附子，显示扶阳风格，3剂而"诸症悉已"，疗效不凡。

2.湖北人叶君，大暑之夜游大世界屋顶花园，披襟当风，兼进冷饮。当时甚为愉快，顷之觉恶寒，头痛，急急回家，伏枕而睡。适有友人来访，乃强起坐中庭，相与周旋。夜阑客去，背益寒，头痛更甚，自作紫苏生姜服之，得微汗，但不解。

次早乞诊，病者被扶至楼下，即急呼闭户，且吐绿色痰浊甚多，盖系冰饮酿成也，两手臂出汗，抚之潮，遂疏方用：桂枝四钱，白芍三钱，甘草钱半，生姜五片，大枣七枚，浮萍三钱。

次日，未请复诊。某夕值于途，叶君拱手谢曰：前病承一诊而愈，先生之术可谓神矣！（曹颖甫治案）

原按：加浮萍者，因其身无汗，头汗不多故也。

3.房某，男，31岁。2008年1月14日初诊。发热3天，曾服银翘片，热退复热，体温37.8℃，动则汗出，大便水泻，发冷，尿清，口干不渴，似鼻塞，鼻水稀略黄。舌淡胖润有齿痕，苔根白腻，脉右弦软寸弱，左弦浮紧。伤寒表虚兼见湿盛，桂枝加葛根汤主之：桂枝20g，白芍20g，炙甘草10g，葛根20g，茯苓30g，生姜10片，大枣10个。3剂，水煎服。

服后热退，余症皆减，糜粥调养。（编者张存悌治案）

原按：感冒属常见小病，但感冒的认证则非小事，最重要的是分清寒热。一般医家见有发热，则按风热甚至实热论治，这是最常见时弊之一。像本案服用银翘片，临床多见，儿科尤其严重。总体而论，感冒初起发热，但见畏冷或恶寒，口又不渴，热度再高都不是风热证,而属于风寒之证,当用麻黄、桂枝类方。本案所用桂枝方,因其大便水泻,故加葛根、茯苓升清利湿。俗医动则用银翘片、桑菊饮类温病方,离题太远,实属误人。

江西名医万友生说:"不少人以为流感是热性病,所以要用凉药治疗。初时还以辛凉为主,银翘、桑菊广为运用,后来渐至苦咸大寒板蓝根等,理由是它们可以抑制病毒生长。至今国内感冒药市场为寒凉药占领。结果是大量的可用辛温解表的麻黄汤,一二剂治愈的风寒感冒患者,却随意用寒凉药,令表寒闭郁,久久不解,酿成久咳不已,或低烧不退,或咽喉不利等后果,临床屡见不鲜,而医者、患者竟不知反省。"我早年也犯这种毛病,掌握阴阳辨诀后才弄明白了。

四、当归四逆汤治案

某女,16岁。发烧咽痛3天,服抗生素和清热解毒中药效果不显。今早畏寒,其后发烧,体温38.5℃,汗出多,咽部疼痛,口苦,口干欲饮冷。口中呼热气,浑身觉得发烫难忍,四肢厥冷,恶心欲呕,纳呆,二便无异常。舌略淡红,苔薄黄,舌面湿润,脉取中部弦,沉取无力。查见咽喉充血明显,双侧扁桃体不肿而色红,上附有黄脓苔。处方:当归20g,桂枝20g,白芍20g,通草6g,细辛6g,炙甘草10g,红枣12g,吴茱萸6g,生姜5片。1剂。

次日体温降至正常,今早略有回升,咽痛稍减,多汗、口苦、口干欲饮冷之症已除,口中反觉淡而无味,大便稍溏,舌脉同前。续以上方1剂。

第 3 天咽痛明显减轻，咽部和双侧扁桃体色红已不甚，黄脓苔消失。但咽痒咳嗽，咳势甚剧。告知患者咳嗽在今后几天内会加剧，配合中药治疗自会缓解，改以四逆汤 2 剂。复诊诉咳嗽已缓，继以四逆汤 2 剂代茶饮，后未再诊。（庄严治案）

【点评】此证先畏寒，后发烧，咽痛，口苦，恶心欲呕，纳呆，明似少阳证，同时见舌面湿润，脉沉取无力、四肢厥冷等少阴征象，辨析起来介乎阴阳两难之间。庄氏心得在于，"确定为三阴病，如果具体的证表现为小柴胡汤证的口苦咽干目眩，往来寒热，胸胁苦满，心烦喜呕，默默不欲饮食者，均是以当归四逆汤作为首选，有时但见一证即可，如往来寒热，屡试而验"，经验独特。此种局面临床常见，庄氏经验可供参考。

五、柴胡桂枝汤治案

王某，女，18 岁。2019 年 6 月 6 日晚 6 点初诊。因头晕身软乏力，出汗，纳眠差两天就诊。两天前因感冒发烧 39℃，咽痛。血常规检查后诊断为病毒性感冒，打针及内服药连花清瘟胶囊、抗病毒颗粒等热退。刻诊：自觉身热，头晕身软乏力，纳眠差（前一天晚上通宵未眠），自汗出，口干苦，心慌气短，舌质淡，苔边红中间腻，脉浮缓。诊为营卫不和，太阳少阳合病，予以柴胡桂枝汤化裁：柴胡 24g，黄芩 12g，法半夏 15g，太子参 30g，桂枝 30g，白芍 20g，焦三仙各 30g，合欢皮 30g，炒枣仁 20g，生姜 30g，大枣 15g，炙甘草 15g。1 剂。

次日早上打电话回访：昨晚服药 2 次，大约 12：30 入睡，今晨

起床精神状态很好，心情也不错，早餐后高考去了。（编者张同强治案）

原按： 患者以发热咽痛为首发症状，诊断为病毒性感冒应无异议，但是太阳病入里形成半表半里之势，再服用连花清瘟胶囊之类的清热解毒药未免有伤阳败胃之弊。这里有一个特殊情况，患者第二天就要参加高考，一家人都比较紧张，其时我心里也很紧张，如果因为怕失手而影响高考，那我将在内疚和自责中度过。好在通过辨证后方证对应，收到满意疗效，正应了"药证对，一口汤"之语。

第二节 咳 嗽

一、小青龙汤治案

1.李某，男，年四旬余。患痰饮咳喘病已八九年，中西医屡治未愈。面色青黯，目下浮起如卧蚕。咳痰气喘而短，胸闷痰滞，头疼目眩。食少无神，畏食酸冷，渴喜热饮而不多，小便短赤，咳时则遗。入夜难眠，行卧唯艰，值阴雨天寒尤甚。脉左弦右滑，两尺弱，心脉细短，肺脉滑大，按之则空，舌苔白滑而腻。此由脾肾阳虚，饮邪内泛，脾不运化，寒湿水饮上逆犯肺则作痰作咳。拟方小青龙汤加减主之：附片20g，北细辛4g，麻茸3g，干姜15g，法半夏15g，五味子1.5g，甘草3g。

次日复诊：头疼、咳痰稍减，痰较易咯，乃照原方分量加倍。服后痰多咳吐如涌，胸闷减，喘息较平。2剂后，头痛若失，喘息平其大半。3剂后，稍能食，行卧已较轻便，唯痰多，气仍短，小便转长而色仍赤。盖湿痰饮邪得阳药运行，在上由咽喉气道而出，在下则随小便而去，乃病退之兆，仍照前方加减治之：附片100g，北细辛10g，半夏10g，干姜40g，上肉桂10g（研末，泡水兑入），茯苓30g，桂尖20g，五味子3g，甘草10g。

2剂后喘咳平，痰已少。3剂后，胸闷气短均愈，饮食倍增，弦

滑之脉已平，腻苔已退。唯精神未充，苓桂术甘汤加附子、口芪，连进10剂，遂得痊瘳。（吴佩衡治案）

【点评】吴氏用小青龙汤加附子，减去白芍，意其碍阳。初诊方各药包括附子的剂量均系平剂小量，得效后，附子则一再加大剂量，不以病减而减量，与"大毒治病，十去其六"之旨相比，另备一格。

2. 何某，男，84岁。2013年11月1日初诊．发热5天，体温37.3～39℃，咳嗽，痰多白黏夹血，尿涩（前列腺增生），插着导尿管。精神萎靡，舌淡胖润，脉浮滑尺弱，时有一止。在某医大附院急诊观察室诊治已5天，各种检查做遍，犹未确诊，疑为"肺栓塞"，动员家属同意做肺导管检查，拟收入院治疗。其女儿觉得如此折腾下去不是个事儿，因是大学药系同学，故来找我赴诊，听听中医意见。见症如上，辨为高年肾虚，外感未清，痰蕴肺中，当温阳开表，兼以化痰利尿，小青龙汤加附子主之。当时觉得患者虽然病势不轻，但若服药有效，亦可考虑回家专恃中医调养，不一定守着一棵树不放。处方小青龙汤加附子：附子90g，白术30g，茯神30g，炮姜45g，桂枝25g，白芍20g，麻黄10g，细辛10g，生半夏25g，五味子10g，淫羊藿30g，桔梗20g，枳壳10g，炙甘草20g，生姜15g，大枣10个。5剂。

服药1剂即退烧，遂决定出院，专服中药治疗。按上方再服一周，恢复正常。（编者张存悌治案）

原按：患者女儿对火神派十分信服，凡亲友有病均介绍找我。其时一同事的儿子适逢发热，打几天点滴不见效果，无奈找到她。她一看，觉得跟其父亲病情差不多，干脆就拿他爸的药给他儿子喝，3天后，竟也退烧。此非歪打正着，所谓以三阴方治三阴证，虽失不远，关键是方向对头，故能愈病。一个悟性良好的药剂师胜过庸医。

　　　　　　　　　　　　　　　　火神派示范案例点评

3. 胡某，女，38岁。咳嗽微喘，发病两天，胸闷短气。缘两天前劳累受寒，渐至咳喘。述早年多生子女，月中受寒，劳累有加，致每年均易发生咳喘胸闷之疾。此次因受寒旧疾复作，以往多以西药打点滴处理，虽能解一时之急，但体质日损，大不如前，此次其丈夫力主中医主治。见痛苦面容，少咳微喘，痰少色白，述微恶寒无汗，胸闷气短，呼吸费力，二便尚可，舌淡略胖，苔薄白润，脉略紧，尺脉沉乏力。思此素体阳虚，复受风寒，引动内饮，致水气凌心射肺，而现咳喘胸闷诸症，治当温阳化饮，宣肺平喘，拟小青龙汤加附子去白芍、五味子：麻黄10g，桂枝10g，炮姜10g，细辛10g，法半夏12g，炙甘草10g，制附子20g，茯苓30g，北杏10g。3剂。

复诊：当晚服一剂后诸症大减，心中暗喜，谓中医果然不是慢郎中。后以原方出入服10余剂，至今未再发。（编者张泽梁治案）

【点评】此案"每年发生咳喘之疾""以往多以西药点滴处理，虽能解一时之急，但体质日损，大不如前，此次其丈夫力主中医主治""服一剂后诸症大减"，赞"中医不是慢郎中"。且"至今未再发"，表明中医治疗慢性病确实有其独特优势。

4. 王某，男，47岁，沂源县人。2019年5月7日初诊。咳嗽10天，咳清稀泡沫状痰，夜间加重，不能平卧，伴有胸闷、气短，睡中易憋醒，食欲低下，精神欠佳，后背发凉，四肢沉重酸痛，舌质淡白苔白湿滑，脉沉缓弱。辨证：脾肾阳虚，寒饮阻肺。治法：温肾健脾，驱寒化饮，助阳通脉。处以小青龙汤合附子汤加减：蒸附片45g，干姜15g，炙甘草24g，细辛12g，麻黄12g，姜半夏15g（上药一同先煎1小时），人参15g，白术30g，茯苓24g，桂枝30g，白芍15g，五味子15g，桔梗15g，杏仁15g，厚朴24g，肉桂12g

（后下），砂仁 12g（后下）。3 剂，水煎服，饭后温服，一日 3 次。

艾灸关元、气海、膻中等穴，每日 2 次，每次 15 分钟。

复诊：甫进诊室即喜笑颜开，服药第二天晚上就可以平卧睡觉，咳嗽基本消失，食欲好转，身痛消失。仍感全身乏力，后背发凉，舌质暗淡苔白，脉沉细。处方：蒸附片 60g，干姜 30g，炙甘草 24g，细辛 12g，麻黄 12g（上药一同先煎 1 小时），人参 15g，白术 30g，茯苓 15g，补骨脂 24g，淫羊藿 24g，桂枝 30g，牛膝 24g，肉桂 15g，砂仁 12g。7 剂，水煎服，饭后温服，一日 3 次。

随访症状基本消失，精神状态良好。（编者任玉金治案）

原按：此案为典型的寒饮阻肺，痰湿偏盛之证，自当小青龙汤主之。其症兼见"后背发凉"，遵《伤寒论》304 条"少阴病，得之一二日，口中和，其背恶寒者，当灸之，附子汤主之"，因以艾灸关元、气海、膻中等穴，且合用附子汤治之，主症、兼症均获平伏。

5. 宋某，男，44 岁，家住营口市，2018 年 9 月 29 日初诊。咳嗽，咳痰，偶有气喘 6 个月，加重 1 个月，晨起尤甚，吸气费力。4 年前曾犯过一次，在当地医院拍片检查示肺纹理增强，疑似肺结核，用药异烟肼等好转。此次用西药、中药治疗 3 个月未效，经人介绍来诊：咳嗽，痰黄红混浊难咯，胸口闷痛，易汗出，怕风怕凉，食多胃胀，眠差，尿频，舌暗胖，苔白黄腻，脉左沉缓，右沉滑，双尺弱。辨证：脾肾阳虚，痰湿阻肺。治宜温阳散寒，祛痰宽胸。处方小青龙汤加附子：制附子 45g，麻黄 15g，细辛 15g，桂枝 30g，干姜 30g，炙甘草 15g，半夏 30g，五味子 15g，瓜蒌 30g，薤白 30g，枳实 15g，肉桂 15g，姜枣为引。7 剂，水煎服，日 3 次。

复诊：9 月 30 日开始服药，当晚开始咳痰，第二天早上咳痰量增多，呈黄块状，如此持续 3 天。第 5 天痰开始变为白块状，持续

两天转为少量白痰，今日仅早上咳了两口，病已十去七八，原方续开7剂巩固。（编者李俭治案）

原按： 此案距今已3个月，近日回访称服药后咳嗽咳痰症状彻底消失，未有反复。疗效如此迅速，出乎意料，还要归功于经典火神派的阴阳辨诀。

【点评】本书中凡"姜枣为引"者，指用生姜10片、大枣10枚为药引，以后皆同，不再提示。

二、附子理中汤治案

1.百日咳：陈女，1岁。每日咳嗽不止，一咳连续一二十声，有时涕泪俱出，咳痰不易吐出。经检查为百日咳，服中、西药无效，有增无已，半年来未有宁日。面色青黯，唇白，舌质淡红，苔白腻。此乃初伤于水湿，继化痰涎，痰饮积聚而引起之百日咳。法当祛痰饮而降逆止咳，小半夏加茯苓汤加味治之：半夏9g，生姜9g，茯苓9g，甘草6g，紫菀3g。

连服2剂，咳嗽有所减轻，因水湿化痰饮为患，以致阳虚，必须温阳逐水化痰，附子理中汤去参加茯苓治之：制附片18g，白术12g，干姜15g，炙甘草15g，茯苓15g。

又尽2剂，咳嗽即告痊愈，但面色苍白，唇口及舌质淡红，苔白润，饮食不佳。用六君子汤加砂、蔻健脾胃而祛痰，巩固疗效，恢复健康。（唐步祺治案）

【点评】此案初诊以痰饮积聚，处以小半夏加茯苓汤加味，治痰为主体现治标；二诊着眼于阳虚湿盛，选附子理中汤去参加茯苓，温阳逐水则是治本；三诊为善后处理，用六君子汤加砂、蔻健脾胃，巩固疗效。思路清晰，法度井然。清代陆九芝说："书本不载接方，以接方之无定也，然医则全在接方上见本领。"此案在接方上可见唐氏本领。

2. 王某，女，3岁。其父老来得子，爱如珍宝，常因喂食不当而致脾胃受伤。此次以咳嗽就诊，舌红多津，苔少，口干不欲饮，喉中痰鸣，大便干燥。此脾阳虚弱，津液不得布散之候。处方：党参10g，炒白术10g，炮姜10g，炙甘草8g，法半夏8g，西砂仁8g（后下）。3剂。

药后食增，消化正常，咳嗽亦愈。（曾辅民治案）

原按：舌红当属热，加以大便干燥，似乎热证。何以要用理中？此因阳虚生寒，寒凝血脉瘀阻，以致脾虚津液不得布化。此处舌上多津为辨证关键。故于理中汤改干姜为炮姜加法半夏、砂仁而收功。

三、四逆汤治案

庄某，女。受寒流鼻涕，咳嗽痰多，口中淡而无味，人困而思睡，二便正常，脉见寸关浮略弦，尺部沉弦，重按无力。处予四逆汤：炙甘草20g，干姜15g，黑附子10g。前后共服4剂，诸症全消。（庄严治案）

【点评】庄氏称：既往治疗相同病证，拘泥于痰多一症，或加二陈汤或合苓桂术甘汤、半夏厚朴汤，也曾加用姜辛味，效果反不如此次快捷、彻底。

已故名医何绍奇曾谓："风寒咳嗽，在阳虚体质者，直须扶其阳。郑钦安说，阳虚者定见困倦懒言……扶其阳则咳嗽自止，不可见咳治咳。我曾治过此类病人，前医无非市俗之杏仁、冬花……治成坏病。改从体质论治，根本不管咳嗽，温阳散寒，咳嗽自愈。此亦病为标，人为本。""治之但扶其真元，内外两邪皆能绝灭，是不治邪而实以治邪……握要之法也。"庄氏此案除主症咳嗽外，见有"人困而思睡"之症，已显阳神不足之象，径予四逆汤，效果反而快捷。

四、大回阳饮治案

1. 王某，女，39岁。近3年来一旦气温降至−10℃，遇冷即干咳、无痰，气短。西医诊断为支气管炎，吃多种药，打点滴，愈后遇凉仍发病。尿频，吃、喝尚可。舌略白有齿痕，脉沉迟无力。诊断：脾肾阳虚致咳，处吴氏温肺汤7剂，服药效果不太明显。突发灵感，张老师曾讲过，不要"牛粪拌马屎"，单刀直入，专温肾阳，肾阳是中、上阳气之根。改方大回阳饮：炮附片60g，干姜30g，炙甘草30g，肉桂10g（后下）。前3味药煎好后，下肉桂泡20分钟。7剂，日3次，饭后温服。

回访：3剂药明显见效，7剂药痊愈，原方再予7剂巩固。（编者刘水治案）

【点评】此例咳嗽，先用吴氏温肺汤，效果不明显，是因为方中补气药过多。改方大回阳饮，专温肾阳，治之但扶其真元，收效立显。

2. 程某，女，32岁。因血管神经性头痛在我处治疗，服用10剂缓解停药。但反复发作，下决心连续服药治疗。服用当归四逆理中冲剂10剂后出现咳嗽，电话问诊改以小青龙汤，服用4剂，咳嗽不减反加剧。

刻诊：咳嗽夜间为甚，白天缓解，阵咳，干咳无痰，声音洪亮，咳剧时面红有热感，兼见流泪，有气上冲。口不干，大便干结如羊屎，日一行，量少。纳可，双足冰冷不易转热。流清涕，小便清。舌淡嫩而胖，苔薄白。脉寸浮缓，重按则无，关尺脉取在中部，有弦意。处方：炙甘草25g，干姜20g，黑附子10g，肉桂15g。3剂。服后咳止。（庄严治案）

【点评】此案咳嗽兼见面赤有热感，双足冰冷，显属阳虚上浮，故加肉桂于四逆汤内。虽见大便干结如羊屎，未予泻药顾及，显现"治之但扶其真元"之旨。庄氏凡用四逆汤，炙甘草剂量均高于附子。

五、金匮肾气丸治案

李氏早年至富民县访友，友人留宿，夜阑入寐，闻间壁咳声频频，达旦未止。经询问，知夜咳者乃一年近七十老妪，病已半载，屡治罔效。李即登门予以诊治，其症咳多甚于夜间，每卧即痰壅作咳，以致难以入寐。咳时气短难接，痰有咸味，屡服化痰止咳之药，总难奏效。脉两寸俱大，两尺则微细欲绝。参其脉症，知此病不单在肺，肾亦病矣，乃肾虚不纳之候。遂以金匮肾气丸加味治之：附片30g，上肉桂6g（研末调服），熟地黄15g，山茱萸6g，怀山药15g，茯苓15g，粉丹皮9g，泽泻9g，炙麻黄根9g，五味子6g。

上方仅服1剂，当晚咳即减半，知药已对证，令其再服5剂，并购金匮肾气丸常服，未及半月而愈。（李继昌治案）

原按：李氏云："治咳首当辨明新久虚实。大凡新病实证，病多在肺，应以祛邪为先，不可早投敛肺之药；久病虚证，病多在肾，当以摄纳为急，不宜过用宣散之剂。"临证慎之。

【点评】此案夜间咳甚，痰有咸味，当为肾虚指征。

六、真武汤治案

1. 黄灿之媳，患咳嗽，服黎贡南医生之天冬、麦冬、地黄一派清润药，计过百剂，竟至阴霾四布，咳喘，无胃，夜不成寐，几成大肉陷下之死症，乃邀余诊。

余以其家素服贡南医生，中贡南之毒已久，乍投与贡南相反之药，必因少见而多怪，姑作二陈汤加术与之。次日复来请诊，据云"已效"。余晓之曰："此证用二陈汤，不过杯水车薪，乌能愈？"对曰："荐之者谓先生高明也。"余曰："高明者，非处此等方剂之谓。若出好方，第恐骇怪而不愿服。"病家肃然曰："服药过百剂，愈医愈弊，岂欲复蹈前车之失？先生但用先生之法可也。"余乃出大剂以纠前药之偏，以真武汤加减，附子由五六钱用至一两，干姜由三钱用至七八钱。渐有起色，由是喘平而胃纳增进，而咳亦渐少。嘱其守服此方至痊愈后，仍续服二三剂，则血气加增，转弱为强，幸毋枉我之苦心也。

待清明时节遇其大伯，则称谢不置，谓不特大病已愈，且血气充盈，容貌光泽，胜未病时远甚。（黎庇留治案）

【点评】此案值得深思。黎贡南以"天冬、麦冬、地黄一派清润药，计过百剂，竟至阴霾四布，咳喘，无胃，夜不成寐，几成大肉陷下之死症"；黎庇留以"姜附百余剂，竟强壮异于昔时"。两相对比，孰高孰低一目了然。

2. 胡某，男，工作于澳门石油公司。2018年10月20日初诊。

平素感冒后常咳嗽几个月，本次已干咳一个月，便溏，右膝疼痛，目胀痛。曾服小柴胡汤加减未效。方用真武汤合姜桂汤加味：附子30g，白术30g，茯神30g，白芍10g，生姜20g，桂枝30g，川牛膝30g，炙甘草10g，制首乌25g，砂仁10g。5剂。

次日告知，服药1剂后咳嗽即明显减轻。

10月25日告知，服药3剂后，咳嗽基本痊愈，大便好转，但仍未成形，膝关节好转，目胀痛有改善。嘱上方白芍加至15g，制首乌加至30g，继服5剂善后。（编者王松治案）

【点评】真武汤证，若咳者，加五味子、细辛、干姜，是仲景定例，另可再加半夏。

七、当归四逆汤治案

高士宗谓："连嗽不已，谓之顿呛。顿呛者，一气连呛二三十声，或十数声，呛则头倾胸曲，甚则手足痉挛。痰从口出，涕泣相随，皆由毛窍受寒，致胞血凝涩，其血不能淡渗于皮毛络脉之间，气不煦而血不濡则患顿呛。用药当以治血理肝为主。"蓄之于心，未曾经验。

一日有傅姓小儿，患症与高氏所论适合，他医用疏散药不应，脉之细涩，乃以当归四逆汤与之，一剂知，三剂已。（萧琢如治案）

【点评】此症顿呛，连嗽不已，连呛二三十声，临床时见。高士宗认为系毛窍受寒，气血失于煦濡所致，以当归四逆汤治之卓效，别具一格。

八、姜茯附半汤治案

痉咳：张某，女，74岁。阵发性痉咳1个月，有黏痰，咳出黏痰则咳减，怕冷怕风，眠差易醒，胸部觉热，欲饮冷水，饮入又觉不适。舌淡红，苔白润，脉左略数，右弦。处方：生姜40g（去皮），生半夏20g，茯苓20g，附子30g，白芥子10。3剂。

药后咳痰均减轻，继以上方3剂而愈。（曾辅民治案）

【点评】此例阵发性痉咳，用郑钦安姜茯附半汤加白芥子取得良效，为此病治疗开一法门。

第三节　喘　证

一、小青龙汤治案

1.伊朗人杜某，男，53岁。素体丰盛，咳嗽痰喘甚剧。新近受冷，咳嗽痰喘频作，夜不安枕，饮食少进，头重且胀，舌苔白腻，脉象浮滑。辨为盛人多痰，嗜寒饮冷，中阳不足，寒痰恋肺。治以益阳培正，温肺化痰。处方：黄厚附片18g，姜半夏15g，陈皮9g，麻黄9g，桂枝9g，炒白芍15g，北细辛3g，五味子9g、淡干姜6g（二味同打），莱菔子9g，白芥子9g，炙甘草9g。上方服3剂后，咳嗽痰喘得平，病愈过半。(《上海中医药杂志》，1983年第3期)

【点评】本方实是小青龙汤合三子养亲汤加附子，功在扶助中阳，化痰逐饮，即扶阳逐饮之法。祝氏遣药多半自行组方，唯治咳喘时多用小青龙汤加味。

2.黄某，男，70岁。病已月余，初起畏寒，身困，头眩，咳嗽，痰吐泡沫，继之咳嗽加重，痰凝气滞，动则胸满喘促，心悸气短，夜不能卧，面、足微浮。大便溏，小便清。曾服杏苏饮、二陈汤、麻辛附子汤，用过四环素、土霉素、氨茶碱，注射青、链霉素均无效。诊见舌苔白润，脉浮滑而弦。证属表寒外束，痰饮内滞。治宜温肺散寒，止咳定喘，小青龙汤加味：麻黄9g，桂枝9g，法半夏9g，细辛3g，炒杭芍9g，五味子3g，杏仁9g，川厚朴6g，生甘草3g，生姜3片，大枣3个。

服药2剂，咳嗽稍平，白痰仍多，自觉心悸，气短，胸闷，肢冷、恶寒。面、足尚浮，夜难入睡，饮食少，二便如前。脉濡滑，苔薄白润。此表寒解后，阳虚脾弱，肺风痰饮未净，仿《金匮》治痰饮法，投苓桂术甘汤加味：白茯苓18g，桂枝9g，白术12g，生甘草3g，法半夏9g，广陈皮6g，生姜2片，大枣3枚。

服药2剂，咳已稀，痰涎减，思饮食。但神倦思睡，动则喘促，面、足仍现轻度浮肿。脉濡缓，两尺沉细，舌白淡。此属痰饮渐消，高年心肾阳虚作喘，用真武汤加味，服10余剂后，症遂平缓。处方：川附片30g（开水先煨透），白术12g，白茯苓15g，广陈皮6g，炒杭芍9g，生甘草3g，生姜3片，大枣5个。（姚贞白治案）

【点评】此案咳喘，始以小青龙汤加厚朴、杏仁散寒平喘为主；继以苓桂术甘汤合二陈汤温肺化痰，理脾为重；终以真武汤加味温阳固本，收功在肾，层次分明，思路清晰。

3.丁男，11岁。感冒5天，咳喘，有痰，胸部憋得慌，打喷嚏，流鼻水，足凉，多梦，身体消瘦，面色晦暗。宿有过敏性鼻炎、哮喘、荨麻疹，每年都要发作几次，发则要打点滴几天方能缓解。此属外感风寒，内有痰饮，肺失宣降。小青龙汤加附子为对证之方：附子25g，干姜15g，生半夏25g，茯神20g，细辛10g，麻黄10g，五味子10g，白芍20g，桂枝20g，白芷10g，肉桂10g，厚朴10g，杏仁15g，炙甘草10g。7剂。常规煎药，每次服75mL，4小时饮一次。

复诊：感冒、咳喘均愈，以上方为基础调理，有时加入红参、麦芽、砂仁。服药2个月效果显著，鼻炎、哮喘、荨麻疹均未发作。

偶发感冒，服上方几剂即愈。一年下来，气色转佳，个头迅速长高。家长欣喜，谓上学 4 年，"头一回一天假没请"。（编者张存悌治案）

原按：小儿咳喘是儿科最容易误治的病症之一，主要指认寒为热，滥用苦寒凉药。此案外寒里饮，肺气失宣而致咳嗽、喘促、痰多，这种局面十分常见。小青龙汤加附子解表化痰，助以温阳，疗效确切。奈何俗医一见小儿咳喘，即谓肺热，但知养阴清肺，市面上的止咳成药也几乎清一色是按肺热设计，服之凉胃伤脾，致使咳喘缠绵不愈，严重者导致体质下降。万密斋曾云："邪气未除正气伤，可怜嫩草不耐霜。"从一定意义上说，此证反复应用抗生素，与用寒凉润药同义。《幼幼集成》指出："凡咳嗽初起，切不可误用寒凉及滋阴之药，闭其肺窍，为害不小。"确为医界箴言。

4. 广东弟子张某，儿子 2 岁，因肺炎高烧入院，经治疗后烧退，咳减，大便日三四行，带药出院调理。出院第一天，服用抗生素后便泻加剧，至次晨，日夜达 20 余次，皆为水状及不消化食物，时伴呕吐。中药先用藿香正气汤，继用四逆汤、参苓白术散均未收效。第二天下午见小儿神情疲惫，无汗，时有咳嗽，并闻及喉中痰鸣，背部可触及痰鸣振动，舌淡苔薄白，脉浮略带紧象。

因思此证当是外寒内饮为患，不应见泻止泻，宜散寒除饮，拟小青龙汤原方：麻黄 5g，桂枝 10g，炙甘草 10g，半夏 30g，白芍 10g，细辛 5g，北五味 3g，干姜 5g。煎成 60mL，当晚 8 时服 20mL 后，熟睡一夜，大便仅泻一次，次晨大便成形，咳嗽大减，喉中痰鸣消失。一箭双雕，妙不可言。（编者张泽梁治案）

【点评】张某平时治咳常以小青龙汤加北杏、川贝、紫菀、白前等品，适逢此前一天与我交流，谈及"经方运用当以原方为好，加减不宜太多"观点，并特别举了小青龙汤为例。受此启发，此次专用小青龙汤原方，不意效果反而比加味后要好。

仲景组方严谨，每加减一味药，都有加减的道理。某些研究伤寒的人，动曰"师其法不泥其方"，说是用经方，常在原方后加一大堆药，或者随意加减，早已失却经方原意，根本不明仲景用药心法。

5.刘某，女，60岁，2019年2月13日初诊。多年前因咳喘不停，咳痰咳血，诊为支气管扩张，每次发作均扎点滴治疗。此次发作，亲属推荐来我处治疗。

现症：咳嗽气喘，周身乏力，加重一周。咳痰色白，动则气喘，无汗，寐差，纳差，二便调，舌质淡，苔薄略黄润，脉轻取浮紧，沉取细弱。拙见该患素体阳虚，真龙弱自然阴霾重重，导致肺寒积聚，发为此病。处方：黑顺片30g，麻黄10g，白芍9g，细辛10g，半夏20g，五味子15g，紫菀10g，白芷15g，桂枝15g，生姜30g。7剂。

复诊：服药后咳减，稍喘，其余未变。调方：黑顺片45g，麻黄15g，白芍9g，半夏20g，细辛10g，五味子15g，杏仁10g，桂枝15g，白芷15g，生姜45g。7剂。

三诊：服药后咳喘即消，唯有周身乏力，寐差。改方：黑顺片60g，桂枝15g，生龙骨15g，生牡蛎15g，砂仁20g，生苍术20g，茯神20g，炙甘草6g，党参15g，生姜60g。7剂。

后其亲属来我处治疗，述刘某服药后精神体力均可，已去外地带外孙。（编者蒋博文治案）

【点评】初诊、复诊均用小青龙汤加黑顺片等投治，三诊似有四逆汤合苓桂术甘汤意，然黑顺片每次均增加15g，显示药量渐加之旨，运用附子都是如此历练出来的。

二、四逆二陈麻辛汤治案

1. 麻疹危证：陶某，32岁，住上海。其三、四两子，2～4岁，在上海患麻疹，住某医院治疗。两孩均同卧于小床内，麻疹虽免，但发热不退，喘咳痰鸣，满口涎痰随时流出口外。见喂入黄果水时，仍从口中外流。颜面青黯（阴象外露），两颧发赤（虚阳外泄），唇色青紫，指纹青黑出二关，脉搏紧急（寒极之象），大便鹜溏（水寒土湿，木邪贼土），乳食不进（胃中虚寒，司运失权）。

余诊视后，即告以病势危笃，已成三阴寒极之证，寒痰内壅，真阳外泄，有风动或衰脱之势，急宜扶阳抑阴，温逐寒痰为主。若服后涌吐寒痰，系病除之兆。如热退喘平，尚可转危为安。遂拟四逆二陈汤加丁香、肉桂，少佐麻辛，与两孩同服（因其病情相同，故共服一剂）：附片100g，干姜24g，肉桂10g（研末，泡水兑入），法半夏10g，广皮6g，茯苓15g，细辛3g，公丁香6g，炙麻绒3g，甘草10g。

服后均呕吐涎痰碗许，自汗淋漓，大便泄泻。发热已退十之七八，喘平十之五六，涎沫减去十之八九，喉间痰鸣亦减其半，略进乳食。照原方加量去麻辛治之：附片130g，干姜36g，肉桂10g（研末，泡水兑入），化红6g，茯苓15g，法半夏10g，公丁香6g，甘草10g。

服后又各吐涎痰碗许。第三日复诊已脉静身凉，喘平泻止，眠食较佳，咳减十之六七，颜面及指纹青紫均退。照原方去公丁，加细辛、五味、黄芪，连进3剂，诸病痊愈。（吴佩衡治案）

【点评】四逆二陈麻辛汤即四逆汤合二陈汤加麻黄、细辛，用治一切肺部痰饮阴证，如新老咳嗽、哮喘，咳痰清稀，白痰涎沫多者，屡用有效。如果表证明显者，吴氏多用小青龙汤加附子。

2. 杨某，女，82岁。患肺心病多年，近几个月病情加重，卧床不起。刻诊：喘咳不能平卧，咳嗽不畅，痰白泡沫不易咯出，动则喘甚，每日吸氧16小时以上，面晦暗稍肿，心悸失眠，食少腹胀，下肢浮肿，小便不利。舌淡晦，苔白腻，脉沉细无力，口干不欲饮。诊为肺肾阳虚，寒饮伏肺。治以温肺化饮，补肾纳气。方用四逆二陈麻辛汤加味：附片60g，生姜3片，姜半夏15g，陈皮10g，茯苓20g，桂枝15g，北细辛6g，麻黄7g，砂仁10g，炒厚朴10g，炙远志12g，甘草6g。2剂。

复诊：咳喘渐减，吸氧只需6小时，稍能安睡，饮食渐增，原方去生姜加干姜，去麻黄易炙麻绒。2剂。

三诊：咳喘渐愈，停止吸氧，眠食正常，面浮及下肢肿已渐消，已能下床活动。时汗多，便秘，仍感乏力。更方真武汤合桂枝汤加味，强心固肾，调营和卫：附片60g，白术15g，茯苓15g，杭芍10g，桂枝15g，姜半夏15g，北五味6g，甘草6g，生姜3片，大枣12g。3剂。

药尽则咳喘已止，已能到户外活动，生活自理。（顾树祥治案）

原按：老年肺心病，阳虚不足以运行，痰饮阻遏而喘咳，运用吴佩衡所创四逆二陈麻辛汤温阳化痰，寒饮湿浊得以祛除，确是效方。

三、新订麻黄附子细辛汤治案

1. 李某，男，3岁。咳嗽已经月余，经医院检查诊断为百日咳，服药无效。一咳就连续一二十声，头倾胸屈，有时涕泪俱出，吐泡沫涎痰，出冷汗，喘促气紧，晚上尤甚，面色青白，唇乌黯。舌质淡红，苔白带微黄。此乃阳虚而寒重，以新订麻黄附子细辛汤治之：麻黄 3g，制附片 18g，细辛 2g，桂枝 3g，生姜 15g，甘草 15g。

服药后喘咳有所减轻，但里寒重，必须扶阳以散寒止咳，四逆加麻黄汤治之：制附片 24g，干姜 18g，炙甘草 18g，麻黄 6g。尽剂后咳喘更减，冷汗已敛。舌苔微黄去，略现红润，涕泪俱无，四逆汤加味治之：制附片 24g，干姜 18g，炙甘草 18g，茯苓 15g，白术 15g。

连服 2 剂，喘平咳止。嘱禁食生冷瓜果，巩固疗效。（唐步祺治案）

【点评】新订麻黄附子细辛汤为唐氏所拟，组成为麻黄、制附片、细辛、桂枝、干姜、甘草。

本方乃针对表里同病而拟。麻黄、桂枝，太阳证用药也；附片、干姜，少阴证用药也。恶寒发热，无汗而脉沉，是表里同病，故用麻黄以发汗解表，附子以温经扶阳，麻附配伍，可使体力增强而表邪易解，汗出表解而无损于心阳；益以细辛配麻黄，祛痰利水而治咳逆上气，配附子能温经散寒而除一切疼痛。

加入桂、姜、草三味，温通散寒之力更强，且三味俱有治咳之功。故凡一切阳虚感寒之咳嗽、哮喘，皆能治之，并为治各种伤寒虚弱咳嗽、哮喘以及因伤寒而引起之寒痛要方。

2. 刘某，女，58 岁，农民。素有咳喘病，每次发病严重，晚上不能平卧。此次发病，饮食减少，心累心跳，咳嗽气紧，吐白泡沫清痰，整夜不能安眠，全身强痛，背上及两脚冰冷，面容微红而现浮肿，嘴唇乌白。舌苔黄腻，脉浮紧而细。此乃肺阳虚弱，复受寒邪侵袭。宜表里兼顾，温肺散寒以利咳喘。新订麻黄附子细辛汤加味治之，重用姜、桂温补肺气：麻黄9g，制附片31g，细辛3g，桂枝31g，干姜31g，生姜62g，甘草31g。

服药1剂后，痛证悉除，咳喘减轻，已能平卧，继用附子理中汤去人参加茯苓治之：制附片31g，白术31g，干姜31g，茯苓24g，炙甘草31g。

连尽2剂，不复怕冷，咳喘大减。咳时右胁微胀痛，面容苍白无神。此肺阳偏虚，姜桂汤加味扶肺阳：生姜62g，桂枝31g，茯苓24g，半夏18g。尽剂后而咳嗽愈。（唐步祺治案）

【点评】如此重症咳喘，换方3次，用药4剂，即能治愈，颇显功力。先予新订麻黄附子细辛汤温肺散寒，解除表痛，继以附子理中汤去人参加茯苓温中扶正，终以姜桂汤加苓夏扶肺阳，移步换法，层次分明。

四、四逆汤加味治案

1.高某，女，71岁。每年冬季都要发作咳喘，此次发病更重，咳嗽吐脓臭痰，日夜不能平卧，诊为慢性支气管炎并发肺气肿。其脉沉迟而细，舌苔黄腻而厚，略带微白，不饮食已三日，腹痛身疼，四肢厥冷，神识已不清楚。此由阳虚不能卫外，寒中三阴，引动宿痰，必须大剂回阳，加散寒药味，主以新订四逆加麻黄汤：制附片62g，干姜31g，炙甘草31g，麻黄12g。

尽剂后，神识渐清，咳喘略减，能吃粥一小碗。四肢仍厥冷，上方加重分量：制附片124g，干姜62g，炙甘草62g，麻黄18g。服1剂，咳喘大减，已能平睡，脓臭痰化为泡沫痰，四肢渐温和。舌苔黄腻减少，脉仍沉细。以新订麻黄附子细辛汤温经散寒，止咳定喘：麻黄 9g，制附片 62g，细辛 3g，桂枝 15g，生姜 62g，甘草 31g。

连服 2 剂，诸证悉退。唯胃纳不佳，微咳，吐清稀水痰。法当温脾健胃，处附子理中汤去参加砂、蔻：制附片 62g，白术 31g，干姜 31g，炙甘草 31g，砂仁 15g，白蔻 15g。

又服 2 剂，咳喘痊愈，饮食渐增，嘱以附片、生姜炖羊肉汤调理，以竟全功：制附片 62g，生姜 62g，羊肉 500g。

患者炖服羊肉汤两次，有如平人，不怕冷，能做些家务。第二年冬季，咳喘亦未复发。（唐步祺治案）

【点评】咳吐脓臭痰，兼之舌苔黄腻，一般易辨为肺热痰火。但脉沉迟而细，四肢厥冷，神识不清，不进饮食已 3 日，腹痛身疼，一派阴寒之象。脓臭痰系宿痰郁积而致，不可按痰火认证，舌苔黄腻也不单主热象，慢性咳喘久病常见此等症状，不可惑此而投寒凉之品。当从全身阴象阴色着眼，看出阳虚本质。

四逆加麻黄汤组成：制附片、干姜、炙甘草、麻黄。方解：四逆汤为回阳主方，不独为少阴立法，凡太阳病脉沉与寒入三阴及一切阳虚之证，俱能治之。麻黄为伤寒主药，又为肺家专药，能开腠散寒、发汗解表，附子温经扶阳，麻、附配伍，使汗出表解无损于阳气。

2. 于某，男，55 岁，中共西南局高干。慢性肺源性心脏病多年，经常住院治疗，去冬受寒后症状加重，住院经各种抗菌消炎针药治疗后病趋加重，由专家会诊组抢救，病势危笃。吴佩衡受云南省委派遣，由儿子吴生元陪同，飞赴成都参加抢救。

1966 年 4 月 16 日抵达病房，见患者面部浮肿晦黯，口唇乌黑，十指连甲青乌，神疲，嗜卧懒言，胸闷，心悸气短，动则喘甚。喉间痰鸣，咳痰无力，恶寒发热，体温 37.6℃，汗出肢冷，下肢浮肿过膝，纳呆拒食不思饮，终日吸氧，有时烦躁不安，咳喘甚时小便自遗，大便溏而不畅。脉微欲绝，舌紫黯，苔白滑而腻。此系肺寒脾湿日久，累及心肾，致使心肾阳气衰极，已成肺脾心肾之阳俱虚之候。急宜扶阳化饮，强心温肾，以大回阳饮加味：附片200g，干姜30g，上肉桂10g（泡水兑入），法半夏15g，广陈皮10g，茯苓20g，甘草6g。4剂，每日1剂。

4剂后咳喘渐减，咳出较多黏痰，胸闷、心悸减，小便已能控制。尚嗜卧无神，不思饮食，喉间仍有痰阻。脉微细，舌紫黯稍减，苔白滑腻稍退。此药不胜病，上方加重剂量治之：附片400g，干姜40g，上肉桂12g（泡水兑入），法半夏15g，广陈皮10g，茯苓30g，白蔻仁10g，甘草10g。4剂。

三诊：吐痰已不费力，吐较多脓痰，胸闷、心悸、喘促等症大为减轻，面黯唇乌减，仅短时吸氧，可平卧，已思食，小便较畅，大便已不溏。唯阳神尚虚，仍少气懒言。上方再加重附片剂量为500g，稍佐杏仁8g。4剂。

半月来随症加减，附片剂量增为600g，脓痰转为大量痰涎，各症大为减轻，纳渐增，已不吸氧，口唇已不紫黯，面色渐转红润，可在室内活动。

经月余紧张抢救，患者已脱离危险，各项指标均趋于正常，唯咽部痰液培养有绿脓杆菌，认为仍有炎症，重新用抗生素，并给服重庆中医同道所拟之剂。

二日后病情反复，原有之症一一出现，且恶寒发热，体温38.6℃。专家组又邀吴氏"大会诊"。是时咳喘频作，气短难续，喉间痰声漉漉，面唇复现紫黯，各种症状如初，且四肢逆冷，二便不禁。脉沉细而紧滑,舌晦黯,苔白滑而腻。此为心肾之阳未复,复遭寒凉,致阳气虚衰,饮邪上泛。当回阳化饮,强心固肾为治,急以大剂回阳饮加味:附片400g,干姜40g,上肉桂15g,桂枝15g,茯苓30g,法半夏20g,吴茱萸6g,甘草10g。每日1剂,日服2次。

连日巡诊,附片逐日增至每日800g,随症酌加公丁、砂仁等。10余日后,各症减轻,已不咳喘,饮食正常,精神渐增,二便调,活动自如,每日可外出散步。(吴佩衡治案)

【点评】此案病情严重,阳虚已极,吴氏径以大回阳饮投治,因痰湿壅滞而合以二陈汤,附片逐日增加,最后加至每日800g,凸显吴氏胆识。

五、真武汤治案

1.刘某,年过六旬。病已月余,咳嗽、哮喘而多痰。腹胀且痛,不思食,大便秘结,20日不更衣,小便赤而长,喜热饮,夜难入寐,精神极弱。六脉沉迟无力,舌苔白腻。查前所服方药,均以清热消食降气为主,且以硝、黄峻剂通下,仍不能便,其势较危。此系脾肾阳虚,中土失运,痰湿水饮阻逆于肺,清肃不降,致痰喘咳嗽,传导失司,无力输送。加之阳虚气不化津,无以滋润肠道,致成气虚寒凝之便秘。宜扶阳温化主之,拟真武汤加味:附片100g,茯苓30g,白术20g,杭芍10g,干姜30g,北细辛6g,五味子5g。

1剂见效,2剂后喘、咳去十之六七,3剂照原方去杭芍,服后痰喘、咳嗽若失,略进饮食。第三日以四逆汤加茯苓、上肉桂、砂仁、北芪:附片100g,干姜50g,茯苓50g,砂仁10g,上肉桂10g

（研末，泡水兑入），北芪60g。

服1剂后，是晚便意迫肛，解出干结黑色粪便半痰盂许，腹中顿觉舒缓。然因年老气虚，解便时用力过盛，旋即昏晕不省人事。急诊之，气短欲绝，脉沉迟无力，但见白苔已退，唇舌已转红润，此乃气虚下陷之故。当即以煎好之汤药喂服，俄顷人事已省，脉转有神。原方连服3剂，食增神健，咳喘不作，二便通达。（吴佩衡治案）

【点评】此证咳喘而兼便秘，用真武汤加姜辛五味，自是仲圣成法。唯虽见便秘"20日不更衣"，仍不予硝黄攻下，是因其属寒凝便结，故予大剂姜附温通化结，一剂而"解出干结黑色粪便半痰盂许，腹中顿觉舒缓"，确显扶阳心法。

2.安某，女，54岁。1966年因受风寒，咳嗽迁延12年。每年入秋则发，冬季加剧，甚则不能平卧，某医院诊为慢性支气管炎。1978年8月初诊。阵发性剧咳，痰清稀量多，头晕心累，气短，昼夜不能平卧。畏寒恶风，面足浮肿，脸色萎黄。舌质淡暗有瘀斑，舌体胖嫩而边缘多齿痕，苔白滑，根部厚腻。辨为少阴阳虚水泛，寒痰阻肺咳嗽。法宜温阳化气行水，以真武汤加减：制附片60g（久煎），茯苓24g，生姜30g，白术20g，桂枝10g。

上方连服6剂，咳嗽明显好转，痰亦减少过半，呼吸较前通畅，渐能平卧。颜面已不觉肿，舌质稍转红润，厚腻苔减。多年之患，已获初效。宜守原法，以干姜易生姜，加强温中补脾之效。

三诊：上方续服6剂，诸症显著减轻。尚有轻微咳嗽，清痰少许。舌质转为淡红，乌暗瘀斑与白腻苔渐退，舌边齿痕已不明显。有时尚觉气短，心累，病有从阴出阳之势，须适应转机，通阳和中，燥湿涤饮，以苓桂术甘汤加味缓缓服之：茯苓20g，桂枝10g，白术

20g，法半夏15g，生姜20g，甘草3g。服12剂后，诸症基本痊愈。入冬以来再未重犯。（范中林治案）

原按： 患者每年秋冬外感，咳必复发，神疲身倦，恶寒肢冷，气短倚息难卧，面色晦滞，舌质暗淡无华，皆肾阳衰微之明证。肾为水脏，肾中真阳衰微不能化气，则水饮内停；水寒之气上泛，则头眩、心累；水气停于胸肺，则咳嗽不已，痰涎清稀量多，气短难卧；水气溢于肌表，故面足浮肿沉重。舌质胖嫩，兼有齿印与瘀斑，舌苔白而厚腻，皆为水泛寒凝之象。同时年逾半百，阳虚益甚。多年前初感寒邪病咳，正气未衰，逐风寒之邪从外而解，或可速愈；今则迥然不同，断不可舍本求标。综上所述，此属少阴肾阳衰微，水寒射肺，故投以温阳散寒、化气行水之真武汤，以芍药易桂枝者，加速温经散寒，化气行水之功。不攻肺而肺之病自愈，不止咳而咳嗽自平。

【点评】 此证用真武汤，并未按仲圣成法加姜辛五味化痰，是因为阳虚水盛为本，痰湿为标，兼以年逾半百，阳虚益甚，故从扶阳着眼，"断不可舍本求标""不攻肺而肺之病自愈，不止咳而咳嗽自平"，确是扶阳高手。

3. 吴楚佩，年58岁。十数年前病寒，误用凉药几至危殆，得团弘春医生温剂而愈。致遗中寒痰饮，咳喘胀满不能卧之证，数年一发，例用温肺汤加附子而平。己酉仲秋，不由外感而咳嗽，因素有痔血之病，乃追怨弘春之热药，恶姜附如仇。延至初冬虚寒毕露，右尺脉全无，反真阳外越，两足发热，夜置被外，面赤咳喘，右胁气冲，不能着枕而卧。乃寒水上逆，水蛊之机。暗加附子，以茯苓为君，附子、炮姜、半夏为臣，芍药为佐，用真武汤之意，日投2剂。

将一月，咳止胀消，反恶寒足冷。彼方知本体虚寒，遂加人参、白术，冬至后阳回足温。药不易方，至立春尺脉略出半部，春分后始得满部，而痔血亦愈。芍药加多，必致溏泻，病时谤议汹汹，唯病人不为所惑，必不易医。右尺半年无脉，姜附药200余剂方起于床，可谓沉寒痼冷矣。（郑素圃治案）

【点评】此案右尺脉全无，乃肾阳不足之辨证眼目。是知真阳外越，上浮则面赤，下泄则足热；右肋气冲，不能着枕而卧，乃寒水上逆之象，皆由阳虚衍生而发。

六、厚朴麻黄汤治案

朱小祥病患咳嗽，恶寒头疼，胸满气急，口燥烦渴，尿短色黄，脉浮而小弱。据证分析，其由邪侵肌表，寒袭肺经。肺与皮毛相表里，故恶寒而咳；浊痰上泛，冲激于肺，以致气机不利，失于宣化，故胸满气促；燥渴者，则为内有郁热，津液不布，因之饮水自救；又痰积中焦，水不运化，上下隔阻，三焦决渎无权，故小便黄短；脉浮则属外邪未解，小弱则因营血亏损，显示脏气之不足。如此寒热错杂、内外合邪之候，宜合治不宜分治，要不出疏表利肺、降浊升清大法，因处以《金匮》厚朴麻黄汤。其方麻、石合用，不唯功擅辛凉解表，而且祛痰力巨；朴、杏宽中定喘，辅麻、石以成功；姜、辛，味温肺救气，功具开阖；半夏降逆散气，调理中焦之湿痰；尤妙在小麦一味补正，斡旋其间，相辅相需，以促成健运升降诸作用。药服3剂，喘满得平，外邪解，烦渴止。再二剂，诸恙如失。（赵守真治案）

【点评】《金匮要略》："咳而脉浮者，厚朴麻黄汤主之。"主治外寒内饮，郁而化热之咳喘。本案恶寒头疼咳嗽，是为外寒内饮；口燥烦渴，尿短色黄，乃为化热之象，方证相应，因收捷效。

七、温肺汤治案

1.癸亥年九月，汪石老一仆妇，年二十余，极瘦弱。咳嗽，气喘促，不能卧，并一步不能移动，已经七日。所服之药，皆系防风、杏仁、麦冬、贝母、桑皮之类，愈服愈剧。视之脉极数乱，却极绵软无力。其数乱者，乃气喘促之故；其软而无力，则脉之真象也。余断为肺气虚寒，宜用温肺汤：炮姜、肉桂、白术、半夏、黄芪、人参、茯苓、甘草、橘红、桔梗。服一剂，是夜遂不喘，可以安卧。次日即能行走，再剂痊愈。（吴天士治案）

原按： 喘嗽之有温肺汤，乃气虚肺寒的对之药，投之得安，无不立效。前此里中有一仆人，时发哮喘。发时一连二十余夜不能卧，遇寒更甚。余以此汤投之，彼下人无参，重用黄芪二三钱，一剂立愈。嗣后将方时刻佩戴身边，间一发时，照方市药一剂即愈……乃知此汤之治肺气虚寒，诚屡试屡验，百发百中者也。

不知何故，近来医家凡遇此证，必用麦冬、贝母以重寒其肺，否则桑皮、白前、苏子以重泻其气，甚至黄芩、花粉使雪上加霜，而病无瘳时矣。若告以当用参芪，则笑为妄诞；告以当用姜、桂、白术，则畏若砒霜。致使昔贤垂示后人之正法不能复明于世，无怪乎夭枉者多也。

2.庚申冬月，棠友弟媳年二十余，出麻后，咳嗽不止。舍弟只谓麻后咳嗽为常事，正不经意。嗽渐甚，渐不出声，渐不能卧，不唯不能卧，并不能直坐，必俯首而坐。如是者十四昼夜，渐觉一息欲绝矣，棠友始彷徨告余。

余为诊之，脉浮候绝无，略重按亦绝无，唯中候有一线如蛛丝然，余深为惊惧，嘱其另延医视之。舍弟泣告，谓不但力不能延医，即延医至亦不过通套果子药，未必能有济于事。余思脉仅一线，指下模糊，此神气欲离之候也。细思之犹幸一线在中候，乃痰隔脉阻，未即脱去，若在浮分则死在顷刻矣。

立方用六君子汤加黄芪二钱，用参一钱，煨姜三片。服后略可侧卧，次日嗽声稍响，喉间有痰响，正似水鸡声。余谓幸未出汗，再一汗出遂难保矣。言未毕，汗大出，忙为借参三钱，仍照前药去半夏，倍黄芪，煎服，汗遂止。至下午，又忽口噤眼倒，手脚厥冷，竟欲绝矣。又急为借参三钱，照前药加附子、肉桂、炮姜，急煎灌下，又渐苏。次日棠友以田质资十金，买参救之，每日药二剂，共用参六钱，黄芪一两，附子、煨姜各一钱。既无汗，仍用半夏，余照前白术、茯苓、陈皮、甘草，更加姜汁，连服三日。至薄暮忽一大口吐出寒痰二三碗，便倒身而卧，直至次日早饭尚不醒，盖半月余未曾得睡故也。

以后每日只服药一剂，用参四钱，姜附各八分，更加姜汁。每日咯出硬痰共有碗余，另大吐出清痰二三碗，视之如清水，扫之极稠黏。其冷如冰，从口中过，觉齿舌皆冷而战栗。如是者吐七八日，共吐过清冷之痰有四五小桶。渐觉手足遍身肌肉皆空，内如虫蚁行动。盖肌肉经络之间，皆痰饮流注在内，非此温药，寒饮亦不能滑；非此补助正气之药，气弱痰饮亦吐不出；非此温补之药固其元气，痰饮即尽去，而元气顿空，命亦随殆矣。嗣后参渐递减至一钱，姜附渐减至五分，前药渐加归地，调理月余而痊。（吴天士治案）

【点评】此症咳喘，服用温药后，每日咯出硬痰碗余，清痰二三碗，乃驱逐痰饮之象，邪尽方入坦途。温肺汤加入附子属锦上添花之义。

3.本人女儿，6岁半。平时遇冷易咳，运动易喘。入冬以来咳嗽逐渐加重，咳重时微喘，睡前咳重伴呕吐，咳白痰有沫。近半年身体肿胖，食欲减退，大便艰难。服用成药小青龙颗粒，效果不明显。舌淡胖润，脉沉濡。从脾虚痰盛着眼，处方：黄芪30g，党参25g，陈皮15g，生半夏30g，炮姜20g，肉桂10g，茯苓20g，白术30g，附子30g，麻黄10g，生姜20g，大枣10枚。3剂，一剂服2天。

服完6天后，肿胖明显改善，体重减轻。咳嗽也好转多半。守方继续服用12天，咳嗽基本治愈。（编者王天罡治案）

原按：女儿从小食用水果过多，脾胃素虚，故而虚胖。进一步导致肺气不足，稍有风寒外感或运动，便咳喘加重。整体上以虚寒为主，痰湿偏盛。因此用温肺汤加附子和麻黄，疗效满意。

第四节　哮　病

一、小青龙汤治案

1. 郑某，25 岁。慢性哮喘病已 14 年，现身孕 4 月余。症见咳嗽短气而喘，痰多色白，咽喉不利，时发喘息哮鸣。面色淡而少华，目眶、口唇含青乌色。胸中闷胀，少气懒言，咳声低弱，咳时则由胸部牵引小腹作痛。舌苔白滑厚腻，舌质含青色，脉现弦滑，沉取则弱而无力。判为风寒伏于肺胃，久咳肺肾气虚，阳不足以运行，寒湿痰饮阻遏而成是证。法当开提表寒，补肾纳气，温化痰湿。方用小青龙汤加附片，附片开手即用 100g。两剂后，咳喘各症均减。继用四逆、二陈合方加麻、辛、桂，附片加至 200g，服后喘咳皆减轻。共服 30 余剂，哮喘咳嗽日渐平息痊愈。身孕无恙，足月顺产一子。（吴佩衡治案）

原按："昔有谓妇人身孕，乌、附、半夏皆所禁用，其实不然。盖乌、附、半夏，生者具有毒性，固不能服，只要炮制煎煮得法，去除毒性，因病施用，孕妇服之亦无妨碍。妇人怀孕，身为疾病所缠……务使邪去而正安，此实为安胎、固胎之要义。《内经》云：'妇人重身，毒之何如……有故无殒，亦无殒也。'此乃有是病而用是药，所谓有病则病当之，故孕妇无殒，胎亦无殒也。"

2. 曹某，女，40岁。10余岁开始患支气管哮喘，每年冬季发作。病情日趋严重，发作频繁，屡至医院急诊抢救。刻诊：咳嗽，气紧，心累，痰多不易咳出，呈泡沫状。喘则张口抬肩，哮鸣不已，出多入少，动则尤甚。恶寒，经常头晕，食欲不振，形体消瘦。月经量多，色乌暗，夹紫黑色瘀血，某院妇科诊为"功能性子宫出血"，血色素仅有5g/dL。面色萎白无华，眼胞及双颧浮肿，唇乌，舌质淡而紫暗，苔灰白黄浊腻。辨为少阴寒化证，兼太阳表证未解。须表里同治，散外寒，涤内饮，以小青龙汤加减主之：麻黄10g，干姜15g，甘草15g，桂枝10g，法半夏18g，辽细辛5g，炮姜20g，生姜20g。4剂。

二诊：咳嗽减轻，气喘稍减，痰易咳出。此病积之已久，脾肾阳气日衰，喘时呼多吸少，肾不纳气之虚象甚显。故不宜过表，须峻补脾肾之阳，固肺气之根，扶正以涤饮祛邪。以四逆加味主之：制附片120g（久煎），干姜60g，炙甘草45g，茯苓20g，上肉桂10g（冲服）。

上方加减服10余剂，咳喘、畏寒、眩晕等症皆显著好转。宜扶阳益气，培补先后二天：制附片60g（久煎），炮干姜30g，炙甘草25g，炒白术30g，茯苓20g，菟丝子20g，宁枸杞20g，北沙参20g，砂仁10g。

上方出入增减，服两月余，咳喘皆平，月事正常，体质逐渐恢复。（范中林治案）

【点评】初诊所用小青龙汤减去白芍、五味子，应是嫌其恋阴。末诊所加菟丝子、枸杞、北沙参等具有培补之意。

3. 范某，男，69岁。因患急性咳嗽，住院治疗月余。现仍夜间咳嗽，平时痰阻不易咳出，胸闷，背冷，有痰鸣音，动则气喘，夜间平卧腰痛，烦躁。舌淡青边有齿痕，水润白苔，脉沉滑。此肾虚寒饮，动则气喘乃肾虚表现。处以小青龙加附子汤：麻黄15g，桂枝25g，白芍15g，生姜20g（去皮），干姜15g，五味子15g，细辛15g，法半夏20g，射干8g，附子60g，款冬花15g。4剂。

药后病愈。（曾辅民治案）

原按： 曾师依据患者年高，夜间咳嗽，动则气喘，背冷，烦躁，舌淡青，水润白苔，脉沉滑诸症，辨为肾虚寒饮而咳喘。以小青龙汤加附子治疗，重用附子扶肾助阳，方药精准，4剂病愈。曾师指出：此种病症，最根本之治疗在于补肾温阳，咳嗽愈后当以附子汤调治，达到补虚定喘之良效。

二、四逆汤加味治案

1. 刘某，男，49岁。10余年前患慢性支气管炎后发展为哮喘，经常发作，每冬必重，久治未愈。刻诊：气紧，心累，乏力，偶有咳嗽，痰少，清稀色白。体稍胖，两颧赤暗，唇乌。舌淡白，苔灰白厚腻。时值伏天，哮喘虽未大作，病根犹存。证属少阴，法宜扶先天之元阳，镇纳浊阴之气，以四逆汤加味主之：制附片60g（久煎），干姜片60g，炙甘草18g，上肉桂15g，生白术30g。

二诊：上方加减服20余剂，诸症皆减。活动后仍觉气紧、心累。舌质仍淡，苔腻稍退。守原法再进，又服20余剂，气紧、心累明显减轻。双颧暗赤色稍退，舌质微现淡红，苔厚腻减。拟四逆、理中合方加味，配成丸药，坚持服用两个月，处方：制附片150g，干姜片150g，炙甘草60g，红参30g，炒白术120g，上肉桂60g，宁枸杞120g，菟丝子120g，紫河车120g。共研细末，加红糖为丸如枣大，每日 2 次，每次 2 丸。经服药后，咳喘未再发作。可在室外打太极拳、跑步约 1 小时，坚持工作已一年多。（范中林治案）

【点评】多年哮喘，宿根缠绵，逢寒则重，难以根治，既治亦无非降气平喘类套方套药，反复发作，已是该病通例。范氏着眼于少阴肾阳亏损，从"扶先天之元阳"入手，大剂姜、附，未用降气平喘化痰之类方药，愈此顽症，再次显示扶阳理论的价值。此老善后调理时常用四逆、理中合方，其中枸杞、紫河车两味阴药值得玩味。

2. 罗某，男，26 岁。1962 年 4 月，因风寒咳嗽，痰多，气紧，不能平卧，某医院诊断为"支气管哮喘"，经治疗好转。1964 年春复发，遂来求诊。喉间痰声漉漉，张口抬肩，气不接续，喘时汗出，痰多清稀，精神萎靡，恶寒肢冷，面肿。舌质淡暗，苔白滑腻。辨为少阴阳衰阴盛，气不归元，寒饮上逆而致。法宜壮阳驱阴，纳气归肾，以四逆汤加味主之：炙附子 30g（久煎），生姜 30g，炙甘草 15g，肉桂 10g（研末冲服），砂仁 12g，白术 12g。

二诊：服上方 4 剂后哮喘减轻。原方加茯苓续服 5 剂，哮喘明显减轻，继服上方月余以巩固疗效。1979 年 6 月追访，14 年未见复发。（范中林医案）

【点评】本例气急喘促，不能续接，张口抬肩，得长引一息为快，应属元气不足之虚证。此与气促壅塞，不能布息，得呼出余气为快之实证不同。气藏于肺而根于肾，此证虚喘汗出，动则尤甚，恶寒肢冷，面浮神疲，痰涎稀薄，舌淡苔白，一派少阴虚喘之象。范氏"功夫全在阴阳上打算"，始终未用平喘套方套药，坚持扶阳驱阴、补肾纳气之法，阳旺阴消，哮喘自平。

3. 金某，男，2 月婴儿。素禀羸弱，因发热、咳嗽，诊断为小儿肺炎，曾服退热等西药，病情转危。诊见神迷、发热，目闭不开，颜面发青，唇色淡白。喉间痰鸣，咳嗽气喘，冷汗淋漓。舌淡润苔薄白，脉沉小而紧。此元阳稚弱，复感寒邪外侵，又经药物克伐，遂至浊阴上逆，中阳不守。若不急扶元阳，速驱浊阴，势将出现元气暴脱之危候，急用四逆汤加味：黑附片15g，干姜5g，桂枝5g，茯苓9g，炙南星5g，炙甘草3g。四逆汤回阳救逆，温脾肾之阳，加桂枝宣通心肺阳气，茯苓健脾利湿而和中，炙南星祛风痰。

次日发热减轻，冷汗已收，面转红润，目开神清。喉间痰鸣消失，危象悉除。继用桂枝加附子汤：黑附片15g，桂枝5g，炒杭芍5g，炙甘草3g，烧生姜3片，大枣2个。连服2剂，诸症消失。（戴丽三治案）

原按： 此症虽系阳虚感受外寒而致，但不用麻黄附子细辛汤者，是因患儿冷汗淋漓不止，已有阳气欲脱之象，故不再用麻辛之散，必须急用四逆汤以回阳救逆，驱逐寒疾，使患儿元阳得扶，危证消除。继用桂枝加附子汤以扶阳和阴，调和营卫，巩固疗效。

三、附子理中汤治案

某男，4岁，住黑龙江省，来重庆求治。西医诊断：小儿哮喘型支气管炎。现症状：时现咳嗽咯痰，气喘。鼻塞，打喷嚏，流涕。眠纳皆差，时现腹痛、便溏，小便可。有吃生冷习惯。脉紧微浮，苔白腻厚润，舌质稍红。辨证：伤于生冷，脾肾阳虚，痰湿中阻。方用砂半理中汤加味：砂仁6g，半夏8g，大泡参6g，苍术6g，干姜3g，茯苓10g，陈皮6g，炒苏子6g，炒白芥子5g，炒莱菔子6g，炙甘草3g。3剂，水煎服。忌食生冷。

复诊：咳嗽咯痰、气喘稍减。眠纳改善，大便溏，小便可。脉紧微浮，苔白腻润质稍红。原方继服 3 剂。

三诊：咳嗽咯痰气喘均减轻，晨起现流涕鼻塞。时现腹痛便溏，小便可。脉紧微浮，苔淡润质稍红。方用附子理中汤加味：制附片 10g，干姜 6g，白术 10g，大泡参 10g，茯苓 10g，陈皮 6g，砂仁 6g，炒苏子 5g，广紫菀 10g，炙甘草 5g，守方共服 66 剂，其间出入药物尚有麻黄、桂枝尖、桔梗、杏仁、怀山药、肉苁蓉。调治两月余，症状痊愈。追访至今未复发。（编者黄建华治案）

【点评】小儿哮喘，脾肾阳虚，痰湿中阻，当扶正、祛邪兼顾，前者用理中汤，后者用三子养亲汤。咳喘减轻后，加强扶正力量，增入附子。

四、姜附茯半汤加味治案

梁某，女，30 岁。哮喘 3 年。过敏性哮喘每夜发作，以喷雾激素控制，否则不能平卧入眠。胸闷痰多，发则喉间痰鸣，恶寒甚，胸骨及喉间有阻塞感。食可，神可，易倦腰酸，舌略淡，脉沉细，尺不显。处方：生姜 50g（去皮），茯苓 20g，法半夏 20g，附子 40g，干姜 12g，五味子 12g，射干 8g，麻黄 8g，大枣 8g。4 剂。

药后好转，夜喷激素由 2 次减为 1 次，剂量亦减半。现便秘，胃区冷。处方：生姜 50g（去皮），附子 50g，茯苓 20g，生半夏 20g（开水冲洗 4 次），干姜 15g，五味子 15g，麻黄 8g，大枣 10g，射干 8g，沉香 4g（冲服），杭巴戟 20g，制硫黄 20g。5 剂。

药后哮喘明显好转，现已隔日用 1 次激素，量亦减，痰鸣哮喘基本不发作。唯阻塞感未减，夜间平卧阻塞感明显，当从阳虚阴盛考虑。处方：附子 60g，干姜 30g，生姜 60g（去皮），炮姜 20g，茯苓 30g，法半夏 30g，陈皮 10g，枳实 5g，桂枝 30g，白芷 20g，炙甘草 30g。6剂。

后访，病愈。（曾辅民治案）

【点评】本例哮喘似乎以姜附茯半汤合射干麻黄汤化裁成方，收尾方有四逆汤合二陈汤意。

姜附茯半汤系郑钦安亲拟方，用治阳虚兼见痰湿诸症。药物组成：生姜 60g 取汁，附子 30g，茯苓 24g，半夏 21g。

第五节　肺心病

一、茯苓四逆汤治案

宁某，女，60 岁。患哮喘、咳嗽病已 20 余年，冬重夏轻，遇寒即发，诊断为"支气管扩张、肺气肿、肺结核"。曾用抗结核、抗感染药物治疗，时轻时重。近两年来并发心悸、气喘、浮肿等，严重时四肢厥冷，伴发紫绀，小便不利，脉搏 120 次 / 分，诊为"肺源性心脏病"。经用强心利尿和抗感染药物治疗无效，反致病情加重。症见：咳喘，胸闷气急，喘促加剧，面色苍白，全身浮肿，喘咳倚息，胸闷心悸，四肢厥冷，冷汗出，烦躁不安，小便清长，大便溏薄，伴紫绀，咳吐血痰，舌淡苔白，脉沉细数，心率 124 次 / 分。证属真阳不足，治宜回阳救逆，方用茯苓四逆汤加味：茯苓 30g，炮附子 30g，干姜 30g，炙甘草 15g，桂枝 15g，高丽参 12g。用法：浓煎，少量频服。

复诊：服药 1 剂，汗止阳回，四肢转温，咳喘减轻，烦躁止，脉搏 96 次 / 分。继服上方 15 剂，诸症减轻，能进行轻微活动。（周连三治案）

【点评】关于冠心病、风心病、肺心病等心脏三病的论治，周氏认为该三病均具有"实不受攻，虚不受补"之共同点，强调"有阳

　　　　　　　　　　　　火神派示范案例点评

则生，无阳则死"。他尝谓："心脏三病到后期的共同病机以心、肺、脾、肾阳气不足，命门火衰为本，邪气有余为标，形成本虚标实之疾。温阳祛邪，方可收功。"对于冠心病常用通阳化浊法，多用瓜蒌薤白半夏汤加味；风心病多用温阳化饮、补虚散寒法，多用木防己汤加减；肺心病用宣上运中、导水下行、前后分消法，多用己椒苈黄丸治之，且常于三方中加入附子温肾助阳。

如出现四肢厥冷，大汗淋漓，面白唇淡，呼吸微弱，声音低微，舌淡苔白，脉微欲绝之危证，必回阳救逆以挽命于顷刻，常用茯苓30g、附片15g、干姜12g、党参15g、炙甘草12g、桂枝30g处治，已成套路。桂枝为通心阳之佳品，附子为温肾阳之主药，两药合用，一温一通，每能收效。心悸者重用桂枝、茯苓、炙甘草；脉迟酌加麻黄、细辛；脉细数者重用参、附，酌加五味子、麦冬；脉结或代重用炙甘草。

二、破格救心汤治案

1. 闫某，男，60岁。1995年3月24日凌晨4时病危邀诊：昏迷不醒，吸氧。面如死灰，唇、指、舌青紫，头汗如油，痰声漉漉，口鼻气冷，手冷过肘，足冷过膝，双下肢烂肿如泥，二便失禁，测不到血压，气息奄奄。询知患阻塞性肺气肿、肺心病代偿期达10年。本次发病1周，县医院抢救6日，病危出院，准备后事。昨夜子时，突然暴喘痰壅，昏迷不醒。县医院内科诊为"肺心病心衰，呼吸衰竭合并脑危象"，已属弥留之际。切脉散乱如雀啄屋漏，移时一动。前人谓，凡病情危重，寸口脉难凭，乃按其下三部趺阳、太溪、太冲三脉，尚属细弱可辨。此证子时濒危未死，子时后阴极阳生，已有一线生机。至凌晨4时，十二经营卫运行肺经当令，本经自旺。病情既未恶化，便是生机未绝。遂投破格救心汤大剂，以挽垂绝之阳而固脱，加三生饮豁痰，麝香辟秽开窍醒脑而救呼吸衰竭：附子150g，干姜、炙甘草各60g，高丽参30g（另炖浓汁兑服），生半夏30g，生南星、菖蒲各10g，净山萸肉120g，生龙牡粉、活磁石粉各30g，麝香0.5g（分冲），鲜生姜30g，大枣10枚，姜汁1小盅（兑入）。病情危急，上药加开水1.5kg，武火急煎，随煎随灌，不分昼夜，频频喂服。

3月25日二诊：半日一夜内服完上方1剂。子时过后汗敛喘定，厥冷退至肘膝以下，手足仍冰冷。面色由灰败转为萎黄，紫疳少退，痰鸣大减。呼之可睁眼，神识仍未清。六脉迟细弱代，48次/分，已无雀啄、屋漏之象，回生有望。原方附子加足200g，余药不变，日夜连服3剂。

3月26日三诊：患者已醒，唯气息微弱，声如蚊蚋，四肢回温，可以平卧，知饥索食。脉沉迟细，58次/分，已无代象。喉间痰鸣消失，昨夜尿湿大半张床褥，腿已不肿，正是大剂量附子破阴回阳之效。真阳一旺，阴霾自消。病已脱险，元气未复。续给原方3剂，去生半夏、生南星、菖蒲、麝香。附子减为150g，加肾四味（枸杞子、菟丝子、盐补骨脂、淫羊藿）及胡桃肉各30g，温养肝肾精气以固脱。每日1剂，煎分3次服。

3月30日四诊：诸症均退，食纳渐佳，已能拄杖散步。计前后四诊，历时5天，共用附子1.1kg，山萸肉0.75kg，九死一生垂危大症，终于得救。方中生半夏为降逆化痰要药，用时以温水淘洗3次，加等量鲜生姜佐之，既解其毒，又加强疗效，颇有妙用。（李可治案）

【点评】破格救心汤为李可所创，凡亡阳竭阴之端倪初露，心衰的典型症状出现（如动则喘急、胸闷，常于睡中憋醒，畏寒肢冷，时时思睡，夜尿多，以及无痛性心肌梗死之倦怠乏力、胸憋自汗等）急投本方平剂；亡阳竭阴之格局已成，急投本方中剂；垂死状态，急投本方大剂。服药方法，急症急治，不分昼夜，按时连服，极重症24小时连服3剂。据李氏讲，本方"曾成功地救治了千余例心衰重症，并使百余例已发病危通知的垂死病人起死回生"。本案即为典型例证。

2. 某女，62岁。1979年2月4日初诊。某县医院诊为"肺心病心衰并发脑危象，急性肾功衰竭"，出院准备后事。诊见患者深昏迷，痰声拽锯，颈脉动甚，腹肿如鼓，脐凸胸平，下肢烂肿如泥。唇、舌、指甲青紫，苔白厚腻，六脉散乱，摸其下三部则沉实有力。询知患痰喘31年，此次因外感风寒，引发暴喘。住院7日，始终无汗，已2日无尿。视其唇指青紫，心衰之端倪已露。寒饮久伏于中，复感外寒，阴寒充斥内外，蔽阻神明。拟破格救心汤平剂与小青龙汤合方化裁，温里寒，开表闭，涤痰醒神为治：附子30g，麻黄、桂枝、赤芍、干姜、细辛、五味子、菖蒲、郁金、葶苈子（包）、炙甘草各10g，生半夏、茯苓各30g，麝香0.3g（冲），竹沥60g（兑入），姜汁1小盅（兑入）。鲜生姜10大片，大枣10枚。1剂。

2月5日二诊：服后得汗，大便1次，随即苏醒。小便甚多，一昼夜3000mL以上。腹部及下肢肿胀已消七八，足背出现皱纹，脐凸亦消。原方再进1剂。后数日遇于街头，已全好。（李可治案）

原按：本方治疗重度心衰水肿及肾衰无尿，能于一日之间十去其八，出乎意料。事后揣摩，除本方温阳消阴，蒸动气化，茯苓利水之外，得力于麻黄一味。肺为水之上源，主通调水道，下输膀胱。

今寒邪闭肺，水道不通，故聚水成肿。用麻黄发汗解表，开提肺气，肺气开则水道通，水肿迅速消退。此后曾遇多例慢性肾炎水肿及顽固性心衰水肿病例，追根寻源，均有外感寒邪久伏病史，于对症方内加麻黄一味，提壶揭盖，开宣肺闭，尿量迅速增多而愈。

【点评】考李氏本案用药虽称"拟破格救心汤平剂与小青龙汤合方化裁"，但仔细揣摩，究以小青龙汤为主。若论破格救心汤则已缺少人参、山萸肉、磁石、龙骨、牡蛎之属，似已不构成破格救心汤方意。毋宁说，本方乃为小青龙汤加附子等更确切。

3. 代某，女，78岁。患慢支、肺气肿10年余，每次劳累或外感之后加剧，经常打吊针，吃激素及平喘药等。开始尚可缓解，后来效果越来越差，发作越来越频繁。现症见：气喘，胸闷，咳嗽吐痰，不能平卧，气短懒言，畏寒肢冷，双下肢浮肿，夜晚平卧易憋闷醒，大便10天未排，小便短少，纳差腹胀，面部轻度浮肿，胃脘胀闷，行动困难，需人搀扶，口唇青紫，舌淡胖大，边有齿痕，苔略黄腻，脉沉细无力而数。证属心肾阳衰，肾不纳气，治宜温肾纳气，回阳收纳，方用李可破格救心汤化裁：

附子60g，炮姜30g，炙甘草10g，党参30g，红参10g，山萸肉60g，生龙牡各30g，紫石英30g，灵磁石30g，三七10g，石菖蒲20g，甘松10g，桔梗10g，火麻仁60g。3剂。

二诊：服药1剂，病即见轻，3剂服完，已能平卧，咳喘消失大半，浮肿已消，原方再进3剂。（傅文录治案）

原按：肺气肿心衰病人，长期服用激素、抗生素及平喘药物等，形成一派虚实夹杂证情。过去遇到这种病人，几乎束手无策。学习扶阳理念之后，应用破格救心汤化裁，治疗此类病人可以说如桴鼓之应，附子只要用到60g以上，即可见效。一种正确的思路与方法，

　　　　　　　　　　　　　　　　　火神派示范案例点评

对于解决疑难杂病是非常重要的。

三、温氏奔豚汤治案

赵某，男，64 岁。1972 年患慢支，1977 年发展为阻塞性肺气肿，1982 年冬进一步恶化，内科诊为肺心病代偿期，已达 3 年。刻诊：冬至当日因感冒突然发病，其症每日寅时先觉脐下筑筑跃动，随即有冷气频频从关元穴处上攻至剑突部，即全身抖动，心悸，恐惧，自汗，暴喘。约 1 小时渐止。每日如此，反复发作已 20 多天。面色灰暗，如有薄薄一层雾气笼罩，殊为罕见，恐非吉兆。唇指青紫，颈脉动甚，咳喘频频，痰如拽锯，痰稀而味咸。腰困如折，畏寒，入冬以来足不出户。食纳尚可，便干结，三五日一行，小便余沥不尽。四末冷，双膝尤冷。舌胖润紫暗，脉弦迟，60 次 / 分。腹诊脐下跃动逼指，其势直达下脘。

内科诊为肺心病急性感染，血象：白细胞 $19.5 \times 10^9/L$，中性粒细胞 90%，似属外感无疑。然细揣病情，绝非外感小恙可比。考咳喘一证，初病在肺，久必及肾。患者年高，肾气本衰，加之久病耗伤，重伤肾气。肾在变动为"栗"，今病而颤抖，正是"栗"义。今肾之阴阳两虚，其封藏、纳气、固守之能大衰。又适逢冬至一阳来复，扰动肾宫，致元气不能下守，时时上奔欲脱。自汗者，非卫气之虚，乃肾不主闭藏也；暴喘者，非痰实气壅，乃肾不纳气也；寅时发病者，寅时属肺，乃十二经循行之始，经气之行全赖肾气之充。今肾气衰，经气起步难，待卯时日出，阳气旺而病暂止，亦阴阳盛衰之变；心中恐惧者，肾在志为恐也；脐筑、厥气上攻者，肾元失固，且挟冲脉之上奔也；稀痰上涌而味咸者，肾液上乘也；腰困如折者，肾将惫也；且肾主二阴，阴亏失濡则大便难，阳衰失统则小便多；至若四末冷，亦火之衰，阳气难达四末也。种种见症，无一不属于肾虚欲脱。若误用清肺、宣肺，必有暴脱之变。救治之法，全在一个"固"字。拟温氏奔豚汤小剂再加熟地黄90g，肾四味、山萸肉、煅紫石英、生龙骨、生牡蛎、活磁石，阴阳并补，引火归原，纳气归肾，于发作前1小时服。

服药3剂，诸症悉除，脉沉弦，72次／分，危象已退，熟地黄减至30g，续服3剂。再诊时患者喜不自胜，云三年来唯今冬幸未住院。予培元固本散（人参、虫草、胎盘、蛤蚧、茸片、三七、琥珀）治本。（李可治案）

【点评】此案初看"似属外感无疑"，然而李氏据症条分缕析，层层剥茧，认定"种种见症，无一不属于肾虚欲脱"，再加上脐下筑动，有冷气从关元穴处上攻，乃奔豚之主症，故用温氏奔豚汤取效。但本方为纯阳益火之剂，何以再加大剂熟地黄、山萸肉等滋阴之品？除了便干结一症，属于"阴亏失濡则大便难"之外，还有一点应该指出，即患者系冬至当日发病，这有辨证意义。按照阴阳盛衰节律，冬至一阳生，阳气开始上升。此际发病，提示患者有阴虚之象，逢阳生之时则两热相并而发病，亦为阴虚认证依据。

温氏奔豚汤乃山西中医学校温碧泉老师遗方，李可先生颇为赏用。由附子、肉桂、红参、沉香、砂仁、山药、茯苓、泽泻、牛膝、炙甘草组成，是一首纯阳益火、救困扶危妙方。方中肉桂、沉香直入肝肾，破沉寒痼冷，温中降逆，为治奔豚之专药。于大队辛热燥药之中，重用一味山药之性润，健脾和胃益肺，补肾强精益阴之品为佐，滋阴配阳，共奏益火之源以消阴翳之效。

第六节　肺　炎

一、回阳救急汤治案

任某，男，71岁，家属。发热咳嗽半个月，用青、链霉素治疗两周无效，于1979年12月1日来我院门诊就医。体温白天在38℃以上，凌晨1至3点高达40℃。咳嗽，吐黄痰，口苦，喜热饮，喜重衣厚被，食少便溏，血象：白细胞$18.3×10^9/L$，中性粒细胞88%。经X线透视，诊为"左下肺炎"。面色晦暗，形瘦神疲，舌质淡蓝，苔黄腻，脉细数而有间歇。中医辨证：面色晦暗，形瘦神疲，畏寒喜暖，为阳虚阴盛；口苦吐痰黄浊，苔腻多津，为虚阳上浮所致；子夜后阴虚更甚，逼阳外越，故体温升高；舌质淡蓝，脉细数无力而间歇，亦为阴盛阳浮之象。治宜温肾健脾，化痰止嗽。处方：附子25g，干姜10g，党参25g，白术15g，陈皮10g，半夏10g，油桂3g（冲），杏仁12g，冬花15g，紫菀12g，百部15g，补骨脂15g，菟丝子15g，甘草3g。

服药3剂，体温降至38℃以下，咳嗽减轻，精神好转，饮食稍增，大便仍溏。继服3剂，体温恢复正常。胸透：左下肺仍稍有阴影。再服3剂，肺部阴影消失，食纳好转。上方去杏仁、冬花、百部，加焦三仙、藿香、草豆蔻各12g，调理而安。（《河南中医》，

1982 年第 4 期）

【点评】此案肺炎高烧，有 X 线透视报告，白细胞 18.3×10^9/L，诊断明确。在许多人看来，这种炎症一定是火热，用药无非清热泻火，几成惯例。说到底是中医西化的毛病在作怪，跟着西医诊断走，跟着化验指标走，没有认识到判断标准搞错了。

本案李氏坚持按中医辨证："面色晦暗，形瘦神疲，畏寒喜暖，为阳虚阴盛；口苦吐痰黄浊，苔腻多津，为虚阳上浮所致；子夜后阴虚更甚，逼阳外越，故体温升高；舌质淡蓝，脉细数无力而间歇，亦为阴盛阳浮之象。"方用回阳救急汤加减，不但症状消失，肺部阴影亦消失，完全治愈。

搞中医的一定要坚持以中医理论辨析病症，掌握郑钦安阴阳辨诀两把尺子。如果被西医牵着鼻子走，永远是一个蹩脚的中医。

回阳救急汤组成：人参 10g，茯苓 15g，白术 15g，半夏 15g，陈皮、肉桂、熟附子、干姜、五味子、炙甘草各 10g，生姜 3 片。临服时加麝香 0.1g，调服。功用：回阳救急，益气生脉；主治三阴寒逆。寒邪直中三阴，真阳衰微，症见恶寒蜷卧，四肢厥冷，吐泻腹痛，口不渴，神衰欲寐，或身寒战栗，或指甲口唇青紫，或吐涎沫，舌淡苔白，脉沉微，甚至无脉。虚阳外越者也可用本方。(《伤寒六书》)

本方即四逆汤合六君子汤再加肉桂、五味子而成。清代吴天士、当代李统华先生擅用本方，是其治疗阴证的首选方剂，有多个案例为证。

二、大回阳饮治案

海某，女，19岁。行剖腹产失血过多，经输血抢救后，突然高热40℃以上。经用青、链霉素等治疗，体温降低，一般情况反见恶化，神识昏愦，出现呼吸困难，白细胞高达$20.0×10^9/L$以上。因病情危重，未做X线检查。继以大量抗生素治疗，配合输液吸氧均未效，延吴先生会诊：神志不清，面唇青紫灰黯，舌质青乌，鼻翼扇动，呼吸忽起忽落如似潮水，十指连甲青乌，脉弦硬而紧，按之无力而空。辨为肝肾阴气内盛，心肾阳衰已极，下焦真阳不升，上焦阴邪不降，一线残阳将绝，已现衰脱之象。唯有扶阳抑阴，强心固肾，尽力抢救垂危，主以大剂回阳饮（四逆汤加肉桂）：附片150g，干姜50g，上肉桂10g（研末，泡水兑入），甘草20g。

因附片需要先煨三四个小时，故让患者先服上肉桂泡水，以强心急救。并预告病家，服此方后可能有呕吐反应，如呕吐之后喉间痰声不响，气不喘促，舌质色较转红，尚有一线生机可挽，否则难治。

复诊：服上方后果如前言，呕吐涎痰已见转机，神识较前清醒，嗜卧无神，已能缓慢答问，吃流汁。舌尖已见淡红色，苔白滑厚腻。口唇青紫较退，两颊紫红，鼻翼不再扇动，呼吸仍有困难，咳嗽咯大量脓痰。脉仍弦滑而紧，按之而空。衰脱危候大为减轻，仍以扶阳温化主之：附片150g，干姜50g，上肉桂10g（研末，泡水兑入），半夏10g，茯苓20g，甘草8g。

三诊：神识清醒，面颊微转润红，指甲唇舌青紫已退十之八九，鼻头、目眶微青，午后潮热，喘咳气短，咯大量脓痰，脉弦滑。病已转危为安，再以上方加减：附片200g，干姜100g，茯苓30g，上肉桂10g（研末，泡水兑入），公丁5g，法半夏10g，橘红10g，甘草8g，细辛5g。

四诊：面颊微红润，口唇、舌质青紫已退，呼吸渐趋平稳，午后潮热已退，咳嗽、咯脓痰稍减少，胃气已开，能进食。大便溏泻，脉转和缓。大病初退，情况好转，经X线检查发现双肺有多个大小不等的圆形空洞，细菌培养检出耐药性金黄色葡萄球菌，最后诊为"严重型肺脓疡"，拟方：附片150g，干姜50g，广陈皮8g，杏仁8g（捣），炙麻茸8g。连服4剂，喜笑言谈自如，病状若失。（吴佩衡治案）

【点评】此案认证之独到、用药之峻重，令人惊叹。若从白细胞20.0×10^9/L、咯吐脓痰、金黄色葡萄球菌、肺脓疡等症象着眼，势必陷入痰热蕴肺，热毒盛极的认识，难免用大剂黄芩、鱼腥草之类苦寒套方，后果可想而知。吴氏不为其所惑，从神色、舌脉断为阴寒内盛，"心肾之阳衰弱已极，一线残阳将绝"，已呈阳脱之象，处以大剂回阳饮，附片从150g增至200g，挽起此等重症，其胆识、经验皆非常医所及，不愧火神派大家。

第七节 肺结核

一、回阳救急汤治案

1.杨某，男，18岁。结核性胸膜炎9个月，近日突然高烧畏寒，体温39.8℃。胸部X光示急性粟粒性肺结核并结核性胸膜炎。白细胞7.8×10⁹/L。抗结核治疗效果不显。由李统华教授会诊：精神萎靡，形体消瘦，呼吸急促，面色㿠白，口唇淡白，舌淡胖，边有齿痕，苔薄白润，脉细数无力。虽值夏日，仍觉不温，身覆厚被。诸症合参，认为肾阳虚衰，阴寒内盛，虚阳外越。治宜急温少阴，益气摄阳。处方：

制附子15g，干姜9g，肉桂1g（冲），黄芪30g，党参15g，茯苓12g，白术12g，半夏10g，陈皮9g，甘草3g。6剂后体温降至36.8℃，续服1周，体温正常。（《中医杂志》，1998年第5期）

【点评】结核病也是最容易陷入西化误区的病种之一，提到本病总是想到气阴两虚、阴虚燥热、骨蒸劳热之类的病机。李氏不为结核病诊断所动，脉症合参，"认为肾阳虚衰，阴寒内盛"乃是病本，高烧则系虚阳外越之象，以温补而获良效，堪称处治西医病症的范例。

编者不是说结核病、炎症发烧之类的病症都是阳虚，而是要有两分法观念，强调要用阴阳辨诀来判别，留住中医的根，而不是被西医牵着鼻子走。

2.粟粒性肺结核：徐某，男，18岁，学生。1978年元月因低热咳嗽住某医院，X线胸部摄片诊断为"左下胸膜炎伴少量积液"。长期应用抗结核药、抗生素等，胸水大致吸收，形成包囊性积液。6月12日，突然高热畏寒，头痛剧烈，经X线检查，见两肺有均匀、弥漫的细小颗粒状病灶，左肺炎症部分有不规则透明区，体温39.8℃，白细胞7.8×109/L，血沉20mm/h，脉搏100次/分。诊断：①结核性胸膜炎。②急性粟粒性肺结核。治以链霉素、利福平等，并用杜冷丁控制头痛，效果不显，精神萎靡，食纳极差，呼吸急促。已下病危通知，邀李氏会诊。

时值炎夏，患者身盖厚被，面色㿠白，形瘦神疲，语言低沉，自述头痛剧烈，食纳极差，唇舌俱淡，舌根苔黄黑而润，脉细数无根。《伤寒论》曰："病人身大热，反欲近衣者，热在皮肤，寒在骨髓也。"患者炎夏厚被，精神萎靡，实为肾阳虚衰、阴寒内盛之真寒假热证。肾阳为一身阳气之根，肾阳不足，不能温煦脾阳，则脾阳亦衰，是以食少形瘦；气血生化不足，故面色㿠白，唇舌俱淡，语音低沉；阴盛阳浮，故头痛剧烈，体温升高；舌根苔黄黑而润，脉细数无根，为阴极似阳之象。治宜益气养血，急温少阴。处方：附子15g，干姜9g，黄芪30g，党参15g，白术12g，安肉桂1g（冲），陈皮9g，半夏9g，云苓12g，当归9g，甘草8g。

每日1剂，连服6剂后，阳气来复，体温降至36.8℃。头痛消失，换盖薄被，食纳稍增，但睡眠不佳。上方加枣仁15g，合欢皮15g，五味子15g。

服药1周，体温在正常范围内，夜已安寐，但仍食少腹胀。上

方加代代花 10g，麦芽 15g，继续调理。(《河南中医》，1982 年第 4 期）

【点评】此案与上案异曲同工。

二、四逆汤加味治案

宋某，女，60 岁，农民。发低热 37.5℃已有半年，经 X 线胸片确诊为双肺结核，常规服抗结核药物两个多月，低热仍然不退。现症见：每天下午低热 37.5℃，持续到 6 时左右自行恢复正常，畏寒肢冷，气短乏力，夜晚盗汗，五心烦热，身体消瘦，纳差，便秘，溲黄，舌质淡边尖红，苔白，脉沉细无力。证属阴阳两虚，虚阳外越。治宜回阳化阴。方用四逆汤加味：附子 30g，炮姜 30g，炙甘草 10g，砂仁 10g，红参 10g。3 剂，水煎服，每天 1 剂。

服药后低热已退，体温 37℃，精神大振，食欲增加，五心烦热消失，畏寒肢冷明显减轻，大便正常。病重药轻，附子加到 60g，他药不变，再进 3 剂，进行巩固。

服药后半年来体温正常，纳食、二便均正常。近阶段由于操劳过度，自感旧病又要复发，要求再按二诊处方服用，又服 3 剂。(傅文录治案）

原按：结核性低烧，一般都以养阴清热为大法。早年笔者也是如此，但低热总是不退，百思不得其解。看过《李可老中医经验专辑》以后，方知李可也是在使用养阴清热套方无效的情况下，摸索出用补中益气汤加味而治，取得良效。但笔者认为，这样治疗仍未抓住要害，近读《郑钦安医学三书》，顿开茅塞。午后低热多认为阴虚火旺，郑钦安却认为是阴盛格阳，不得下入潜藏，阳浮于外而发热。今见病人一派阳虚阴盛之象，故从扶阳着手，应用四逆汤加人参再加砂仁，3剂而热降，6剂而正常，纳增神振，半年未反复。从此病例中深悟扶阳治病之理。

第二章　心系病证

第一节 心 悸

一、附子甘草汤治案

吕某，男，77岁。素性勤苦，虽高年尚操持家务。近两个月渐觉心悸、气短，日渐加重。小便频数，涕泗交流，屡治无效。察其脉代，舌白滑。患者告曰："诸医皆谓吾病系阳虚，但扶阳方中若加肉桂，反觉心悸更甚，不知何故？"余曰："扶阳不离姜、附、桂，但附子无姜不热，无桂不燥，是以扶阳方中加桂则燥性大增，纯阳刚烈，过于兴奋，故有不受，然若调剂得宜则又不忌。"

所现诸症显系心肾阳虚，中阳不足，元气不能收纳所致。心阳虚阳神不藏，以致心悸、气短；肾阳虚元气不能收纳，上不能统摄阴液而致涕泗交流，下不能约束膀胱而致小便频数；且心肾之阳相通，互相影响，肾阳虚者，心阳易虚；心阳虚者，肾阳亦多感不足。然其相互交通作用，全凭中气为之斡旋，郑钦安说："中也者，调和上下之枢机也。"此症之治，宜补阳以运中，补中以助阳，先后天同时兼顾。但用药应刚柔相济，处以郑钦安附子甘草汤：黑附片60g，炙甘草9g。

上方连服3剂，病情好转，宜加强补中作用，兼补心气。原方加高丽参，由6g加至15g，服3剂，诸症大减，且觉安静、恬适。

至此心肾之阳恢复，欲图巩固，须阴阳兼顾，易方补坎益离丹和潜阳丹加味：

第一方，补坎益离汤：黑附片 60g，桂心 9g，蛤粉 15g，炙甘草 6g，生姜 15g。

第二方，潜阳汤：黑附片 60g，龟甲 15g，砂仁 6g，桂心 9g，炙甘草 9g，高丽参 9g。

补坎益离汤用附、桂补心肾之阳，蛤粉补肾阴，启下焦水津上潮，姜、草调中，最能交通上下。虽附、桂同用，然有蛤粉补阴以济之，甘草之甘以缓之，不但刚烈之性大减，且水火互济，上下不乖，心悸自不作矣。

潜阳汤中龟甲潜阳滋阴，附、桂补心肾之阳，加高丽参补益元气，又得砂仁、甘草理气调中，使上下气机交通，水火调平矣。

上方各服 2 剂后，诸症消失，精神亦较前增加。（戴丽三治案）

【点评】此证心肾阳虚不耐肉桂之燥，选用附子甘草汤回避之，颇具圆通之巧。所用 3 方皆郑钦安所拟，此老于火神派学说用功深矣。治疗心病，桂心较桂枝更宜，补坎益离丹中即用桂心。

二、补坎益离丹治案

1. 心房纤颤：李某，男，60 岁。心慌不安，面容苍白无神，声音细小，两脚浮肿。特别怕冷，虽暑热炎天，两足亦冰凉。口干口苦，咽喉干燥，口中无津液，但不思饮水，脉浮数，西医诊断为"心房颤动"。脉搏一分钟达 120 次，动则气喘，舌质淡红，苔白滑。乃师法郑氏补坎益离丹：附子 24g，桂心 24g，蛤粉 15g，炙甘草 12g，生姜 5 片。

连服 5 剂，自觉咽喉干燥减轻，口中微有津液。其后附片用量逐渐增加至每剂 200g，连续服 20 剂，自觉精神好转，两脚浮肿消，不复畏寒，口中津液多，已不觉口干口苦，脉搏稳定在 95～100 次 / 分。继服用原方加补肾药物如蛤蚧、砂仁、益智仁、补骨脂、仙茅、黄芪、人参等，又服 20 剂，脉搏 85～90 次 / 分，其他症状消失而告愈。（唐步祺治案）

原按： 此方重用附子以补真阳，桂心以通心阳，真火旺，则君火自旺；又肾为水脏，真火上升，真水亦随之上升以交于心，水既上升，又必下降；复取蛤粉之咸以补肾阴，肾得补而阳有所附，自然合一矣。况又加姜、草调中，最能交通上下，故曰中也者，调和上下之枢机也。此方药品虽少，而三气同调，心肾相交，水火互济，故治之而愈。

2. 李某，女，57 岁，为本家姑姑。2019 年 2 月 14 日初诊。疲乏、倦怠 2 年，近一月加重并出现心慌，自称有"突突，够不着底儿"感，纳可、眠差，醒后不易入睡，便秘，3～4 日一行，尿可，素有腰椎病史。舌暗少苔有齿痕，脉沉弱。辨为阳虚，中气不足。治宜补中益气，温助心阳。补中益气汤加附子：附子 30g，党参 30g，炙甘草 30g，白术 60g，当归 20g，陈皮 15g，黄芪 30g，升麻 15g，柴胡 15g，丹参 30g，砂仁 15g，茯神 30g，生姜 10 片，大枣 10 枚。10 剂，水煎服，每天 1 剂。

复诊：服药后睡眠明显好转，能睡着了且睡眠时间也比原来长，身体也不疲乏了。大便好转，两日一行，唯独心脏未见好转，还是"突突"，说明脾阳得升，心肾之阳尚不足。易方补坎益离丹加味：附子 30g，海蛤粉 30g，桂尖 30g，白芍 30g，柴胡 15g，炙甘草 30g，丹参 30g，砂仁 30g，木香 15g，茯神 30g，白术 30g，龙骨

30g，牡蛎 30g，生姜 10 片，大枣 10 枚。10 剂，水煎服，每天 1 剂。

服药一周后，上述症状均已消失，浑身轻松，好像年轻了很多，嘱其把剩余药服完，至今未有反复。（编者李俭治案）

【点评】此案先治人，后治病。治人因疲乏、倦怠投以补中益气汤加附子；脾阳得升后，易方补坎益离丹治心悸之病，先后颇有次第。

3. 王某，女，62 岁，农民。心慌、气短，胸闷乏力 3 年余，曾诊为"慢性心衰、心房纤颤"，长期服用中西药物，情况时好时坏，未见明显改善。近时进行性加剧，心电图报告：心房纤颤，心肌缺血。心率 165 次 / 分。症见心慌，气短，胸闷，乏困无力，动则尤甚，面色黯黑，畏寒肢冷，双下肢浮肿，舌淡苔白滑，脉沉细无力。证属心阳虚衰，虚阳上越。治宜温阳潜镇，方用补坎益离丹化裁：肉桂 10g，制附子 30g，炮姜 30g，炙甘草 30g，生龙骨、生牡蛎各30g，红参 10g。3 剂，水煎服，每天 1 剂。

复诊：服药后，情况明显改善，体力明显恢复，畏寒肢冷减轻，心率 65 次 / 分，律整。原方再服 3 剂，病愈大半，后服附子理中丸巩固。（傅文录治案）

【点评】心房纤颤是比较顽固的心律失常，其特征表现在心房与心室的跳动不一致，即脉搏慢而心率快，脉沉迟无力，舌淡苔白滑，一派心肾阳虚表现。治用补坎益离丹化裁，补坎者，补肾阳也；益离者，益心火也。同时佐以龙骨、牡蛎镇潜，红参益气，心病得愈。

4. 心动过缓：孔某，女，57 岁。患病窦综合征经治数年未能缓解，近年病情加剧。心电图报告：心率 45 次 / 分。症见：心悸胸闷，畏寒肢冷，时有烘热汗出，烦躁不安，失眠多梦，气短懒言，不耐劳作，舌胖大边有齿痕，脉沉迟无力。证属心肾阳亏，虚阳上越。治宜温肾助心，镇潜活血。方用补坎益离丹加减：附子 30g，干姜 30g，肉桂 10g，炙甘草 10g，红参 10g，生龙骨、生牡蛎各 30g，三七 10g，灵磁石 30g，紫石英 30g。6 剂，水煎服，每天 1 剂。

复诊称近 10 年未有之好转，心慌胸闷消失，体质增加，烘热汗出消失，失眠好转，心电图报告：心率 62 次／分。原方有效，再服 6 剂，巩固治疗。（傅文录治案）

【点评】本案补坎益离丹加用干姜增加温热之功，三七以活血化瘀，生龙骨、生牡蛎、磁石、紫石英镇潜虚阳上越，加人参益气助阴，方药对证，因有桴鼓之效。

5. 王某，女，53 岁。经常心慌气短两年余，浑身乏力，发困，怕冷，腰膝酸软，尿频，伴手足心热，吃喝睡觉尚可，大便溏稀。舌润，脉寸弱尺沉。综合诊断心肾阳虚，手足心热为虚阳外越，不该按阴虚认识。补坎益离丹合苓桂四逆汤加味：云苓 30g，桂枝 30g，炙甘草 30g，炮附子 20g，炮姜 25g，红参 15g，海蛤粉 30g，壳砂 20g，牡蛎 30g，淫羊藿 30g，生姜 20g，大枣 3 枚。7 剂，水煎服，一日 3 次，饭后温服。

一周后复诊，心悸气短、乏力、手足心热均好转。效不更方。附子再加 15g，另加补骨脂 30g。三诊附子再加 15g。前后共服药 21 剂，至今良好。（编者刘水治案）

【点评】苓桂四逆汤即茯苓四逆汤加桂枝而成，由周连三先生研制，编者命名。功用回阳救逆，扶正利湿；用治冠心病、风心病、肺心病后期，出现四肢厥冷，大汗淋漓，面白唇淡，呼吸微弱，声音低微，舌苔淡白，脉微欲绝之危证。

三、四逆汤合保元汤治案

心动过缓：赵某，男，45岁，农民。心悸胸闷数年，服用中西药物不效。心电图报告：心肌缺血，心率40次/分。症见：动则气短胸闷，畏寒肢冷，活动后汗出如雨，不耐劳作，舌淡苔薄水滑，脉沉迟无力。证属心肾阳虚，治宜补益心肾之阳，方用四逆汤合保元汤加味：炙甘草20g，制附片100g，炮姜30g，炙麻黄10g，细辛10g，肉桂10g，红参10g，黄芪60g，丹参10g，三七粉10g。6剂，水煎服，每天1剂。

服药后，心率提高到59次/分，自感身体力增，汗出明显减少，仍畏寒肢冷，舌脉如前。原方再进6剂，制附片加至120g。

服药后，心率提高到66次/分，自我症状消失，纳增神振，精力充沛，用附子理中丸善后。（傅文录治案）

原按：心动过缓，全身一派阴盛阳衰之象，当温补心肾之阳，方用四逆汤合保元汤加味，特别是重用附子一味，温补之力尤为上乘，同时辅以益气、开表、活血之品，加强治疗效果。本例"活动后汗出如雨"，犹加麻黄、细辛开表，虑其过汗之弊，因有附子、参芪温固之品，并未过汗，反而汗出明显减少，可资借鉴。

四、茯苓四逆汤治案

1.甲状腺功能减退：高女士，35岁。近两个月心悸，乏力，怕冷，出汗，多梦，脱发，月经少。到三甲医院就诊，促甲状腺素13.7μIU/mL（正常值为0.35～5.5μIU/mL）。诊断为甲状腺功能减退，口服优甲乐。半年后促甲状腺素仍处在 8.5µIU/mL 高值。心悸，乏力等症状不减。报着尝试心态来我处就诊：除上述症状之外，二便食欲尚可。舌淡胖，脉沉细。处方：黑顺片 30g，炮姜 30g，茯神 35g，红参 10g，龙骨 35g，牡蛎 35g，骨碎补 30g，炙甘草 15g，生姜 15g，大枣 10 枚。7 剂，水煎服。

二诊：身体有热感，心悸、乏力、眠差均改善，晨起口黏，偶有头痛。上方加生半夏 25g、吴茱萸 10g。14 剂。

服药后，化验促甲状腺素为 1.37µIU/mL，恢复正常，身体已无不适。患者出乎意料，大赞神奇。（编者王天罡治案）

原按：此患一派阳虚之象，可能造成身体一些指标的升高或降低，遵从阴阳辨决，温阳固摄，疾病迎刃而解，不仅症状解除，化验指标亦恢复正常。

【**点评**】选方用药及加味均颇纯粹，取效当在情理之中。

2. 王某，女，53 岁。经常心慌气短两年余，浑身乏力发困，腰膝酸软尿频，伴手足心热，吃喝睡尚可，大便溏稀，舌润，怕冷。脉寸弱，尺沉。综合诊断心肾阳虚，手足心热为虚阳外越，不应该按阴虚治疗。

方选苓桂四逆汤合补坎益离丹加味：云苓 30g，桂枝 30g，炮附子 20g，炮姜 25g，红参 15g，海蛤粉 30g，砂仁 20g，牡蛎 30g，淫羊藿 30g，炙甘草 30g，生姜 20g，大枣 3 枚。7 剂，水煎服，一日 3 次，饭后温服。

一周后复诊：心悸气短、乏力、手足心热均好转。效不更方，附子加至 35g，另加补骨脂 30g。

三诊附子再加 15g。前后共服药 21 剂，至今良好。（编者黄建华治案）

【点评】本案心悸所用苓桂四逆汤即茯苓四逆汤加桂枝，由编者命名。功用回阳救逆，扶正利湿；用治冠心病、风心病、肺心病后期，出现四肢厥冷，大汗淋漓，面白唇淡，呼吸微弱，声音低微，舌苔淡白，脉微欲绝之危证。是为周连三先生经验。

五、真武汤治案

谭先生夫人，年50岁。患心跳，跳时长达10余分钟不止。稍陟梯级，气喘不已，并有头晕、失眠、便闭、鼻血等。脉微弱而带间歇。查谭氏为美国罗省有名殷商，谭夫人居美已久，生活优裕。推其致病之源，悉其过去除相夫教子外，助理商务者甚久，是病积劳而致也，此心之所以跳也，致头晕、便闭、气喘，皆相互而至。主治须壮心、扶气，益阳、逐水，故用真武汤加人参主之，并加天麻除晕，龙齿镇摄，枣仁、远志宁神，炮附子用至6两。4剂后心跳减，头晕止，大便畅。再4剂心跳除，睡已酣，先后共服17剂而愈。即多年来之鼻血，亦不再见，告谓陟台阶近百级亦不心跳气喘矣。（谭述渠治案）

【点评】谭述渠先生出手即用炮附子6两（180g），真"附子先生"也。加龙齿、枣仁、远志者，具温潜之意。

谭先生，原籍广东新会，三世名医至先生而益著，20世纪中叶悬壶香港，名望甚隆。曾任九龙中医师公会理事长，台湾中医药学会及台湾中医师公会名誉顾问，为香港权威中医。

"少从粤名中医陈伯坛先生及其犹子仿身先生游，见其治虚寒病所用附子一药，轻者三四两，重者竟达十两外"，遂传承其学，重视阳气，擅用附子，以治高血压、心脏病、中风病虚寒证驰誉于国际。

　　　　　　　　　　　　　　　火神派示范案例点评

因其所用真武、四逆汤等，附子每剂常用至六两八两，而有陈氏遗风，港九人士多以"附子先生""谭大剂"称之。

著有《高血压之探讨与东游实录》《名医心得丛集》《谭氏南游医案实录》(均系台北中国医药研究所出版) 等。

谭先生医案通常仅示方剂名称，药味记录很少，难以窥见全方内容，是为欠缺。

第二节 胸 痹

一、四逆汤加味治案

1. 杨某，50余岁。患胸痹心痛证，曾服桂附理中汤，重用党参、白术并加当归，服后病未见减。每于发作之时，心胸撮痛，有如气结在胸，甚则痛彻肩背，水米不进，面唇发青，冷汗淋漓，脉息迟弱，昏绝欲毙，危在旦夕。

吴氏认为此乃土虚无以制水，阳衰不能镇阴，致下焦肝肾阴邪夹寒水上凌心肺而成是状。"然寒水已犯中宫，骤以参术当归之峻补，有如高筑堤堰堵截水道，水邪无由所出之路，岸高浪急，阴气上游，势必凌心作痛。斯时不宜壅补过早，法当振奋心阳，使心气旺盛，则阴寒水邪自散矣。"方用四逆汤合瓜蒌薤白汤加肉桂：天雄片100g，干姜30g，薤白10g，瓜蒌实10g，公丁10g，上肉桂10g（研末，泡水兑入），甘草5g。1剂痛减其半。2剂加茯苓30g以化气行水，则痛减七八分。3剂后胸痛若失。（吴佩衡治案）

【点评】本例先前治者亦用了温阳如桂附理中汤，唯其"重用党参、白术并加当归，服后病未见减"。吴氏喻称"骤以参术当归之峻补，有如高筑堤堰堵截水道，水邪无由所出之路，岸高浪急，阴气上游，势必凌心作痛"，"斯时不宜壅补过早"，改予四逆汤合瓜蒌薤白汤，摒弃参术当归之壅补之品，果获良效。他认为扶阳驱寒，宜温而不宜补，温则气血流通，补则寒湿易滞。因此他在扶阳时，绝少夹用滋补药品，即补气药也少应用。"正治之方决勿夹杂其他药品，如果加入寒凉之剂则引邪深入；加入补剂则闭门留寇，必致传经变证，渐转危笃费治。"本案即为例证。

2. 王某，男，20岁，2018年10月19日诊。心痛4日，夜间加重，无汗，手脚冷。辨为阴寒内盛，痹阻胸阳。治以通阳散寒，方用大回阳饮合麻黄细辛附子汤：附子15g，干姜15g，炙甘草10g，肉桂10g，桂枝20g，薤白10g，麻黄10g，细辛5g。5剂。

服药4剂后心痛痊愈，询知已有汗出，嘱其停后服。（编者王松治案）

原按： 胸痹心痛病机多为阴寒内盛，痹阻胸阳，本例更兼夜间加重，断为阴证无疑，以大回阳饮合麻黄细辛附子汤治愈。

3. 马某，女，85岁。2018年11月9日因心前区闷痛，心动过速入院。当时心率135次/分，静推异搏定注射液5mg，心率降为72次/分。10—11日，心率又两次加快至150次/分，静推异搏定，心率降至正常。遂请中医会诊：体胖，面略肿，一向大便困难，近半个月未大便，心前区闷痛，微喘，心率不时加快，纳可。舌暗胖润，脉沉弦。处方：附子30g，炮姜30g，炙甘草30g，肉桂10g，红参10g，补骨脂30g，肉苁蓉25g，龙骨30g，牡蛎30g。5剂，水煎服。

11日晚间开始服药，心率未再加快，保持在75次/分左右。心前区疼痛渐消，14日晚间有便意，大便头干结难下，排出后连续排出满满一痰盂。随即精神渐佳，已能自主料理，继有咳嗽，上方加紫菀20g，5剂，19日诸症均愈。上方去紫菀，加枳壳15g，升麻

10g，带药7剂出院服用。回访：心脏及心率一直正常，现2～3日大便一次。（编者王天罡治案）

原按： 高龄病人心前区闷痛，为阳气虚衰所致，心率异常为动力不足所致。便艰也是辨证要点，肺与大肠相表里，润肠通便为要旨，因加肉苁蓉。收效后以四逆辈合济川煎以固守疗效。

【点评】 八旬老者，心脏病风险自不待言。首方似有茯苓四逆汤格局，加龙骨、牡蛎很是切当，亦可加茯苓、桂枝。另加肉苁蓉温通，服药后致大便畅泻颇为关键。便秘若无动静，不惜投以大黄一攻，呈大黄附子汤格局。经文"小大不利谓之标"，是说大小便不利为标急之症，当先予解除，故此案首方不妨加大黄。

4.谭某，女，74岁，农民，2019年3月17日初诊。一年前患心悸气短，发作时心跳加速，呼吸困难，自述有欲死感觉，每次发作口服丹参滴丸缓解，一日发作3次，每次可持续20分钟。现症：心悸气短，一日发作3次，寐可，纳可，畏寒肢冷，大便秘结。舌红苔薄黄润，脉左寸结、关尺沉弱，右轻取略浮、沉取细弱。

拙见患者劳作农事而伤阳，肾阳不足，相火虚弱则君火不明，统摄上焦失责，发为心悸气短。处以四逆汤加味：黑顺片60g，干姜30g，党参30g，炙甘草20g，山萸肉40g，白芷20g，生龙骨25g，生牡蛎25g，磁石25g，生姜60g。3剂。

复诊：服药一次，心悸气短即未发，大便通畅。上方黑顺片加至75g，生姜加至75g。5剂。

服药后上述症状皆愈，要求再服药，以求巩固。上方黑顺片加至90g，生姜加至90g。

后随访，无复发。（编者蒋博文治案）

二、乌头赤石脂丸治案

1.余之从兄念农,其室朱某,时年三十。云患气痛已数年,医治益剧,时值冬月,怯风异于常人。询知胸及背胁牵痛,头重不举,手足酸软不温,面色黧黯,舌苔湿滑而厚,时时欲呕,脉沉迟而弦紧。予瓜蒌薤白半夏汤不应,进人参汤亦不应。乃用乌头赤石脂丸并入蜜作汤冷服,痛稍减,即嘱其相机递加分量,连服不断,以疾愈为度。后两月乌头、附子已增至每剂二两,服药时毫无痛苦;但停药三四日或五六日,疾又作,根未拔,故再请方。余为改用生乌头两个,计重二两,入前汤内,以清水七大碗,煎至四大碗,候冷,分七次或八次,渐次增加进服。奈朱某贪求速效,又因曾服附子近二十斤,有益无害,心信坚,胆亦壮,遂取进三分之一,约至二句钟,不见变异,续进三分之一。忽面如火烘,手足顽痹,口中麻,知药力发作,强忍之不令人知,拥被而卧。约一句钟,身渐渐汗出。次日促诊,告以昨晚各情,并述今早诸病如失,后当不复作矣,请疏善后方。为疏理中汤加附子,并令以温补美膳调养而痊。(萧琢如治案)

原按: 念兄以症奇方奇,询余曰:"阅历多矣,从未见此等方并大剂者,岂他医皆不知耶,抑知之而不敢用耶?"余曰:"唐宋以来医家,多以模棱两可之方试病,又创古方不可今用之说,故《内经》之理,仲景之方,几成绝学,间有一二卓荦者,倡而无和,道阻不行,亦如孔孟身当周末,终于穷老以死也。医者治病,必先炼识,一识真病,一识真方。仲师之方即真方也,识既真则胆自壮,一遇大病,特患病家不坚信耳,信苟坚,除不治症外,未有不愈者。"

【点评】《金匮要略》："心痛彻背，背痛彻心，乌头赤石脂丸主之。"本案胸背彻痛，予瓜蒌薤白半夏汤、人参汤皆不应，乃投乌头赤石脂丸：蜀椒一两，乌头一分（炮），附子半两（炮），干姜一两，赤石脂一两。"相机递加分量，连服不断"，直至"乌头、附子已增至每剂二两"，确实剂量超常。病人因服药有效，"心信坚，胆亦壮"，增加药量，每次服药由一剂的七八分之一增加到三分之一，虽有"面如火烘，手足顽痹"诸般反应，认定系药力发作，从容应对，终于获愈。

"原按"中萧氏一段议论颇显见识："医者治病，必先炼识，一识真病，一识真方。"说得深刻。

2. 杨某之妻，32 岁。于 1939 年冬，患寒水凌心，胸痹心痛，甚则彻背彻心，经某西医诊治，无效尤重，且断言无救，延余诊视：唇舌淡白，脉来一息两至，形消神惫，水浆不进，气息奄奄，呻吟不已，据云曾昏厥两次。如是险象，危在旦夕，判断病源，扶阳抑阴，以乌头赤石脂汤大剂连进，更佐以巴豆霜一钱，使排泻寒水由二便而退，一剂后即畅泻数次，病退七八，继以扶阳辅正三剂全瘥。（吴佩衡治案）

【点评】本例胸痹心痛，形消神惫，气息奄奄，昏厥两次，脉来一息两至，似显虚象，俗医难免用补。吴氏则着眼于阴寒固结，选用乌头赤石脂汤大剂连进，药皆祛寒峻品如乌头、椒姜类，不夹一味补药，尤其"更佐以巴豆霜一钱"排泻寒水，致畅泻数次，病退七八，显现尚攻胆识。

3. 赵某，女，58 岁。胸痛彻背，反复发作 5 年。平时常觉胃胀，且畏寒。舌淡紫暗，边有齿痕，脉沉细。此阴寒痼结之证。用乌头赤石脂汤加细辛：蜀椒 7g（去油），川乌 30g（先煎），附子 80g，干姜30g，北细辛15g，赤石脂30g，黑豆30g（先煎）。4剂。

药后痛逐减，停药数日皆未出现胸痛，续与扶阳散寒治之。（曾辅民治案）

【点评】 本案主症胸背疼痛，兼怕冷，脉沉，断为心阳大虚，阴寒窃据阳位而致。首诊处以乌头赤石脂丸原方加细辛，即获良效。另加黑豆是为监制川乌之毒性，曾氏善用川乌，但必加等量黑豆，当为减毒配伍措施。

4.邹某，女，39岁。腰痛背痛，胸闷痛，觉物压感，病已1个月。伴胸前稍怕冷感，精神差，心慌，舌淡白，薄白润苔，脉沉紧。处方：川乌30g（先煎），赤石脂15g，茯苓30g，法半夏30g，北细辛15g，蜀椒5g（去油），黑豆30g。4剂。

药后胸痛背痛消失，胸闷物压感消失，自觉身心清爽，精神佳。现略胃脘隐痛，左颈肩部扯痛。舌淡白边有齿痕，苔白润，脉沉紧。处方：川乌30g（先煎），法半夏30g，茯苓30g，赤石脂20g，蜀椒5g（去油），红参20g，饴糖40g。5剂。（曾辅民治案）

原按： 此例初诊心前有物压沉紧感，胸痛及背，伴稍怕冷，曾师诊为心阳损伤，阴寒窃踞阳位，以乌头赤石脂丸法，温阳破寒，兼通阳化痰为治，获得良效。二诊胃脘隐痛，颈肩部扯痛，阴寒破而不尽，前方去细辛，加红参、饴糖，调中缓急止痛，诸症均解。曾师对于胸脘疼痛诸疾，常常处以本方而获良效，诚善用此方者也。

三、姜附茯半汤治案

何某，女，44岁。傍晚至21时之间胸闷，气紧，呼吸困难，必须仰头呼吸，喷射激素药物始缓解，病已10余年。脉沉细，舌红边齿痕明显。患者感呼吸困难则痰多，喷注激素药后痰减少，呼吸困难缓解。面色㿠白，畏寒。治则当考虑扶阳祛痰之法：生姜60g（去皮），附子50g，茯苓20g，法半夏20g，干姜30g，炙甘草30g，菌灵芝20g，补骨脂20g。3剂。

药后显效，守方再治而愈。（曾辅民治案）

【点评】胸痹心痛因痰湿所致者常用瓜蒌薤白剂，此例用姜附茯半汤治之，为本病治疗另开法门。

四、破格救心汤治案

急性心梗：查某，男，60岁。某县医院心电图确诊为冠心病月余，1982年正月初六14时心绞痛发作，含化硝酸甘油片，可缓解半小时，不以为意。18时许，绞痛再发，含剂及亚硝酸异戊脂吸入无效。内科会诊拟诊急性心梗，建议急送省级医院抢救。因时间紧迫，寻车不易，乃邀余诊视：面青惨，唇甲青紫，大汗而喘，肢冷，神情恐怖，脉大无伦120次/分，舌边尖瘀斑成条成片，舌苔灰腻厚。急予针药并施，约10分钟痛止。高年肾阳久亏于下，春节劳倦，又过食肥甘，致痰浊瘀血阻塞胸膈，属真心痛重症。且亡阳厥脱诸症毕见，遂投破格救心汤大剂变方：附子150g，高丽参（另炖浓汁兑入）、五灵脂各15g，瓜蒌30g，薤白（酒泡）15g，丹参45g，檀香、降香、砂仁各10g，山萸肉90g，生龙骨、生牡蛎、活磁石、郁金、桂枝尖、桃仁、灵脂、细辛各15g，莱菔子（生炒各半）各30g，炙甘草60g，麝香0.5g，三七粉10g（分冲）。2剂。加冷水2000mL，文火煮取600mL，3次分服，2小时1次，昼夜连服。

余守护病榻，20时10分，服第一次药后一刻钟汗敛喘定，四肢回温，安然入睡。至正月初七上午6时，10小时内共服药2剂，用附子300g，诸症均退，舌上瘀斑退净。为疏培元固本散一料治本（三七、琥珀、高丽参、胎盘、藏红花、黄毛茸等），追访18年未犯。（李可治案）

原按：上方以参附龙牡、磁石、山萸肉救阳敛阴固脱；红参、灵脂同用，益气化瘀，溶解血凝；瓜蒌薤白白酒汤合莱菔子，开胸涤痰，消食降胃；丹参饮合郁金、桃仁、三七、麝香，辟秽开窍，化瘀通络；细辛散寒定痛，桂枝引诸药直达心宫。余以上法加减进退，治心绞痛百余例，心梗及后遗症12例，均愈。其中一例心肌下壁梗死患者，服培元固本散一料（约百日）后经多次CT复查，无异常发现，说明培元固本散有活血化瘀、推陈致新、修复重要脏器创伤的殊效。

五、当归四逆汤治案

辛卯五月，欧宅有一妾患心痛，每痛则周身振动，昏不知人，牙关紧闭，手足冷，且平日身体甚弱，胃口不佳，食物常呕，遍延医家多用补药，间有用桂等，俱未获效。

老友荐予往诊，予曰："此非心痛，乃包络痛矣。心包主血，亦主脉，血脉不流通故痛不知人；不流行于四肢，故振痛逆冷。心包乃火穴，虽其人弱，附桂仍非所宜。"拟当归四逆加吴萸生姜汤再加苏梗小枝原条不切，二服痊愈。（易巨荪治案）

【点评】此案"心痛，每痛则周身振动，昏不知人"，易氏诊为心包络痛，且"心包乃火穴，虽其人弱，附桂仍非所宜"。拟当归四逆加吴萸生姜汤加苏梗，二服痊愈，疗效明确，为此病辨治独特之处。

第三节 不 寐

一、潜阳封髓丹治案

1.蒋某，女，54岁。不寐有年，阴阳两虚，养心安神、滋阴潜阳之剂遍用不效。寝食几近于废，时觉上火之症状（经常起口疮、咽痛等）而购中西成药清火之剂服用，近几日益觉难寐，虽寐亦浅并时间短，2～3小时。手脚心热，身阵阵发热，便干，尿热，舌红有津，边有齿痕，脉沉细数。此虚阳外越之不寐也，以四逆汤加龟板、肉桂、砂仁治疗：附片60g，干姜40g，龟板20g（先煎），肉桂10g，砂仁25g，炙甘草20g。5剂。

二诊：入睡改善，可睡熟5小时，予原方加重附片、干姜用量：附片80g，干姜60g，龟板20g（先煎），肉桂10g，砂仁25g，炙甘草20g。5剂。

三诊：药后已整夜睡眠香甜，余症若失，舌仍淡，脉沉已起，与温补之剂为丸，长服善后。（曾辅民治案）

原按：阳入于阴则寐，不寐症总的病机不出阳不入阴。然导致阳不入阴的原因又各不相同，具体分析不外阴虚阳浮，相火无制；痰湿、瘀血、水饮等病理产物阻滞不通；阴盛阳虚，逼迫虚阳外越不得内入。此例即属于虚阳外越之候。认证既准，方药中的，因此效如桴鼓。

【点评】此证不寐见有手脚心热，身阵阵发热，便干，尿热，舌红有津，脉沉细数，极易判为阴虚内热。但"再兼服药参机变"，养心安神、滋阴潜阳之剂遍用不效，提示恐非阴虚；结合舌边有齿痕，断为"虚阳外越之不寐"，经验老到。所用四逆汤加龟板、肉桂、砂仁，已含郑钦安潜阳丹之意，亦有大回阳饮之意。

2. 洪某，女，69岁。失眠，已数日整夜不寐，手心热，形瘦，纳差，肢冷，舌淡胖边有齿痕，脉沉细。此心肾阳虚，心阳外越之证，予以封髓丹加龙牡等补肾阳之品：生黄柏15g，西砂仁25g，炙甘草25g，紫石英30g，龙骨30g，牡蛎30g，附子50g，肉桂3g（后下），淫羊藿20g，怀牛膝20g。5剂。

服第2剂药时已能入眠，现能睡眠4～5小时，午睡亦能入眠，食欲好转，畏寒减轻。（曾辅民治案）

【点评】此证不寐除龙骨、牡蛎外，未用安神套药，疗效却佳，缘于辨证准确。

3. 邱某，女，43岁。胆囊切除手术后不能入眠1年，最多睡2～3小时，似睡非睡。五心烦热，时有头面烘热而色红，面暗黄，舌淡、边有齿痕，脉沉细。似有戴阳之象：附子80g，干姜60g，葱头6个。3剂，3小时服1次。

药后烘热面红解除，睡眠仍差，五心烦热，大便长期不成形，左侧腰胀痛多年（服用杞菊地黄丸后加重），略有饥饿时胃空慌感。舌淡，水润白苔，脉略洪。附子60g，生龟板20g，砂仁20g，炙甘草20g，干姜20g，桂枝30g，淫羊藿20g，菟丝子20g，补骨脂20g，枸杞子20g。5剂。

药后睡眠明显好转，五心烦热消失，守方再服而愈。（曾辅民

治案)

原按：此案舌淡、边有齿痕，脉沉细，显示阴寒内盛之象。而头面烘热色赤，则系阴盛格阳于上，戴阳之谓也，故首诊处以白通汤，曾氏称："解决烘热面红即达目的。"药后烘热面红消除，再以潜阳丹合肾四味加干姜，潜收阴火，兼予温补脾肾，先后次第分明。

4. 高某，男，73岁。失眠一年，午夜醒后再难入睡，靠服用安定维持。夜间身热多汗，素来痰多，咽干，目赤，大便涩滞。舌淡紫胖润，脉弦似数。先按少阳证试治，投柴胡加龙骨牡蛎汤有小效，再投不效。细询之，目眵较多，鼻如冒火，且于冬季加重。反复思考，此证咽干、目赤、鼻如冒火等属阴火所致，非少阳之证，乃少阴之证，失眠为阳虚不能入阴使然，不然诸症何以夜间、冬季加重？改予温潜之法，潜阳封髓丹加味：砂仁30g，附子25g，龟甲25g，黄柏15g，肉桂10g，黄柏10g，炮姜20g，龙骨30g，磁石40g，枣仁30g，茯神30g，牛膝15g，炙甘草30g。

7剂后能睡到后半夜2点了，夜间身热多汗显减，咽干、鼻热亦减，守方附子加至30g，7剂后睡眠达到6小时，自觉很满意。余症均减，守方10剂。2年后因他病求医，言失眠症迄今未发。（编者张存悌治案）

5. 郑某，女，45岁。顽固性失眠3年余，长期靠大量安眠药入睡，近段加大用量也难以入睡。服用安眠药，第2天头昏脑涨，影响生活。自述3年前产后操劳过度，身体很差，一天至晚头脑昏沉而难以入睡，逐渐不服药就难以入眠。现症见：畏寒肢冷，白天头昏无精打采，晚上则头脑清晰难以入眠，舌淡苔湿润，脉沉细无力。证属心肾阳虚，虚阳外越。治宜潜阳安神，方用潜阳丹合封髓丹加干姜：制附子30g，龟板10g，砂仁10g，黄柏10g，干姜30g，炙甘

　　　　　　　　　　火神派示范案例点评

草 30g。3 剂，水煎服，每天 1 剂。

服药后，效果明显，安眠药可减量，又服原方 2 剂，安眠药可减半量，再服 3 剂后，不用安眠药可入睡 6 小时左右，且白天自觉精力增加，但畏寒肢末冷减轻，上方附子量逐渐加至 60g，共服 100 余剂，停药也能入睡。(傅文录治案)

原按：白天为阳，夜晚属阴。夜晚阳入于阴，阴盛而静，故而入睡。白天阳动则人应该有精神，无精打采则显然是阳气不升；夜晚阳入于阴而静则眠，今阳不入阴，虚阳外越而无法入睡。这是失眠顽固难疗的根本。抓住阳虚这一环节，扶阳潜镇，阴阳交会，顽固性失眠得以调整，近年应用这种思路与方法，大大地提高了失眠的治疗效果。

二、桂枝甘草龙骨牡蛎汤治案

1. 杜某，女，54 岁。心烦，情绪低落，叹息不止。胸闷，整夜不眠，时有汗。神差，手足麻木颤抖，舌淡，脉数大。两周前因受精神刺激而现此症。此属阳气虚极，心阳危急之症，用桂枝甘草汤加味处之，为防其奔豚发作，加山萸肉以防脱，为防脱用茯苓、五味收敛肺气，使肝肺升降不致失控，可谓大包围了。处方：桂枝 50g，炙甘草 50g，龙骨 30g，牡蛎 30g，茯苓 40g，五味 15g，山萸 30g，大枣 15g。4 剂。

药后稍有好转，守方加大剂量。以心为主，加附片补肾使肾水化阴上济于心，免得大剂量桂枝伤及心阴：桂枝 50g，炙甘草 50g，山萸肉 40g，附片 100g，龙骨 30g，牡蛎 30g，茯苓 30g，五味 20g，大枣 20g。4 剂。

药后心烦、失眠、多汗陆续好转，精神食欲转佳，舌淡，脉大无力明显改变。守方：桂枝100g，炙甘草60g，山萸肉50g，茯苓50g，大枣20g，附片100g。4剂。药尽而愈。（曾辅民治案）

【点评】此证心烦失眠从心阳不足着眼，用大剂桂枝甘草汤加味处之，其方含苓桂味甘汤之意。

2. 刘某，男，20岁，系内经课学生。2018年6月9日诊：失眠，入睡难，腰酸，晨起头痛，食量小，善饥，咽中有痰难咳出，大便日二三次，饭后多排便，成形，夜晚手脚凉，舌胖大淡红齿痕，右脉弦，左脉沉。辨为心阳不足，心神不敛。治以温补心阳，潜镇养心安神，方用桂枝加龙骨牡蛎汤加味：桂枝15g，白芍15g，生姜15g，大枣3枚，炙甘草10g，龙骨30g，牡蛎30g，酸枣仁20g，茯神30g，远志20g，白术30g，党参15g。7剂。

服药后睡眠好转。（编者王松治案）

三、二加龙骨汤治案

同邑李某，夜不得睡，心烦汗出，饮食无味，形窍憔悴。予初拟酸枣仁汤，从肝着眼，以人寤则魂寓诸目，寐则魂归诸肝也，不瘥。改用引阳入阴法，用二加龙骨汤，五服痊愈。以昼为阳，夜为阴也。（易巨荪治案）

【点评】朱卓夫先生亦有类似经验：阳气不得入于阴致阴虚失眠盗汗，用附子以为补阴向导，从阳引阴，每用二加龙骨牡蛎汤加枣仁、浮小麦。

本方乃桂枝加龙骨牡蛎汤去桂枝，加白薇、附子，曰二加龙骨汤，《小品》云：治虚弱浮热汗出者。

　　　　　　　　　　　　　火神派示范案例点评

四、四逆汤加味治案

1.徐某，女，32岁。眠差多梦，怕冷烦躁半年。夜间易醒，纳差，胃胀，五心烦热，大便便秘，腰胀痛，易疲倦。舌淡清，薄白苔，脉沉细。附子80g，干姜30g，炙甘草40g，法半夏20g，制硫黄20g，肉苁蓉30g，淫羊藿20g，菟丝子20g。4剂。

药后睡眠已正常，继以补肾填精收功。（曾辅民治案）

【点评】此案眠差多梦，烦躁，五心烦热，显系虚阳外浮所致，其本质乃"怕冷，腰痛，舌淡清，脉沉细"之阴寒内盛，因处以四逆汤扶阳祛寒；肾主二便，肾阳不足无力推动而便秘，故合半硫丸、肉苁蓉温润通便；加淫羊藿、菟丝子温补肾精。

2.温先生，45岁。患心脏病年余，屡医罔效。某日突然昏倒，1959年夏延诊。是时常眩晕，心惊跳，头扯痛，腹胀，胸翳，难寐，睡后远处之轻微声音亦常令惊醒。脉来不调，两尺无力，此心肾两亏也，盖心主神，乃神之中枢；肾藏精，为精之府库。劳神者必伤其心，劳精者必损其肾。日即处理店务不辍，夕复从事酬酢不绝，日耗其精神而不节，其不至于心肾两亏者几希？头为诸阳之会，肾阴不足养肝而阳亢，是以晕眩频作，扯痛不休也；心力即弱，神失控制，惊悸便至；心肾不交，失眠随之。乃投以四逆汤壮心回阳，加天麻、远志、枣仁止眩安寝，3剂后眩止心宁，再服真武30余剂而愈。（谭述渠治案）

【点评】本案失眠而用四逆汤壮心回阳，另加天麻、远志、枣仁，药精效捷，确是高手。

3.刘某，男，32岁。失眠反复发作近十年，多方治疗效果不显，查以前处方大多疏肝解郁、养血安神之剂，效果不显。现患者失眠，稍有情绪波动则彻夜不寐，心悸乏力，情绪低落，纳差，急躁，面热，二便可，舌胖瘀斑，脉沉弦。此虚阳外浮所致，治以四逆汤加味：附子60g，干姜15g，炙甘草30g，肉桂10g，茯神60g，酸枣仁30g，生麦芽30g，龙齿30g，姜枣为引。7剂。

复诊：服上方病情缓解，已能入睡，再调理半月而愈。（编者任素玉治案）

原按：患者病情反复发作日久不愈累及肾脏，肾阳不足致心阳虚弱，胸阳不展则烦躁、心悸，阳气不足见乏力，情绪低落，心火不能下交于肾，肾水不能上济于心，心肾不交故失眠。治疗以四逆汤温肾从根本上调理，不治失眠而愈失眠。

五、大回阳饮治案

姚某，女，40岁。反复失眠20余年，加重10余日。患者在12岁时发高烧10余日，继则便秘，经输液治疗，热退后出现失眠，时作时愈。此次因上夜班三班倒，出现失眠10余日。彻夜不得入睡，迷迷糊糊，思绪纷纭，心烦，胆小，喜人陪同。头重，双足较手凉冷。大便稀溏，完谷不化，日日于凌晨四时如厕。有痰不多色白黏，纳可。夜寐双足不易转热，脸红，自觉发烫。口咽干欲饮水，饮水不多。形体虚胖，腹部松软，黄芪体质外观。夏天易汗、黄汗，头面易于出汗。舌淡胖，苔水滑，脉寸浮，关中取略弦，尺脉沉弱。处方：炙甘草30g，干姜25g，黑附子20g，肉桂6g。3剂。

3剂后即得安睡，但大便没有改善。（庄严治案）

【点评】久病失眠，兼有便溏、足凉面赤，参以舌脉及新近"三班倒"等因素，当属阳虚神浮，所谓"阳气者，烦劳则张"是也。处以四逆汤加肉桂，未用一味安神之药，竟然"3剂后即得安睡"，信是高手。

六、金匮肾气丸治案

汪翁，己未年患病，昼夜不寐者已月余矣。诊其脉虚大而数，重按豁然，日唯食清粥两三盂而已。时当仲秋下旬，衣单纱，犹畏热之至，令仆挥扇方可伏枕，否则起行不能着席矣。先医用药，秘不令知，但云日服人参而已。

审其病，始于愤怒兼恐而致病，余即就病因合病状而议治焉：盖暴怒伤阴则肝气逆，恐伤肾则气下，肾水不升，心阳不降，肾肝两病，魂不归肝，气不归肾。真阳外越，脉虚大而不敛。天令虽凉而犹畏热，似与阴盛格阳同病，又非真武、四逆所能治也。经曰：阴者阳之守也，阳者阴之卫也。病始于暴怒伤阴，阴不守阳，孤阳飞越，寒之不寒是无水也。用从阴引阳法，以八味地黄汤，倍用桂附加人参，四剂病知，八剂得寐半夜，十日后即熟寐矣。（郑素圃治案）

【点评】分析此证，"病始于暴怒伤阴，阴不守阳，孤阳飞越，寒之不寒是无水也"；但是"脉虚大而不敛，天令虽凉而犹畏热"，则系真阳外越之象。由是辨为阴阳两虚，此乃关键，以从阴引阳法，投八味地黄汤治之，阴阳兼顾。方证相符，未用一味安眠套药，愈此昼夜不寐月余之证。

七、麻黄附子细辛汤治案

裴某，女，66岁。失眠20年，肌肉多硬块，酸痛发沉，无汗，畏冷，身痒，便烂，尿黄，足凉，纳可。舌淡胖润有痕，左浮滑寸旺，右滑数寸弱。由肌肉酸痛，足凉畏冷来看，当系寒邪滞表，素体阳虚，先予太少两解，麻黄附子细辛汤主之：麻黄10g，细辛10g，附子25g，桂枝30g，茯神40g，枣仁60g，龙齿45g，磁石45g，肉桂10g，黑芥穗15g，生半夏25g，砂仁20g，炮姜25g，麦芽30g，红参10g，炙甘草30g。7剂。

复诊：汗出，身体舒服，足凉减轻，守方调理，3个月后告睡眠已正常。（编者张存悌治案）

原按：此案虽以失眠求治，但一切局部病变皆由整体失调所衍生。今病人身体肌肉酸痛，瘙痒，明是表寒；舌淡胖润有痕，足凉，畏冷，提示阳气不足，合而观之，是阳虚夹表，这个整体失调的局面若不先予调整，其他症状难以驱除，因此选用麻黄附子细辛汤为基础，太少两解。服药后果然汗出，身体舒服，整体失调得以改善。再合用安神之品如茯神、枣仁、龙齿等治标，20年失眠之顽症，服药3个月睡眠能正常，已属不易。

八、小续命汤治案

孙某，男，65岁。2018年10月30日初诊。自10年前脑梗后失眠至今，屡治不效，每日需服大量安眠药入睡，耳鸣。舌胖润苔白腻，左滑有力，右滑略弱于左。处方：桂枝15g，白芍15g，炮姜

10g, 茯神 30g, 龙骨 30g, 牡蛎 30g, 远志 15g, 酸枣仁 25g, 炙甘草 10g, 大枣 15g。7 剂。

复诊：服药前 3 天有效，后 4 天无效，耳鸣减轻，舌胖大苔白腻，脉象如前。考虑患者失眠与脑梗有关系，遂改方小续命汤：麻黄 10g, 桂枝 15g, 党参 10g, 赤芍 15g, 杏仁 10g, 炙甘草 10g, 秦艽 15g, 川芎 15g, 防风 15g, 防己 15g, 龙骨 30g, 牡蛎 30g, 远志 15g, 茯神 30g, 酸枣仁 25g。7 剂。

复诊：服药后失眠明显好转，舌脉如前，上方龙骨、牡蛎加至 45g，继服 7 剂。（编者王松治案）

【点评】这个案例有意思。先病为本，后病为标。此案脑梗为本，失眠乃其兼症为标，故改方小续命汤后收效，确有启迪。

治病有个切入角度问题，由于病情的复杂性，可能呈现各种病况，如同攻城，高明者在于选取一个准确、有把握的角度下手，收取捷效。诚然，初次出手未必就有效，复诊时就要考虑换个思路，重整方药，不要一条路跑到黑。

九、柴胡加龙牡汤治案

张某，女，43 岁。失眠 3 天，每晚仅睡 1 小时，时而彻夜不眠。缘近日到外地培训，床铺不适，课程紧张，又值经期，复受外感而致失眠。自述恶寒眩晕，心悸怔忡，时而烘热汗出，口略渴，溺黄。至第三天，忧心忡忡，中断培训，欲上急诊。因平素常诊于余，遂来电咨询。余以语言安慰，缓其焦躁，据其病情及平素体质，从少阳论治，拟柴胡加龙骨牡蛎汤加味：柴胡 12g, 法半夏 10g, 炙甘草 10g, 生姜 12g, 大枣 15g, 生龙骨、生牡蛎各 30g, 白芍 15g, 丹参

12g，炒枣仁 50g，茯神 50g，知母 10g，太子参 20g，川连 5g。3 剂。

次日来电，当晚热水泡脚后，即有微汗出，1 剂服完，睡至天明，晨起诸症去之八九，服完余药，10 天培训顺利完成，回家后即登门致谢。（编者张泽梁治案）

【点评】此案失眠辨治很漂亮，因未亲见病人，无法见到舌脉，可知问诊至关重要。用经方尽量用原方，试看曹颖甫、刘渡舟、范中林、黄煌诸名医用药可知。本案与其用川连，不如用黄芩，凑成小柴胡汤格局。黄煌教授称柴胡加龙牡汤为中药"安定"，比喻通俗易懂。

十、苓龙四逆汤治案

李某，男，50 岁。嗜酒如命，不吃安眠药，彻夜不眠，半夜总能听到有人骂他，气得拿菜刀出去寻找。市医院诊断"脑神经错乱"，让其去精神病院诊治，特来找中医调理。主要症状：彻夜不眠，牙痛吃几天药效果不理想，头痛头胀，心慌，心烦，耳鸣，大便二日一排，有柏油便，纳可，怕冷，不爱喝水，尿急、尿频，舌苔微黄腻。诊断为阴躁，虚阳外浮之证，处方苓龙四逆汤加味：茯神 40g，附子 20g，炮姜 25g，炙甘草 30g，牡蛎 30g，磁石 30g，珍珠母 30g，生半夏 30g，黄柏 10g，吴茱萸 10g，草豆蔻 20g，川牛膝 15g，生大黄 10g，肉桂 10g，生姜 20g。7 剂，水煎服。让其凉服，早中晚饭后服用，晚上 10 点再服一次，一日 4 次。

复诊：从吃中药起停服一切西药，现晚上 11 点入睡，早 4 点多钟醒，还能接着睡。听不到有人骂他了，头痛、头胀各方面都见效，唯有牙还微痛，上方加申姜 30g，再予 7 剂巩固。（编者刘水治案）

【点评】此案诊为阴躁——阴火之表现，用药似可再精练些，继续观察。苓龙四逆汤即茯苓四逆汤加龙骨牡蛎而成，由周连三先生研制，编者命名。茯苓四逆汤温肾扶正，龙骨、牡蛎镇惊敛神。用治阴证癫狂之疾，本章后面有例案，刘水弟移用治疗失眠，用之有道。

第四节 汗 证

一、桂枝汤加味治案

1.徐某，男，46岁。全身多汗3年，多方治疗无效。近日加重，夜间眠差，头痛，眼涩。舌淡红苔白润，脉缓。处方：桂枝50g，白芍50g，生姜50g，炙甘草30g，大枣25枚，附子80g，生黄芪70g，山萸肉30g。5剂。

药后出汗显著减轻，精神好转，睡眠可，口略干，头昏胀，舌淡红苔白润，脉缓。调方：桂枝50g，白芍30g，生姜30g，炙甘草20g，大枣12枚，附子100g，干姜30g，苍术30g，生黄芪70g，山萸肉30g。5剂。（曾辅民治案）

原按：此例多汗处以桂枝加附子汤，从表阳虚营卫不固而治，两诊而愈。经方原量，重用附子至100g，确是千钧棒风格。

2.苗某母亲，女，47岁。2018年6月24日诊。其女代诉，3年前停经后出现阵发性大汗，生气或着急时加重，大便黏腻，夜卧易醒，醒后不得复寐，近两年易生气，运动时气喘胸闷气短，口不渴，怕热，舌淡红苔薄白。辨为心阳不足，心神不敛，营阴失守。治以温补心阳，潜镇安神，收敛固涩，方用桂枝加龙骨牡蛎汤加味：桂枝15g，白芍15g，甘草10g，生姜15g，大枣5枚，龙骨30g，牡蛎 30g, 生麦芽 30g, 黄芪 30g, 远志 10g, 酸枣仁 20g, 茯神 20g。
5 剂。

7 月 21 日特地微信告知服药后出汗、心悸、睡眠均好转。（编者王松治案）

原按：桂枝加龙骨牡蛎汤首载于《金匮要略》："夫失精家，少腹弦急，阴头寒，目眩，发落，脉极虚芤迟，为清谷、亡血、失精。脉得诸芤动微紧，男子失精，女子梦交，桂枝加龙骨牡蛎汤主之。"临证时随方加减，用于心肾阳虚，阳不摄阴所致失眠、多汗、心悸、遗精诸症，疗效显著。

3. 李某，男，26 岁。自幼出汗即多，每于精神紧张时汗出尤甚，余无异常。舌淡胖润，脉弦。此营卫失和，桂枝加龙骨牡蛎汤主之：桂枝 15g，白芍 15g，炙甘草 10g，龙骨、牡蛎各 30g，生姜 10 片，大枣 10 个。

5 剂后汗出未减，原方加附子 25g，再服 7 剂，汗出显减。守方再加白术 15g，茯苓 30g，调理月余，多汗控制。（编者张存悌治案）

原按：此证考虑病人年轻，原以为用桂枝加龙骨牡蛎汤即可收效，结果加用附子后方才显效，说明扶阳乃是固汗之本，锦上添花不虚言也。

4. 吴某，男，30 岁。睡中出汗如洗，上身尤多，自幼而发，冬季更显。乏力，下肢发软，无神，眠差，尿黄，舌淡胖润，脉滑寸弱。投桂枝加附子汤治之：桂枝 25g，白芍 25g，炙甘草 15g，附片 30g，龙骨 30g，牡蛎 30g，山茱萸 45g，茯苓 30g，肉桂 10g，黄柏 15g，砂仁 15g，生姜 10 片，大枣 10 个。7 剂。

服药后夜汗显减，药已中的，守方调理至痊。（编者张存悌治案）

原按：此证睡中汗出，医书皆称盗汗，主阴虚，念大学时都是这么学的，可以说根深蒂固。读了郑钦安的书后才弄清楚："夜分乃阳气潜藏之时，然而夜分实阴盛之候，阴盛可以逼阳于外，阳浮外亡，血液随之，故汗出，曰盗汗……此旨甚微，学者务须在互根处理会。"（《医法圆通·卷二》）以我所见，盗汗属阳虚的多，阴虚的少，本案不过是众多例案中的一个。

5. 更年期综合征：李某，女，50岁。2018年12月11日初诊。潮热出汗21天。末次月经2018年11月1日。从11月20日开始出现潮热出汗，1日4～5次，大汗淋漓。食纳、睡眠差，入睡困难，早醒。舌淡胖嫩红、边有齿痕，苔薄白，脉细。此属绝经前后，阴阳失调，营卫不和。治以调和营卫，方用桂枝汤合封髓丹：桂枝30g，炒白芍30g，生姜15g，大枣20g，黄柏10g，砂仁10g，炙甘草10g。6剂，用免煎颗粒剂，日1剂，分两次冲服。

复诊：潮热出汗减轻80%，一觉睡到早上6点，有梦，不影响睡眠质量。舌淡胖嫩、边有齿痕，脉细。效不更方，原方加炒酸枣仁30g，继服6剂。

三诊：潮热、出汗完全消失，睡眠转正常，食纳二便正常。面部皮肤变白变亮。自述眼角斑变淡。继用二诊方6剂，同时预约膏方调理。患者大喜，介绍其姐妹来院调理。（编者汤春琼治案）

【点评】此系更年期综合征，虽值隆冬，大汗淋漓，乃阳虚失于固摄，方用桂枝汤。阳入阴则寐，阳出阴则寤，夜间睡眠不好、早醒亦是阳虚之故。故合入封髓丹，潜纳阳神。两方同用，用药亦称简练。汤氏用此法治疗多例更年期综合征有上述表现者，药味少，疗程短，医患均很满意。

二、真武汤治案

1.申某，久病体气已虚，不慎风寒，又染外感，只宜培补剂中佐少许表药，殊不能视同日常表证治之。前医竟用麻黄汤发汗，因之大汗不止，头晕目眩，筋惕肉瞤，振振欲仆地，小便难，肢微拘急，呈状甚危。神志尚清明，脉现细微，汗淋漓未休。此由峻发之后，卫气不固，津液大伤，肾气亏竭而小便难，血不营筋而肢拘急，阳虚则水气泛逆，冲激于上故振振而眩仆，是纯一阳虚之真武汤证，水逆之重者。若不如是辨认，泛用漏汗之桂枝加附子汤，虽能回阳而不镇水；如用苓桂术甘汤，虽能镇水而不回阳。今至阳虚水逆之本证，则以真武汤为适合，大其量以进：附子15g，白术、白芍各12g，茯苓24g，生姜15g，并用五倍子研末醋拌成饼敷贴脐孔，布条捆扎，又用温粉扑身。

连进2剂，汗渐止。再3剂，不特汗全收，即眩晕、拘急、尿难诸候亦均消失。后用归芍六君子汤加补骨脂、巴戟、干姜调理培补。（赵守真治案）

【点评】赵氏对此大汗不止之症，考虑到阳虚水逆之情，"头晕目眩，筋惕肉瞤，振振欲仆地"，若"用漏汗之桂枝加附子汤，虽能回阳而不镇水，如用苓桂术甘汤，虽能镇水而不回阳，今至阳虚水逆之本证，则以真武汤为适合"，辨认类方之优劣，思路明晰，值得借鉴。

2.虚阳外越：壬戌春月，佛岭僧人松石，患伤寒十日矣。初起大泻三日，后始发热，服表药热不退。连服三日，汗出如雨，昼夜不止，发寒战。转而为大小便闭，饮食不进，不能成寐。凡经九日，濒于危矣，迎余治之。

视其日内所服之方皆黄芩、枳壳、元明粉、木通、泽泻之类，盖欲通其二便也，而二便愈闭。诊其脉浮大虚软，重按细如丝。余曰："此虚阳外浮，阴寒内伏之证也。若用此种药通二便，再十日亦不得通，唯用姜附则立通矣。"遵仲景以真武汤敛阳制阴之法，用附子、黑姜各五分，人参一钱五分，黄芪二钱，白术、茯苓、枣仁各一钱。服下，安卧汗少，至半夜而小便通矣。初解出黑汁碗余，次便黄，次长而清，遂知饿食粥。余谓小便既通，大便自然亦通。因汗出亡津液，故大便闭，补养一二日，俟津液内润，自然大解，一毫劫利之药不可用。

越两日，照前药加沉香五分，服两剂大便亦微通，汗全敛，食渐多，神气爽朗，脉和平有根，万万无虑矣。无如二阴之间，出有一毒，至此日溃出脓血。盖此僧素有坐板疮，将病之前有人教以水银、雄黄熏法，疮果立愈。旋发一毒，乃疮闭之故。余再四嘱之曰："汗出大伤元气，疮毒又复出脓，人身气血几何堪此亏耗？即治毒亦唯参芪托里，切不可用清凉解毒药，重伤真元，为一指而失肩背也。"余仍予前药服之，神气渐旺。（吴天士治案）

【点评】此症汗全敛，神气爽朗，后坐板疮复溃脓血，告以汗出大伤元气，治唯参芪托里，切不可用清凉解毒药，因此仍予前药服之，神气渐旺。此所谓"内证愈而外疽无所附丽也"。

3. 张某，男，43岁。头汗6年，每天早晨头汗淋漓，四季皆然，虽经多法治疗而不效。近半年来加重，每至黎明前开始颜面热感，继则头汗出，汗出淋漓，全身发凉，白天困倦无力，动则心悸，颜面苍白，舌淡苔薄白，脉沉迟而细。证属阳气虚衰，阴寒内盛。治宜扶阳抑阴，方用真武汤加味，药用：附片30g，白术10g，茯苓

15g，白芍15g，黄芪30g，生姜4片。4剂。

二诊：服药后，头汗竟止，精神转佳，继以原方出入10余剂调理，以巩固疗效。随访2年未复发。(《著名中医学家吴佩衡学术思想研讨暨纪念吴佩衡诞辰120周年论文集》)

原按：但头汗出一症，临床时有所见，多属上焦邪热内扰或中焦湿热上蒸，然亦有因阳虚者。头为诸阳之会，早晨阳气发生之时，阳虚而不能固护，以致头汗自出。投以真武汤扶阳抑阴，加黄芪益气固表，使阳复阴消，疾病痊愈。

【点评】临床经常遇到此症，每天清晨头汗即出，甚至大汗，似乎盗汗，多少人都从阴虚论治，非也！吴鞠通说："五更汗泄，乃阴旺也。"本案即为例证。

4.郭某，女，40岁。烘热汗出一年余，乏力，时腹泻，足跟痛，余无明显不适。舌胖有齿痕，脉沉弦寸弱。辨为阳虚湿盛，阴火上冲，真武汤加味：附子30g，白术30g，茯苓30g，白芍30g，黄芪30g，补骨脂25g，浮小麦30g，炙甘草15g，泽泻25g，姜枣为引。7剂，水煎服。

服药1周，诸症基本消失，守方续服5剂以巩固疗效。(编者任素玉、张存悌治案)

原按：该患烘热汗出，阴火上冲；兼见腹泻，湿气偏盛，投真武汤加味，自是正治。

三、四逆汤治案

印某，男，49岁，辽阳灯塔市人。汗多，动则汗出如雨，乏力。食欲不振，腹部遇凉则腹痛腹泻，大便泻、秘交替，可能2～3天便一次，还可能一天3～4次，不敢喝凉吃凉，恶寒怕风，颈腰肢体酸痛麻，舌苔白边有齿痕，脉沉细弱。附子20g，干姜40g，炙甘草50g，柴胡30g。

1剂汗止，排气多，感觉胃里特别舒服，颈腰酸痛减轻大半。平时口中沾上一点凉，就要腹泻，今早着急喝药是凉的，胃肠一点反应没有；平时脚酸痛麻木，今天酸麻痛消失，称喝药后下肢有热流至脚，5剂而愈。（编者车群治案）

【点评】此病汗出如雨，以四逆汤应对，大量甘草补土伏火，确实是妙笔，体现"治之但扶其真元"旨趣。唯柴胡30g有些费解。

四、补中益气汤治案

桐川朱某，年二十开外。劳倦发热，上半身自汗如雨，随揩随出，三昼夜不止。一切敛汗方法并无一应。其岳父陆右文邀予。诊其脉浮细沉洪，软弱无力。面白无神，舌胖而嫩且白而滑。予意此必肺气大虚而腠理不固也。以黄芪汤加五味、附子各二钱，自子至卯连进三剂，其汗如故。予思之良久，乃用蜜炙黄芪二两，人参四钱，白术一两，蜜炙升柴、陈皮各一钱，归身、炙甘草、炒黑干姜各二钱，白芍、五味、附子各三钱，大枣五枚。一剂而敛。

右文曰："连服补敛之剂，汗只不止，乃用升麻、柴胡、炮姜等辛以散之，而汗立止，其故何也？"予曰："此症本以劳力伤其脾肺，中藏之阳陷而不升，卫外之阳虚而不固，以致阴气不肯下降，乘虚外溢，故特用升柴以升提下陷之气，并黑姜以收固卫外之阳，使阳得在外而为阴之卫，斯阴得在内而为阳之守也。程子论乾坤动静而曰：不专一则不能直遂，不翕聚则不能发散。予就其言反复思之，可知非直遂则亦不能专一，非发散则亦不能翕聚也。"右文喟然曰：
"此真入理之言，出神之技，非沉酣《灵》《素》而根柢于易理者，
不能有此论治也。"后用生金滋水等剂培养而愈。（杨乘六治案）

【点评】此症"自汗如雨，随揩随出，三昼夜不止，一切敛汗方
法并无一应"，终以补中益气汤加附子、白芍、五味，"一剂而敛"，
是为高手。案中论"发散"与"翕聚"关系，也予人启迪。

第五节 癫 狂

一、苓龙四逆汤治案

1. 癫狂：李某，女，41 岁。因和爱人争吵发病，初起喧扰不宁，躁狂打骂，动而多怒，骂詈日夜不休。医用大剂大黄、芒硝泻下，转为沉默痴呆，舌白多津，语无伦次，心悸易惊，头疼失眠，时喜时悲，四肢厥冷，六脉沉微。

此伤于寒凉，痰浊内生，蒙蔽清窍，故见沉默痴呆，语无伦次，四肢厥冷，六脉沉微等阳虚之症。处方：云苓 30g，党参 15g，炮附子 15g，干姜 15g，甘草 12g，牡蛎 30g，龙骨 15g。

服 3 剂后，神志清醒，头疼止，四肢温，改用苓桂术甘汤加龙骨、牡蛎，服 10 余剂而愈。（周连三治案）

【点评】癫狂之病，病机多为气郁痰火，治以镇心安神、涤痰清热、解郁散结等法。周氏则谓："癫狂之疾，属热证者有之，属寒者亦为常见。"缘于脾气不伸，运化失调，痰浊内生，痰气上逆，蒙蔽清窍，正阳不足，运化无权，以致浊阴填塞于上，亦能发病。故每见沉默痴呆，语无伦次，时悲时喜，四肢厥冷，六脉沉微，汗出遗尿等阳虚之症。治疗以温肾补土，助阳扶正，常用苓龙四逆汤。痰盛者瓜蒂散先吐之，再以上方加陈皮、半夏治之；语无伦次，时悲时喜者加赭石、磁石潜阳安神；气短声微者加黄芪；汗出不止者加白芍，并用金匮肾气丸善后。有多例成功验案，可供借鉴。

2. 唐某，女，43岁。原患痫证，当年元月其子失踪，极为忧思郁闷，出现神情呆滞，喜静喜睡，继则昏不知人，语无伦次，神志恍惚，两目直视，心悸易惊，悲伤欲哭，诊治无效。症见面色青黄，四肢厥逆，汗出短气，倦怠无力，遗尿常湿衣裤，舌白多津，脉沉微无力。此属阳衰正弱，心神失养之证。治宜温阳扶正，镇惊敛神，处方：茯苓、牡蛎各30g，红参、干姜各9g，白术、桂枝、龙骨、炮附子各15g，甘草12g。上方服3剂，手足转温，原方加黄芪、白芍各30g。继服14剂，诸症悉减，但仍遗尿。原方增附子为30g，服4剂而愈。（周连三治案）

3. 李某，女，51岁。2018年9月14初诊。对生活失去信心，总想从四楼跳下，女儿不上班在家陪伴，易怒，失眠，头痛，潮热汗出，最近经常牙痛，口腔溃疡。大便干，小便黄频急。不敢喝凉水。舌胖大齿痕苔微黄，双尺浮，寸数。证属水火不济，拟以苓龙四逆汤加味：茯神40g，龙骨、牡蛎各30g，炮附子30g，干姜20g，党参15g，黄连10g，肉桂10g，桂枝10g，炒枣仁30g，浮小麦50g，炙甘草20g，大枣7枚。7剂。

二诊：各症均有好转，没有跳楼欲望了，唯有食欲不佳，上方附子增加15g，另加白豆蔻20g。7剂。

三诊：附子再加15g，7剂后停药，过上正常人生活，家人万分感谢。（编者刘水治案）

二、祝氏温潜法治案

某男，20岁。生活逾常，郁怒之余，心悸寐少，梦多不安，起床狂走，甚则喧扰不宁，舌红苔薄黄，脉象弦滑。辨为浮阳之火夹痰蒙窍，以重用潜阳，佐以豁痰为治。处方：黄厚附片15g，磁石45g，生龙齿30g，酸枣仁24g，朱茯神12g，石菖蒲9g，天竺黄9g，柏子仁9g，陈胆星9g，瓦楞子30g（先煎），炙甘草9g。

本方连服5剂，脉转缓而带弦，心悸减轻，寐安梦稀，均属佳兆，尚有呓语。前方去磁石，继服5剂而愈。（《上海中医药杂志》，1983年第3期）

【点评】如此狂证，且"舌红苔薄黄，脉象弦滑"，看似阳热，犹用附子，确非俗医所及。《金匮要略》曰："阳气衰者为狂。"阳气衰则虚阳必浮，故发狂，心悸一症已露心虚端倪。本案用附子配磁石、龙齿，兴奋加镇静，既具强壮之功，又能抑制虚性兴奋，同时配以酸枣仁、朱茯神以安心神。此五味药为著名的祝氏"附子药对"，亦称"祝氏温潜法"。祝氏凡用附子，多用此法。至于豁痰之药于该证本属常法。

三、真武汤加味治案

1.某人，患疟疾数月未愈，多服凉药。仍有微热，脚肿，耳聋，心悸，郑声不寐，精神恍惚，胃气弱极，手足无力，是早尚服甘遂等攻药。予拟真武汤加桂枝、龙骨、牡蛎，见其已服大攻之剂，知恐有变，嘱明日乃可服此方。过后2小时，患者忽然自起，夹其卧席狂奔至后门，后门即海。其父大惊，急拥之归床。前时手足尚不能动，今忽然狂奔，此孤阳浮越也，虚极自有此状。其叔曰："先生嘱勿服此方者，或恐以此归咎耳。今若此宜速煎服之。"服后酣睡数小时，为十日来所未有者。醒即寒战，盖被再睡。明晨清爽能自起矣，是此药驱出寒气之力也。是午检前方再服，连服五六剂，脚肿全消，诸病霍然且胃气大增。调养数日，精神复原。（黎庇留治案）

【点评】疟疾"多服凉药"，且予甘遂攻下，元阳受损，已从寒化，"今忽然狂奔，此孤阳浮越也，虚极自有此状"，万勿以为阳热狂躁也。

2. 吴南皋兄家人，年二十余，五月间得伤寒。初系他医所治，至八九日忽发狂谵语，躁欲坠楼，其妻拉住，挥拳击妇，致妇胎堕，数人不能制。用醋炭熏鼻，方能握手诊脉。脉则散大无伦，面赤戴阳。此误服凉药，亡阳谵语，瞬息即脱。众药陈几，有用白虎汤者、承气汤者、柴胡凉膈者。病家云：因服香薷凉药，大汗至此，故不敢再煎，求余决之。余辞不治，主人力嘱，遂以真武汤易干姜，用生附子三钱，令其煎成冷饮。服后片时，即登床就枕，略睡片刻，醒则再剂，加人参一钱，熟睡两时，即热退神清，询其前事，皆云不知。继用理中汤六七日而愈。其妇因击堕胎而反殒。（郑素圃治案）

【点评】此案阴躁发狂，"挥拳击妇，致妇胎堕，数人不能制""其妇因击堕胎而反殒"，可见发狂躁动之程度，极易误认为阳狂之发。郑氏以脉散大无伦、面赤戴阳，辨为亡阳欲脱之证，确是高手。

四、大回阳饮治案

1. 某男，20余岁，体质素弱。始因腹痛便秘而发热，医者诊为瘀热内滞，以桃仁承气汤下之，病情反重，出现发狂奔走，言语错乱。延吴氏诊视，脉沉迟无力，舌红津枯但不渴，微喜热饮而不多，气息喘促而短，有欲脱之势。断为阴证误下，逼阳暴脱之证，拟大剂回阳饮与服：附片130g，干姜50g，上肉桂13g（研末，泡水兑入），甘草10g。

服后鼻孔流血，大便亦下黑血。认为非服温热药所致，实由桃仁承气汤误下，致血脱成瘀，已成离经败坏之血，今得温运气血，不能再行归经，遂上行下注而致鼻衄便血。次日复诊见脉微神衰，嗜卧懒言，神识已转清。原方再服一剂，衄血、便血均止，口微燥，此系阳气已回，营阴尚虚，继以四逆汤加人参连进四剂而愈。（吴佩衡治案）

【点评】此证舌红津枯，发狂奔走，颇似阳证。但脉沉迟无力，微喜热饮，参考误下之后，病情反重，气息喘促，判为阴证误下，逼阳暴脱之证，用大回阳饮收效。

吴氏确有一套辨识寒热真假的功夫，即使在便秘、舌红津枯、发狂奔走等情况下，犹能在一派热象中辨出真寒，投以大剂附子取效，历惊涉险，见解高超。

2. 某女，未婚，27岁，工人。1972年起经常发呆闷睡，自言自语，痴笑乱跑。1973年10月首次入院，精神检查：接触不佳，偶有幻听及无故冲突，思维贫乏，诊断为精神分裂症。经用氯丙嗪、奋乃静等治疗，1974年1月病情缓解出院。停药2年后，病情又见反复：痴笑，窥镜，生活被动，整日呆滞不与人接触，常喜闷睡，虽热天亦不知洗澡换衣，有时无故打人。如此持续半年，1978 年 12 月再度入院。诊为单纯型精神分裂症。先予西药治疗，连续 2 个月无效。乃改用中药温阳兴奋法治疗。处方：附子 18g，肉桂 12g，干姜、巴戟天、淫羊藿、仙茅、苁蓉、锁阳各 18g，炙甘草 12g。

20 剂后毫无起色。改用附子 30g，肉桂 15g，余药同前。7 剂后稍见好转，情绪微见活跃，面带笑容，孤独改善，能主动同其他病员交谈，仍毫无自知力，有时犹可见呆滞嗜卧现象。更改处方为附子 60g，肉桂 30g，干姜 30g，甘草 15g，减去巴戟天、锁阳、淫羊藿、仙茅、苁蓉等药。

14 剂后，进度不大。经思考，病人服辛热壮阳剂虽进步不理想，但亦无不良反应，认为可试增附子剂量，遂将附子调整为 120g，肉桂 30g，干姜 30g，甘草 15g，其他药不用，以求突出主药作用。连服 1 个月，孤独退缩、疏懒嗜卧等情况消失。以后一度出现情绪波动、喜笑、易激惹现象，改用活血化瘀之达营丸进行调理，病情即见稳定，自知恢复，1979 年 8 月病情显著改善出院。休息 1 个月后，恢复轻便工作。随访半年，情况良好。(《精神病的中西医结合研究》)

【点评】此案经用桂附壮阳汤后效果不明显，径直改以大回阳饮，为免掣肘，"减去巴戟天、锁阳、淫羊藿、仙茅、苁蓉等药""其他药不用，以求突出主药作用"，专仗扶阳之功。最后附子加量至 120g，竟收显效，体现"治之但扶其真元"之旨。

3. 方君令媳，年二十余，卧病经旬。服药多剂而烦躁谵语，卒不能平，延予治之。见躁扰不安，妄言骂詈，欲食冷物，手冷，脉息沉弱，口虽渴而不能饮，唇虽焦而舌则润泽，且舌色不红，面色黄淡，身不发热。予谓此虚寒病也，殆寒凉发散太过乎？检阅前方，果皆芩、连、羌活、瓜蒌、海石之类。病家问："既系寒病，何以烦躁欲食冷物而谵语不能寐也？"予应之曰："寒病有常有变，凡恶寒手冷，下利清谷，口中和而不渴者，此其常也；若躁扰不安，欲卧冷地，欲食冷物，则其变也。何谓之变？以其寒病而反现热象也，其所以现此热象者，因阳气虚寒，龙雷之火浮越于外，古人所谓阴盛格阳，又曰内真寒而外假热之病也。治宜引火归原，否则凉药入口则立毙矣。"乃与四逆汤：干姜、附子各二钱，加肉桂八分，党参、白术、熟地、枣仁、茯神各三钱，煎成冷服，果躁扰渐宁。接服一剂，能安睡矣。自是神安能食，不复骂詈，复以归芍六君子汤调补数日而痊。（袁桂山治案）

五、附子理中汤治案

张某，女，90岁。其子代述：幻觉，近日纳差欲呕，每餐只食二三汤匙米粥，自言自语。白内障多年，几近失明，平常靠听声音辨人。二月十七日前一切如常，谈笑自若，能独自行走。但近日突然意识不清，幻觉，胡言乱语，烦躁不安，彻夜不眠。缘前日略觉眩晕，困倦乏力，其孙女为医，谓其祖母火大，与大黄片等药及羚羊角丝和灯心草，服后人困顿懒言，倦卧于床。与安乃近、泼尼松等西药，服后烦躁不安，胡言乱语，更增厌食，进食糜粥少许但又呕出。昨日因躁动不安，头部撞出几处瘀肿。

刻诊：两颧粉红，胡言乱语，大便五天未行，腹软，鼻塞，舌红少苔，中剥边有黄腻苔，脉轻取即得躁动不安，沉按则无。诊毕心中颇为疑惑，仅从"幻觉，胡言乱语，瘀血，烦躁不安，失眠，大便五六天未行，舌红少苔"诸症，闪过白虎、桃核承气、大小承气、黄连阿胶诸方，沉思后觉此患年老体弱，因眩晕屡遭寒凉攻下，复以安乃近等药多次发散。覆巢之下，焉有完卵？从纳呆不食，欲呕，可见中气败坏之象；烦躁不安，胡言乱语更是虚阳外越之象。此时当以斡旋中焦，以纳浮阳，遂处理中汤合小半夏汤：干姜10g，党参20g，白术10g，炙甘草10g，法半夏10g，生姜15g，北五味5g。2剂。

复诊：诸症皆减，精神转佳，胡言减少，纳食增加，未有呕感。药即中的，再进大回阳饮加味：制附子10g，干姜10g，肉桂5g，生龙骨、生牡蛎各30g，北五味10g，党参30g，茯神20g，炙甘草12g。2剂。

服药后大便通行，舌转正红，腻苔已退，舌面新生一层薄苔。阳气已复，后以此方出入调理而愈。一年后患者因外伤跌打药后又生幻觉，胡言乱语，复来请诊，以前方出入3剂而愈。（编者张泽梁治案）

【点评】此证只因眩晕，困倦乏力，即谓其"火大"，而与大黄、羚羊角丝、灯心草等寒凉之药，乃至烦躁不安，胡言乱语，厌食，纯属寒凉伤阳之过，导致中气败坏，虚阳外越而现诸症。幸得张氏慧眼识得真情，4剂即收佳效，药方对，一口汤，值得点赞。

六、附子养荣汤治案

予族倬人弟，病热证六七日不解。口渴便秘，发狂逾墙上屋，赤身驰骤，势如奔马，谵妄时不绝口，骂詈不避亲疏。覆盖尽去，不欲近衣，如是者五日矣。时予以岁试自苕上归，尚未抵岸，倬人曰："救人星到矣。"予婶母问是谁，倬人曰："云峰（杨乘六的名字）大兄回来也。"顷之予果至，举家及诸亲友咸以为奇，为述于予。

予视之良久，见其面若无神，两目瞪视，而其言动甚是壮劲有力。意以胃中热甚，上乘于心，心为热冒，故神昏而言动狂妄耳。不然何口渴便秘，而白虎、凉膈等证悉具耶？及诊其脉，豁大无伦而重按则空；验其舌，黄上加黑而滋润不燥。始知其证是阴盛于内，逼阳于外，故壮劲有力而见证如此，乃外假热而内真寒者也。因思其于予将至而先知之者，乃阳气大亏，神不守舍，而其飞越之元神先遇予于未至之前也。遂以养荣汤加附子，倍枣仁、五味、白芍，浓煎与之。一剂狂妄悉除，神疲力倦，齁齁熟睡，周时方寤，寤则渴止食进而便通矣。继用补中益气加白芍、五味，调理而痊。（杨乘六治案）

【点评】此案亦系假热，虽然"口渴便秘，发狂踰墙上屋"，似乎"白虎、凉膈等症悉具"。"及诊其脉，豁大无伦而重按则空；验其舌，黄上加黑而滋润不燥。始知其证是阴盛于内，逼阳于外。"仍以舌、脉为凭，勘误辨真，识破假象。

第六节　惊　吓

一、补坎益离丹治案

王某，男，59 岁。猝受一个精神病人惊吓，随即心悸，胆小易惊，胸闷，正中处疼痛。呕恶，纳减。舌胖润，脉沉寸弱。惊则气馁，心气涣散，所现多为心经症状，故从心论治，郑氏补坎益离丹主之：附子 30g，桂心 30g，海蛤粉 25g，茯神 30g，丹参 30g，檀香、砂仁各 10g，龙骨 30g，牡蛎 30g，炙甘草 15g，生姜 20 片，大枣 10 个。7 剂。

服药后，诸症均感减轻，自谓"强多了"，守方再服 7 剂。8 个月后介绍他人来看病，告曰其病未再发作。（编者张存悌治案）

原按：本案惊吓表现以心脏症状为主，如心悸，胆小易惊，胸闷疼痛等，从心论治，自是正治。

二、柴胡加龙骨牡蛎汤治案

孟某，女，17 岁。2007 年 12 月 27 日初诊。今年 6 月被狗惊吓，9 月发病，睡中头摇身颤，多梦，晚上面赤。头痛头胀，筋惕肉瞤，目干涩，巩黄（胆红素高），尿时黄，便艰，性急易怒，乏力，记忆力减退，形瘦。舌淡胖润有齿痕，脉沉滑寸弱。服尽安神药乏效。前年曾患心肌炎，心包积液。

病人伤于惊吓，肝不藏魂，故而睡中头摇身颤；疏泄失职而见性急易怒，肝胆郁热而致目干涩，巩黄，头痛头胀；然舌淡胖润，脉沉滑寸弱，则提示阳虚湿盛，虚阳上浮而致晚上面赤，筋惕肉瞤乃真武汤证所现。整体而言，寒热并见，肝肾同病，今当和解少阳，兼扶少阴，柴胡加龙骨牡蛎汤合真武汤并投一试：柴胡15g，黄芩5g，干姜15g，半夏15g，党参25g，桂枝15g，茯苓30g，大黄5g，龙骨、牡蛎各30g，附子15g，白术15g，白芍15g，吴茱萸10g，白芷10g，炙甘草10g，生姜10片，大枣10个。7剂，水煎服，每日1剂。

二诊：身抖减轻，筋惕肉瞤减轻，头痛减轻，晚上面赤消失，心胸难受，略痛发闷，短气，眠差，多梦。便艰不干，痛经，舌淡胖润，脉弦缓。上方略加调整：柴胡15g，黄芩5g，干姜15g，半夏15g，党参25g，桂枝15g，茯苓30g，大黄5g，龙骨、牡蛎各30g，附子15g，白术60g，白芍15g，吴茱萸10g，白芷10g，茯神30g，枣仁30g，炙甘草15g，生姜10片，大枣10个。7剂。

三诊：胸闷难受及睡中摇颤已止，睡眠改善，稍呕恶。前方稍作调整，再予7剂。

四诊：白天犯困，舌淡胖润，头胀痛已减，时发呕恶，舌淡赤胖润，脉沉缓，足凉。肝经见症已减，阳虚症状明显，转予扶阳为主，真武汤合吴茱萸汤出入：附子25g，白术20g，茯苓30g，桂枝15g，白芍15g，吴茱萸15g，党参25g，砂仁10g，茯神30g，龙骨30g，牡蛎30g，炙甘草20g，细辛5g，泽泻15g，生姜10片，大枣10个。15剂。

至 2008 年 2 月 8 日，总计服药 36 剂，诸症悉平。（编者张存悌治案）

原按： 上案惊吓表现以心脏症状为主，本案表现以肝经症状为主，故从肝肾着眼处治。郑钦安曰："知其所因而治之，皆是良相；不知其所因而治之，皆是庸手。"

第三章　脾胃病证

第一节 胃 痛

一、附子理中汤治案

1. 慢性萎缩性胃炎： 刘某，男，57 岁。胃脘反复疼痛 6 年，胃镜检查诊为慢性萎缩性胃炎，服过多种中西药均无效。近半个月来，胃脘疼痛较剧，遇寒尤甚，口淡乏味，泛恶纳呆，神疲乏力，大便溏薄，畏寒肢冷，腰膝酸软，苔白滑而厚，舌体胖大、边有齿痕，脉沉细无力，两尺不足。证系脾肾阳虚，中焦失和，升降反常。治当温补脾肾，和中健胃，桂附理中汤加味：肉桂粉 10g（另包冲），制附子 30g，炮姜 20g，炒白术 15g，苍术 15g，高良姜 15g，砂仁 15g，姜半夏 20g，吴茱萸 10g，茯苓 15g，炙甘草 10g。7 剂，每日 1 剂，水煎服。

二诊：胃脘疼痛显著缓解，泛恶已瘥，食欲改善，大便转实，仍神疲乏力，畏寒，舌苔已退，无滑象，舌尚胖大而边有齿痕，脉息如前。原方肉桂粉改为 15g，制附子改为 100g，炮姜改为 30g，吴茱萸改为 15g。7 剂。

三诊：脘痛等症消失，食欲复原，大便正常。因余氏出差，患者持处方到药店购药，药店以附子等剂量过大不敢售给，后在患者一再要求下，将附子、肉桂等按一般用量配了 3 剂，但服之无效。

近日又感胃脘部闷闷疼痛，口淡纳少，伴神疲乏力，形体畏寒，腰酸肢冷。苔薄白舌淡红，边有齿痕，脉细，两尺不足。上方制附子改为120g，炮姜改为30g，加杜仲20g，淫羊藿30g，炙黄芪30g。7剂。

四诊：脘痛已止，食欲正常，形体畏寒及神疲乏力明显改善，手足温暖，舌淡红苔薄白，脉细有力。上方制附子改为140g，再进7剂，诸症完全消失。尔后间断服用此方月余。3个多月后复查胃镜，已恢复正常。随访一年多无复发。（余天泰治案）

原按：考慢性萎缩性胃炎的中医辨证，大多从脾胃虚弱、肝胃阴虚、肝胃不和、肝脾湿热、痰浊中阻、瘀血阻滞或胃阴不足等分型论治。然郑钦安指出："病有万端，亦非数十条可尽，学者即在这点元气上探求盈虚出入消息，虽千万病情，亦不能出其范围。"（《医法圆通·卷三》）笔者崇尚此语，故临证突出阴阳辨证，广用扶阳大法，常收到前所未有的效果。本例在治疗过程中，附子曾因故减量而病情反复，足见中药用量与疗效之间有着十分密切的关系。

2. 慢性胃炎：某银行副行长4年前患慢性胃炎，在北京各大医院确诊，但治疗无效，经介绍求治。消瘦，面色晦暗，最难受的是胃疼，夜间尤重，影响睡眠。按阴阳辨诀认识，是典型的太阴虚寒，用附子理中汤，附子用30～45g，治疗两个月痊愈。当时协商停药，他说："我觉得挺好，没问题了。"一年多以后他又找到我，胃疼复发，精神萎靡，面容憔悴，进来就坐沙发上近乎要睡的样子，舌体胖润。问：你的病又发作了？他说吃了某名医一年的药。问：你找他看，是病情复发了吗？他说没有。"那怎么去找他？"答曰：他名气大，别人介绍去的。问：回顾一下，用他一年的药，病情是好了还是坏了。他说："当然是重了，因为重了才来找你。"

据报道，某名医有一个观点——"胃炎以痈论治"，国内都很有名。"痈疽原是火毒生"，既然"胃炎以痈论治"，自然是按热毒论治。让患者找出名医开的药方。他很细心，开的药全部输入电脑，还做了筛选。一看用药最多的是蒲公英，其次是黄连，还有一些凉药，可以说不出所料——在以痈论治。只要是胃炎，就按痈论治，这是什么逻辑？这是跟着西医的诊断跑，结果越治越重。对比唐步祺所言："数十年临床经验，凡遇阳虚证，无论一般所称之肾炎、肝炎、肺炎、心肌炎、胃炎等等，只要临床症状有阳虚之实据，即不考虑炎症，辄以四逆汤加味治疗，取得满意效果。"二者差在辨证依据上。

最后给患者还用附子理中汤，附子剂量加大到60g、90g，两个月又恢复如常停药。（编者张存悌治案）

原按： 回顾这个病例，开始由我先治，再换某名医，最后又由我来治。结果按痈来治越治越重，两次按阳虚治，皆收良效。最近还回访过患者，他说现在很好。正反两方面的对比很明显，有道是好不好看疗效，说到底还是阴阳辨诀管用。

3. 黄植泉乃翁，年六十余，患外感症，屡医未愈。小便短少，目眩耳鸣，形神枯困，全身无力，难食难睡。脉微而沉，浸浸乎危在旦夕。医者见其小便不利，专以利湿清热削其肾气，山楂、麦芽伤其胃阳，是速之死也。

吴君以予荐，诊毕断曰：此阴阳大虚，高年人误药，至于此极。补救殊非易事，若非笃信专任，不难功败于垂成。彼谓："已计无复之，听先生所为而已。"于是，先以理中汤数剂随加附子，数剂胃气渐增。前之举动需人者，稍能自动。而其身仍振振欲擗地，改用真武汤。又数剂其心动悸，转用炙甘草汤，数剂心悸即止，并手足之痿者亦渐有力。后则或真武汤，或附子汤十余剂。总计治之月余，精神元气不觉转虚寒为强实，饮食起居，健好逾恒。

当时黄植泉之母与其相继而病，亦延月余未愈。见乃翁奏效之后，又请予试诊其母。其见证与乃翁大异，亦形神疲倦，但此属实证而非虚证，易见功，易收功也。诊其脉则浮滑，症则心下苦满，按之极痛，不能饮食，举家仓惶。予拟与小陷胸汤，家人曰："老人久病沉重若此，可任此凉药乎？"予曰："此乃小结胸病，是太阳证而入结于心下者。此方导心下脉络之结热，使之从下而降则愈。"果一服结解不痛，不用再服。调养数日，渐起居如常矣。可知实证易医也。（《黎庇留经方医案》）

原按： 两案同一时、同一室，又同为高年之人，而一温补，一清凉，一以多药，一以少药，终之皆治愈。然则方机治则，可执一乎？

4. 陈某，女，55岁。腹痛2天，伴有纳差，恶心欲呕，头晕乏力。素有高血糖病史，腹痛呕吐时有发生，严重时伴天旋地转，卧床不起，水谷不入。虽盛夏仍欲厚衣被，前天腹痛又作。刻诊：痛苦面容，倦怠乏力，腹痛阵作，胃脘部有压痛，腰部略酸，纳差欲呕，微有汗出，二便尚可，舌淡红苔薄白，脉沉缓。思此患者为太阴少阴虚寒，拟附子理中汤加味：制附子50g，炮干姜30g，白术20g，党参30g，肉桂10g，茯苓30g，半夏20g，炙甘草10g，砂仁10g（后下），肉苁蓉20g。5剂。

次日来电，述服上方两剂后，腹痛不减，反生腹泻。遂于上方加重姜、附用量，去肉苁蓉，党参易高丽参，并加五灵脂。方如下：制附子60g，炮干姜45g，白术20g，高丽参10g，肉桂10g，茯苓30g，半夏20g，炙甘草10g，砂仁10g（后下），五灵脂10g。5剂。

服后腹痛大减，腹泻亦除。空腹血糖下降，控制稳定。后以此方加吴茱萸出入20余剂，随访至今腹痛未发。（编者张泽梁治案）

原按：此患者反复腹痛，初诊为太阴虚寒，用附子理中丸加砂仁为治，因有腰酸一症而加肉苁蓉，反成掣肘，腹痛不减反生腹泻，遂去除之，增加姜、附剂量而收效。老师时常告诫我们，火神派用药常常单刀直入，不夹阴药，可谓良训，实证下来，此言不虚。

二、小建中汤治案

田某，女，37岁。胃痛半年，晨起饮白开水则胃中隐痛，他时不痛。但心烦，手足心热，小腹胀痛，咽干口燥，四肢酸软，舌淡有痕。此中阳不足，肝木升降不及所致，用建中汤加味观察：附片80g，黄芪30g，桂枝30g，白芍30g，生姜30g，大枣15个，菌灵芝20g，饴糖40g（兑入），炙甘草20g。3剂，3小时服一次。

药后心烦、手足心热、腹胀等症明显好转，守方调理，继续好转。（曾辅民治案）

【点评】此案所用药物乃黄芪建中汤加附子、灵芝。

三、大建中汤治案

1. 申某，女，23岁。胃腹痛胀且冷一日，呻吟不止。便秘，怀孕已3个月。因惧流产，拒绝西医处治而来。表情痛苦，肢冷面白，舌淡脉沉弱。此属脏厥重症。采用大辛大热之姜、椒温中散寒；寒淫所胜，治以姜、附之辛热；更佐以硫黄助命门之火，激发元气；兼以半夏、杏仁、肉苁蓉降气通便，助胃和降。处方：蜀椒10g（炒去油），干姜 50g，附子 50g，法半夏 30g，制硫黄 20g，肉苁蓉 30g，杏仁 20g。2 剂。嘱 2 小时服 1 次，6 小时服完 1 剂。

服药 1 次，痛胀大减，便亦通下。幸矣！（曾辅民治案）

【点评】怀孕 3 个月仍用此等扶阳大剂，非胆识兼备者不敢为也。难怪曾氏自己也称"幸矣"！其用药有大建中汤合四逆汤之意，另合半硫丸、肉苁蓉、杏仁以应阳虚便秘。

与上案比较，本例胃痛偏实且属新发，上案偏虚，痛已半年，因有大、小建中汤之异。

2. 胡某，女，33 岁。剑突下疼痛 3 日，不胀、不呕、不呃，痛处呈长方形，痛处拒按。面色㿠白，神倦，眠差，大便不成条，脉沉细，舌淡，素为肾虚胃寒之体。思之良久，多由寒郁而致，以散寒之法治之：蜀椒 10g（去油），干姜 40g，饴糖 30g，炙甘草 20g。1 剂。

数日后，因他病就诊，称服第一次药后半小时，疼痛即除。（曾辅民治案）

原按：此乃大建中法，用蜀椒、干姜大辛大热之品，温中散寒，饴糖、甘草温补脾胃。若不用甘草代人参效果可能更好。甘草虽补脾，但是药性缓了。寒伤阳气，用人参补气，原方更好！

3. 丁某，女，49 岁。4 天前因咳嗽处以清燥救肺汤 3 剂，胃稍感不适。复进食两瓣柚子，不到一时胃痛冷胀、痞闷不适。舌淡，脉沉细弦。予以乌头煎甘草干姜汤加味：川乌 30g（先煎），蜀椒 7g（去油），干姜 40g，红参 20g，五灵脂 20g，炙甘草 20g，公丁香 15g，郁金 10g，黑豆 30g。3 剂。

服药 1 剂后痛止，药毕胃冷、痞闷均消失。（曾辅民治案）

【点评】观其用药，亦有大建中法之意。曾氏以善用乌头著称，然必加等量黑豆以制其毒，观其案例，凡用川乌、草乌，皆是此等定式。

四、四逆汤治案

1.李某，男，34岁。因胃脘疼痛，反复发作，大便色黑而住某医院，诊断为"胃溃疡"。经治疗两月余，输血2000mL未见好转。症见胃痛腹胀，嗳气、反酸，畏寒肢冷，声低息短，少气懒言，面色青黯，舌质青滑，脉沉。证属肾阳大虚，阴寒凝滞，气机不畅。治宜扶阳抑阴，回阳祛寒。方用四逆汤：附片60g，干姜15g，甘草6g。

此方专以驱散阴邪，峻扶元阳。郑钦安说："四逆汤一方，乃回阳之主方也……则凡世之一切阳虚阴盛为病者，皆可服也。"故余临证以来，每遇阴寒重症，均以此方投之，往往应手取效。

服2剂，胃痛大减，精神好转，大便黑色转淡，微觉腹胀。再就原方加肉桂9g，砂仁6g。桂、砂两味是阴证开窍药，温胃散寒，并具升降气机之力。

服2剂，各症续减。改用潜阳丹加肉桂：附片60g，砂仁6g，龟板15g，甘草6g，肉桂9g。

服2剂，大便颜色转黄，唯稍觉腹痛，前方加炒吴茱萸6g，温中止痛。

服2剂，诸症消失。（戴丽三治案）

【点评】本例病变虽在胃脘，兼见全身虚寒，辨证肾阳亏虚为主，以四逆汤回阳祛寒而愈。临证须细审病机，切忌见痛止痛。此老先引郑钦安之论，后用郑氏名方潜阳丹，用药精纯不杂，真火神派传人也。

2. 洪兄令眷，正月上旬胃中大痛，前医用苍、朴、炮姜、香附不效，至夜痛厥。次日迎诊，六脉沉紧而滑，昏卧于床，不知人事，手足微温，身体软重。告曰：寒痰满中，非辛热不醒。时孙医先用附子，不敢服。余用附子、干姜、半夏、茯苓、白蔻、陈皮一剂，服后半夜方醒，自言为人释放回也。次日再诊，人虽醒而脉未回，寒邪犹在，仍须前药，勿功亏一篑也。而洪宅素畏热药，弃置不用，以他医参、术、炮姜、半夏平和之药为稳妥。殊不知邪未退而温补，反致助邪。医将一月，终日呕哕不息，饮食不餐。至二月初三，哕变为呃，其音似吠，越邻出户，连声不息，口张不能合，四肢厥冷，扬手掷足，欲裂衣袂，目珠上视，其势危笃，从未经见者也。

京口名家见病愈重而药愈平，但用丁、沉、柿蒂、乌药、橘红、半夏应世之药而已。急复求治，余曰：脉细疾无伦，几于不见，若不以大温之药急驱其寒，亥子之交必致阳脱。遂用生附子、生干姜、半夏各三钱，吴茱萸一钱。一剂气平，二剂手足回温，其夜计服四剂，吠声方止，仍如前呃。次日仍用前方，但换熟附子，加茯苓、橘红，每日仍服半硫丸三十颗。一月后加白术合理中、六君，共计服药百剂，方能食饭不呃，经水始通，渐次调治而愈。此证可为病家、医家唯求平妥，酿病不医之鉴。（郑素圃治案）

【点评】此案胃中大痛，不知人事，认为"寒痰满中，非辛热不醒"，素圃用四逆汤合二陈汤加白蔻，服后而醒。但"人虽醒而脉未回，寒邪犹在"，力主前药继续温化。怎奈"洪宅素畏热药，弃置不用，以他医参、术、炮姜、半夏平和之药为稳妥""不知邪未退而温补，反致助邪"之理，导致阳虚欲脱，其势危笃。而"京口名家见病愈重而药愈平，但用丁、沉、柿蒂、乌药、橘红、半夏应世之药而已"。辛素圃"用生附子、生干姜、半夏各三钱,吴茱萸一钱,一剂气平,二剂手足回温,其夜计服四剂",如此峻药重剂方挽救危局。确如此老所言:"此证可为病家、医家唯求平妥,酿病不医之鉴。"

五、四逆苓桂丁椒汤治案

1.徐某,男,年四旬余。患心胃痛症已20余年,病情日见增剧,形体消瘦,胸膈痞胀作痛,两胁满闷不舒,脘腹灼痛,痛极则彻于胸背,固定不移,从心下至脐腹隆起板硬如石,按之亦痛。腰背如负薄冰,懔懔而寒。时而泛酸上冲咽喉,呕吐黄绿酸苦涎水,心中嘈杂,知饥而不能食,唯喜烫饮,饮而不多。大便干结难解,小便短涩,手足不温,少气无力,入夜难寐。舌淡,苔白滑腻,脉来沉迟。判为病久阳虚,真火内衰,阴寒内结,脾阳不运,无力以制水邪,肝郁不舒,夹寒水上逆犯胃凌心。阳虚为病之本,寒水泛溢为病之标,法当扶阳温散寒水之邪治之。先拟乌梅丸方1剂,疼痛稍减,呕吐酸苦水已少。认为病根深固,非大剂辛温不可。但多年临床体验,此证每于服药之后,或见脘腹增痛,或吐酸、便泻、小便色赤而浊等征象,可一时有所表露,此乃药与病相攻,驱邪之兆。若药能胜病,犹兵能胜敌;倘畏惧不专,虽欲善其事,而器不利也,何以克服!古云:若药不瞑眩,厥疾弗瘳。吴氏将此理告于病者,令其有思想准备,遂以大剂吴茱萸四逆汤加味治之:附子150g,吴茱萸18g,干姜60g,肉桂18g(研末,泡水兑入),丁香5g,茯苓30g,白胡椒3g(研末,兑服),甘草15g。

服药后果然1剂则痛反较增,2剂则腹中气动雷鸣,3剂则涌吐大作，吐出黄绿苦水盈盂。原方附子增至200g，连进10剂，"愈服越见吐，痛不减反有所增之势"，但脉转缓和稍有神，仍喜滚饮而畏寒。仍照前法，再进不怠，附子用至300g，连服2剂，脘腹疼痛及痞硬顿失其半，胃逆作酸已减少。继续调理十数剂而愈，体健如常。（吴佩衡治案）

【点评】四逆苓桂丁椒汤为吴氏所拟效方，即四逆汤加茯苓、肉桂、丁香、白胡椒，用治脘腹阴寒疼痛，呕恶明显者再加半夏、砂仁等。

郑钦安擅用姜、附，对服用热药之反应积累了丰富经验，这也是其擅用姜、附的重要体现。吴氏对此也有深刻体会，有些且为郑氏所未言及。此例吴氏进以大剂姜、附，预先告以可能有所反应，令患者有心理准备。及至服药后果然"1剂则痛反较增，2剂则腹中气动雷鸣，3剂则涌吐大作"，进而"愈服越见吐，痛不减反有所增之势"。当此之际，一般医家恐难守持。吴氏不愧经验丰富，"仍照前法，再进不怠"，而且附子加量，让人领略火神派风格。归纳吴氏对姜、附等热药反应的认识，最常见的就是呕吐痰涎、大便泄泻，其次是周身水肿、原有症状如疼痛加重以及出血等，本案即是突出例证。

2.顾某，男，年四旬。肾气虚，脾湿素重，时值酷暑炎热季节，常食西瓜凉饮，夜卧贪凉，复受冷风所袭，遂致脘腹疼痛不止，痛极则彻及心胸腰背，水米不下，汗出淋漓，辗转反侧，睡卧不安，时时呻吟。吴氏诊之：颜面青黯，舌苔白滑质含青色，脉来一息两至半，沉迟无力，手足厥冷。此乃肝肾之阴夹寒水脾湿凝聚三焦，凌心犯胃，阳不足以运行而成是状。先以上肉桂10克研末泡水与服之。服后旋即呕吐涎沫碗许，此为寒湿外除佳兆，继以吴萸四逆汤加味治之：附片100g，干姜30g，上肉桂10g（研末，泡水兑入），公丁6g，白胡椒6g（捣末，分次吞服），吴茱萸10g，甘草10g。

服一剂，涌吐酸苦涩水两大碗，痛减其半。再服一剂，又吐涩水两大碗，其痛大减，遂得安卧。次晚续诊，脉已一息四至，汗止厥回，诸痛俱瘥，继以桂附理中汤二剂调理而愈。（吴佩衡治案）

【点评】此例选方与用药，均与上案相似，唯上案病情较重而用药剂量较大。姜附偏于峻热，当医者、病家对投用姜附犹疑不决时，吴氏有试服一招，即先让患者服用肉桂（研末泡水）试之，果系阴证，患者必能耐受；反之，可知辨证之误，但亦不致酿成恶果，显出圆机活法之妙，此乃吴氏独到经验。

六、当归四逆汤治案

1. 王某，女，30岁。胃冷痛一年，经常早晨疼醒，月经量少，近几次月经经行感冒，偏头痛，乏力，恶寒，手脚凉，小腹冷痛，无汗，咽喉肿痛，鼻塞流清涕。舌胖大，苔黄腻水滑，脉沉细。辨为肝胃虚寒，兼风寒外束，治以温肝暖胃，解表散寒，方用当归四逆加吴茱萸生姜汤合麻黄细辛附子汤：当归15g，白芍15g，桂枝20g，细辛3g，炙甘草5g，益母草10g，生姜20g，吴茱萸10g，麻黄10g，附子15g，桔梗15g，生甘草5g，射干10g，杏仁10g。5剂。

服药后告知诸症消失，甚喜。（编者王松治案）

【点评】本案胃痛，兼见小腹冷痛，月经量少，脉沉细等症，俱似厥阴病表现，判为肝胃虚寒，故选当归四逆加吴茱萸生姜汤为主治疗。

2. 韩某，女，21岁。2018年7月13日初诊。胃痛半个月，冷痛，隐痛，胀痛，食欲不振，恶心，嗳气，矢气，口中津液较多，上半身汗多，下半身发凉，乏力，痛经，量少，血块，几日前因天气炎热做冰垫至腰腿冷痛，双腿无力，恶风，舌胖大苔薄白齿痕，脉沉细。辨为肝胃虚寒，血虚寒凝，治以养血温经，暖肝温胃，方用当归四逆加吴茱萸生姜汤加味：当归 15g，白芍 15g，桂枝 15g，细辛 5g，炙甘草 10g，大枣 3 枚，川牛膝 15g，吴茱萸 10g，生姜 15g，生麦芽 30g，黄芪 30g，附子 15g，白术 15g。7 剂。

2018 年 8 月 13 日反馈：服药后胃痛，痛经痊愈，腿凉、怕冷、汗多均好转。（编者王松治案）

【点评】本案胃痛选当归四逆加吴茱萸生姜汤，再加附子，锦上添花。

第二节　胃　胀

一、四逆汤加味治案

1.孟某，女，42岁。胃胀3日，胃脘冷且局部发凉，不饥、不食，呃出之气亦冷，身重难受，舌淡脉沉细。予以温散解沉寒痼冷之剂：

附片150g，干姜100g，炙甘草60g，肉桂10g（后下），川乌30g（先煎），吴茱萸20g，沉香5g（冲），西砂仁20g，黑豆50g。3剂。

药后胃冷、呃气、发胀等均消失。（曾辅民治案）

原按：患者系十余年老病号，素体阳虚阴寒偏重，曾重用300g附子予以挽救，故首剂即予大剂温阳散寒补肾之品。

【点评】胃脘胀满临床十分常见，一般多从气滞着眼，施以行气、破气之法，然有有效有不效者。其主要原因在于胀有虚实之分，实胀自有实证可辨，可予行气、破气之法；虚胀自有虚象，即如本例脉证一派虚寒表现。虚则补之，若予行气、破气套方套药，犯了"虚者虚之"之戒，是为医家大忌。临床上虚胀并不少见，尤其屡治不效、病史已久者，误以实胀而误辨误治者多矣，岂可不慎。已故伤寒大家陈慎吾说过一句名言："洞察阴阳，方能治病；明辨真假，可以为医。"确为至理名言。

经云"脏寒生满病",胀满之症,多由脾胃虚寒引起,由于误治伤正,久病及肾,最终导致肾元亏损,所以治从扶阳补肾下手,所谓"塞因塞用",方选吴萸四逆汤加味,初服即见显效顺理成章,提示"治之但扶其真元"理念的效力。

2. 胡某,女,66岁。胃胀,反复40年,自觉胃冷,时食少或不思食。经常便秘,医家常用味苦之药治之,药后则泻下,近年吃苦药也已不效。脉沉细微,舌淡透白,此陈寒痼疾,阳虚极甚,方药:附子150g,干姜100g,炙甘草60g,肉桂20g,生黄芪40g,西砂仁20g。3剂。

二诊:药后胃胀消失,偏稍感微胀,生冷、清热食物全忌。确实,胃病应"节其饮食,适其寒温"。(曾辅民治案)

【点评】脏寒生满病,曾氏认定脾肾阳虚病机,以大剂四逆汤加肉桂、生黄芪为治,3剂即获显效,除砂仁外未用一味理气之品,信是高手。

3. 霍某,女,60岁,农民。长期胃胀,经胃镜、CT检查,除发现有"慢性胃炎"外,未确诊他病。长期胃胀、胃满,服用中西药物数年,未见明显改善。现症见:胃脘胀满,纳呆厌食,气短懒言,神疲乏力,畏寒肢冷,小便清长,大便秘结,舌淡胖,边有齿痕,脉沉细无力。证属脾胃阳虚,升降失调,治宜温脾益胃,方用四逆汤加味:附子30g,炮姜30g,炙甘草10g,红参10g,砂仁30g。3剂,水煎服,每天1剂。

服药之后,胃口大开,脘腹胀满消失大半,气力大增,精神转佳,数十年来未有的好转,大喜过望,要求再服10剂,以求彻底改善,巩固治疗。(傅文录治案)

【点评】此例长期胃胀亦用四逆汤为主治之,除砂仁外未用一味理气之品，倾力于温阳，3剂即胃口大开，脘腹胀满消失大半，"数十年来未有的好转"，疗效卓然。

二、附子理中汤治案

1. 浮桥萧学文，年二十左右，患胸脘胀满。时医用破气消导之药，甚至胸脘突起，胀硬非常，食不消化，气急难于布息，求治于予。脉象左弦右微，知为脾肺虚极，木横土中，致脾胃失运行输化之机，肺气亦失升清降浊之能。中阳日衰而浊阴日盛，上中二焦之空旷处尽被浊阴占据。此即《内经》所谓浊阴在上，则生䐜胀，故成此似鼓非鼓之征象也。论其治法，欲去其浊阴，必先振其中阳。

因用理中汤以复其中阳，加青皮、白芍、柴胡、茯苓以疏泄其肝气。服之四剂而胸脘得宽，皮肤亦柔软，唯胀硬虽减而未尽。脉象左弦退减，右仍微。良以气虚已极，若非大补其中气，则中极转运之轴终属窒滞。乃单用理中汤，以潞党参力薄，易以别直参六钱，又服四剂，果平复如常。（王雨三治案）

【点评】本案胸脘胀满，气急难于布息，先以理中汤加青皮、白芍、柴胡、茯苓疏泄肝气，胸脘得宽。单用理中汤乃平复如常。

2. 付某，女，56岁。胃胀，腹胀，打嗝，饭后加重。腹部有时按之石硬，咽喉痛，便溏，烧心10年。舌胖大苔白腻滑，右滑尺沉，左略滑关尺沉。曾服一贯煎、甘麦大枣汤、半夏泻心汤等方，中西医屡治无效。辨为脾胃虚寒，寒湿凝滞，治以温中散寒燥湿，附子理中汤加味：附子45g，干姜20g，炙甘草15g，白术30g，吴茱萸10g，乌贼骨20g，人参10g，厚朴10g，姜半夏15g。5剂。

复诊：胃胀、腹胀、打嗝减半，腹部石硬、烧心、便溏痊愈，手脚转暖，咽喉仍有异物上冲感，舌胖润苔白腻滑。患者反映汤药太苦难以下咽，上方去吴茱萸、乌贼骨，加丁香 10g，桂枝 20g。5剂调理善后。（编者王松治案）

原按：本案经中西医屡治无效，视其以往所服汤药，皆未能辨明阴阳。既断为阴证，为防量小效微，起手便用 45g 附子，果然应证显效。

第三节 腹 痛

一、附子理中汤治案

1. 岩镇江某，患伤寒，呕吐，下腹痛极。吴氏诊称"此太阴证伤寒也。痛在脐下，乃厥阴部位，阴证之至狠者"。立方用附子理中汤，服药四剂，手足温，呕吐止，腹痛减而未尽除。告曰："此腹痛，必要下利方止。""凡阴证下腹痛甚者，其浊阴之气必要从大便中去，伤寒书所谓秽腐当去是也。秽腐不去，腹痛何由止？"又服二剂，晚间果作利，一昼夜共七八次。仍照前药，每日二剂，又服四日，利止而痛亦全却。（吴天士治案）

【点评】本案看点在于，吴氏认为"凡阴证下腹痛甚者，其浊阴之气必要从大便中去，伤寒书所谓秽腐当去是也"。因此，服药后"必要下利方止"，已而果验。

2. 邵子易兄，四月间自江右回扬，素有中寒痰证，数日腹中微痛，渐次痛甚。先医者已用炮姜附子苍朴温消，继用六君子加香砂，作太阴寒治而痛益甚。迎余往诊，其脉沉细而紧，汗出沾衣，面赤腹痛，腹形胀大，干呕欲吐，小便频数，大便下利，少阴证全。此因前之苍朴耗气，继用白术闭气，是以不效也。但久痛伤气，须急扶阳，不宜疏气。用生附子三钱，人参、干姜各二钱，肉桂、吴茱

萸、甘草一钱，日三剂。三日后减一剂，又三日痛止而愈。（郑素圃治案）

【点评】此案腹痛乃系"少阴证全"，"前之苍朴耗气，继用白术闭气，是以不效也"。虽见腹形胀大，因"久痛伤气，须急扶阳，不宜疏气"，屏除理气之品，果收良效。可资玩味。

3. 张姓妇，年四十余。先于四月间病心悸怔忡，头眩发热，予以天王补心丹加青蒿、地骨皮等药治愈。及至夏间，陡患腹痛上冲于心，呕吐清水，下利红白，痛甚则手足俱冷，汗出神疲，按其脉沉迟而小，望其色则面白唇淡。盖阳虚中寒之病，殆由乘凉饮冷所致。问之，果连日卧竹床乘凉，且稍食西瓜等物也，予附子理中汤加吴茱萸、桂枝、白芍、砂仁，一服痛稍缓，两剂痛始平，手足温。遂以原方去附子，减轻姜、萸，自是利止食进，复以归芍六君子汤，调治数日而痊。（袁桂生治案）

二、四逆苓桂丁椒汤治案

张某之妻，30余岁。心痛彻背，时觉腹中有气上冲心胸，心中慌跳，复见呕吐，触之腹内有癥坚痞块，痛不可当。缘由前医曾予腹部注射某药一针，其后针处硬结突起，继而扩展大如碗口。十余日来饮食不进，微喜滚饮，虽恶寒但不见发热，舌苔白滑兼灰黑色，脉细迟欲绝。此乃肝肾阴邪为患，复因针处被寒，阴寒夹水邪上逆，凌心犯胃，如不急为驱除，缓则必殆无救。拟四逆苓桂丁椒汤治之：附子130g，干姜60g，茯苓26g，丁香13g，肉桂13g（研末，泡水兑入），白胡椒6g（捣末，分次冲服），甘草6g。

服1剂则痛减其半，再剂则诸证渐退，痛止七八，稍进饮食。

唯呕吐未止，此乃肝肾阴寒之邪未净，拟乌梅丸方治之：附子130g，干姜60g，当归26g，肉桂13g（研末，泡水兑入），黄连13g，黄柏13g，细辛6g，党参16g，花椒6g（炒去汗），乌梅3枚。

服1剂后，呕吐止。2剂后，腹痛全瘳，腹内痞块渐散。继以回阳饮（即四逆汤加肉桂），兼吞服乌梅丸10余剂，始奏全功。（吴佩衡治案）

【点评】本例腹痛而兼呕吐，方选乌梅丸，且"服1剂后，呕吐止"，颇有新意。

三、通脉四逆汤治案

友人黄贡南，乙酉九月患腹痛，每食甜物少愈。医者以为燥也，用甘润之药不效。旋用下药，痛益甚。

延予诊视，六脉细小，喜按，口淡，倦怠，断为寒症。投以理中汤加木香，旋止旋发，夜间更甚。予曰："夜为阴，阴寒盛，夜间痛更甚也。"用通脉四逆汤加白芍十余剂痊愈。（易巨荪治案）

【点评】此案腹痛，先"投以理中汤加木香，旋止旋发"。以"夜为阴，阴寒盛，夜间痛更甚也"为辨证眼目，专力扶阳，用通脉四逆汤加白芍而愈，值得揣摩。

四、附子粳米汤治案

彭某夜间来谓："家母晚餐后腹内痛，呕吐不止。煎服姜艾汤，呕痛未少减，且加剧焉，请处方治之。"吾思年老腹痛而呕，多属虚寒所致，处以砂半理中汤。黎明彭君谓服药痛呕如故，四肢且厥，势甚危迫，恳速往。

见其母呻吟床笫，辗转不宁，呕吐时作，痰涎遍地，唇白面惨，四肢微厥，神疲懒言，舌质白胖，按脉沉而紧。她称："腹中雷鸣剧痛，胸膈逆满，呕吐不止，尿清长。"凭证而论，则为腹中寒气奔迫，上攻胸胁，胃中停水，逆而作呕，阴盛阳衰之候。《金匮》叙列证治更切："腹中寒气，雷鸣切痛，胸胁逆满呕吐，附子粳米汤主之。"尤在泾对此论述："下焦浊阴之气，不特肆于阴部，而且逆于阳位，中虚而堤防撤矣。故以附子补阳驱阴，半夏降逆止呕，而尤赖粳米、甘草培令土厚而使敛阴气也。"

彭母之证恰切附子粳米汤，可以无疑矣。但尚恐该汤力过薄弱，再加干姜、茯苓之温中利水以宏其用。服2剂痛呕均减，再2剂痊愈。改给姜附六君子汤从事温补脾肾，调养10余日，即健复如初。（赵守真治案）

【点评】本案分析透彻，颇见赵氏经方功力，附子粳米汤由附子、半夏、粳米、甘草四味组成。

五、乌头桂枝汤治案

1. **寒疝**：袁某，青年农妇，体甚健。一日少腹大痛，筋脉拘急而未稍安，虽按亦不止，服行经调气药不止，迁延十余日，病益增剧。其脉沉紧，头身痛，肢厥冷，时有汗出，舌润，口不渴，吐清水，不发热而恶寒，脐以下痛，痛剧则冷汗出，常觉有冷气向阴户冲出，痛处喜热敷。此由阴气积于内，寒气结搏而不散，脏腑虚弱，风冷邪气相击，则腹痛里急，而成纯阴无阳之寒疝。窃思该妇经期如常，不属于血凝气滞，亦非伤冷食积，从其脉紧肢厥而知为表里俱寒，而有类于《金匮》之寒疝："寒疝腹中痛，逆冷，手足不仁，若身疼痛，灸刺诸药不能治，抵当乌头桂枝汤主之。"本病症状虽与上述原文略有出入，而阴寒积痛则属一致。因处以乌头桂枝汤：制乌头12g，桂枝18g，芍药12g，甘草6g，大枣6枚，生姜3片，水煎，兑蜜服。上药连进2剂，痛减厥回，汗止人安。换方当归四逆加吴茱萸生姜汤以温通经络，清除余寒，病竟愈。（赵守真治案）

【点评】此案寒疝腹痛较剧烈，乌头亦仅用12g，"连进2剂，痛减厥回，汗止人安"，疗效迅捷，可见乌附小剂量也可显效。赵氏投用经方，原方多不做加减，值得效法。

2. 寒疝：余某之妻，年近40岁，得阴寒大症已一年矣。初起尚微，不甚介意，迨后每发益剧，踵门求诊：左边少腹内有包块，常结不散，痛时则包块膨胀如拳，手足瘫软，遍身冷汗，不省人事，或二三日一发，或五六日一发，医药讫无寸效。脉之沉紧，舌苔白厚而湿滑，面色暗晦。即与通脉四逆汤，乌附用八钱，连进三剂，痛止。令其守方多服，免致再发。

嗣因停药又发，另延他医治之，逾二旬，痛如故，仍来求诊。余曰：症本不易治，岂可付之毫无学识之辈，而以搔不着痒之药图治？阅方果皆庸俗不经之方，复以通脉四逆加吴茱萸，乌附每剂一两，续加至二两，服十余剂，痛已不作，而内块未散，因念《金匮》"寒疝腹中痛，逆冷，手足不仁，若身疼痛，灸刺诸药不能治，抵当乌头桂枝汤主之"，唯乌头不可得，即用生附片一两，照方煎服。至四剂，脉紧稍减，内块渐小，食量增，精神益振。

但药方为俗所未见，莫不惊骇，群疑众谤，时闻耳鼓。幸病者性颇慧，谓药已与症对，当多服图效，不肯更易，并求增加附片至二两，余允之。又服数剂，内块递减。嗣复陆续增加附片至四两，已服 2 剂，其丈夫虑其病久将死，谋划归乡，因求另外开方。余曰：方不必改，唯途中仍不宜缺药，当预购以备服，即携药 4 剂而行。计旅行 3 日，服尽 3 剂。至第 4 日抵家，体气日健，喜出望外，即取余药一剂，浓煎大碗，一饮而尽。顷之面热如醉，手足拘挛，舌尖麻，已而呕吐汗出，即平复如初，曰：吾病其瘳矣！萧先生先见之明，果然不爽，自后毋庸服药，竟不药而诸症如失。（萧琢如治案）

原按： 尝谓大病必须大药，非特医生必有确定之见，又必病家信用之坚，两者相须为用，方能奏回天手段。

【点评】此症当属寒疝，由于"乌头不可得，即用生附片一两"代替。服药后因"内块渐小"，虽然"药方为俗所未见，莫不惊骇，群疑众谤"，幸亏"病者性颇慧，谓药已与症对，当多服图效"，并主动要求"增加附片至二两"。服药后，"顷之面热如醉，手足拘挛，舌尖麻，已而呕吐汗出"，反应十分激烈，然而疾病却"平复如初"。如此"医生必有确定之见，又必病家信用之坚，两者相须为用，方能奏回天手段。"说明医患之间只有互相信任、共同配合，才能取得疗效。

火神派擅用大剂姜附热药，"药方为俗所未见，莫不惊骇，群疑众谤"，唯有用疗效说话，才是最好证明。

六、大黄附子汤治案

1. 钟某，腹痛有年，理中、四逆辈皆已服之，间或可止。但痛发不常，或一月数发，或两月一发，每痛多为饮食寒冷所诱致。常以胡椒末用姜汤冲服，痛得暂解。诊脉沉而弦紧，舌白润无苔，按其腹有微痛，痛时牵及腰胁，大便间日一次，少而不畅，小便如常。吾曰："君病属阴寒积聚，非温不能已其寒，非下不能荡其积，是宜温下并行，而前服理中辈无功者，仅祛寒而不逐积耳，依吾法两剂可愈。"彼曰："吾固知先生善治异疾，倘得愈，感且不忘。"即书大黄附子汤：大黄四钱，附子三钱，细辛一钱半。并曰："此为金匮成方，屡用有效，不可为外言所惑也。"后半年相晤，据云果2剂而瘥。（赵守真治案）

【点评】此证一派阴象阴色，但"理中、四逆辈皆已服之，间或可止"，终归不能根治，是因夹有积聚，根据为腹有压痛，大便少而不畅。赵氏慧眼识得真机，"非温不能已其寒，非下不能荡其积，是宜温下并行"，予大黄附子汤2剂而瘥，真上工也。

火神派辨认阴阳两纲时要注意两点：

（1）除外表证。有表证时当先顾表，郑氏反复强调"审无表证"，方可再辨阴阳，所谓"内外两法，切勿混淆"（《医法圆通·卷一》）。

（2）除外实证。即所谓"有余之候"，如饮食、气滞、血瘀、痰湿等，当按实证处理，不可一例扶阳或单纯扶阳。在论治胃病不食等多种杂病时，郑钦安反复强调，所谓"饮食积滞，仍当推荡"（《医法圆通·卷四》）。当然，逢到阴结时，可结合温阳推荡，亦即温下合用，此为本案施用章本。

2.李某，女，24岁。右上腹反复疼痛2天，伴恶心欲呕。体温36.4℃，巩膜无黄染，右上腹压痛（＋），墨菲征（－），血常规：WBC6.3×10^9/L，N52％，B超检查无异常。外科考虑急性胆囊炎，拟收住院观察治疗，患者以诊断不明确为由而转中医治疗。

刻诊：痛苦病容，面色苍白，右上腹疼痛而腰背不能伸直，畏寒肢冷，纳呆，大便已三日未解，苔白厚微腻，舌面罩黄，脉弦紧。证系寒邪内阻，阳气被遏，气机壅滞。当以温里散寒，理气止痛，佐以通腑为治，用理中汤合大黄附子汤加味：炮姜 15g，党参 10g，制附子 30g，桂枝 30g，吴茱萸 15g，姜半夏 20g，白芍 30g，山楂 30g，生大黄 10g，炙甘草 10g，生姜 20g，大枣 5 枚。3 剂，每日 1 剂，水煎服。

二诊：当日服 1 剂即痛定便通，3 剂服完，诸症全消，已无所苦。乃疏桂附理中加山楂、麦芽、谷芽、苍术及白术 3 剂善后。（余天泰治案）

原按：本例腹痛西医诊断不甚明确，诊断不明则治之茫然，故患者弃西选中。寒为阴邪，既易伤耗阳气，亦易壅遏阳气，气机壅滞不通，不通则痛。根据症状舌脉辨析，确认系寒邪内阻阳气被遏，气机壅滞。其苔见罩黄，此非热象，乃寒极似热，腹气不通之故。临证紧扣寒邪之主要矛盾，重用温里散寒，阳气伸展振奋，气机顺畅，通则不痛矣。可见在急症方面，中医有其自身长处而大显身手。

七、乌梅丸治案

1. 王某，女，58 岁。15 年前做胆囊切除术，近两年腹部绞痛频发，严重时每天都发作，稍食油腻则加重。口苦口干，时有口臭，素来便溏日 2 次，时感心慌，烘热汗出，眠差。舌淡赤胖润，苔略黄，脉滑软左寸浮右寸弱。综观各症，似乎虚寒之象，唯口苦口干显示阳热之兆，考虑有胆囊切除史，试从厥阴寒热错杂着眼，选乌梅丸出入：乌梅 15g，附子 25g，细辛 10g，川椒 10g，干姜 20g，黄柏、黄连各 10g，党参 30g，当归 20g，茯神 30g，白芍 30g，砂仁

15g，山楂 20g，龙骨、牡蛎各 30g，炙甘草 30g。

7剂后腹痛未作，便溏减轻，口苦口干亦减，不愿再服药，随访腹痛迄未复发。（编者张存悌治案）

原按： 乌梅丸药物组成系七分阳药，三分阴药，寒热并投，适于寒热错杂，寒多热少之腹痛。即如此案综合观之虚寒之象明显，但夹口苦、口干、口臭之症，为阳热之兆，因投以乌梅丸，寒热并投，竟收良效。

2.胡某，男，39岁。脐周疼痛 2 周，灼热感，易于饥饿，素往便溏，晨起泄泻，时有肠鸣，口臭不渴，身热有汗。肠镜检示：直肠黏膜堆积，慢性结肠炎。舌淡赤稍胖润，有齿痕，脉弦浮寸弱。此证寒多热少，似属厥阴腹痛，试拟乌梅丸出入：附子10g，乌梅15g，细辛 5g，川椒 7.5g，炮姜 15g，黄柏、黄连各 10g，桂枝 15g，白参 10g，当归 15g，茯苓 30g，黄芪 30g，白芍 15g，砂仁 10g，甘草 10g，大枣 10 个，生姜 10 片。

6剂后，脐周疼痛、灼热感均减，便溏由每天 4 次减至 1 次，易饿感亦减轻。前方加苡仁 30g，补骨脂 15g，继续调理，渐至痊愈。（编者张存悌治案）

原按： 此症一派阴寒之中，夹有口臭、易饥、脐腹灼热感，判为寒热夹杂，寒多热少，故投以乌梅丸，且仲景有明训，乌梅丸"亦主久利"。本案有"素往便溏"即"久利"之症，方证对应。

八、桂枝加大黄汤治案

李某，男，21岁。2018 年 11 月 15 日初诊。一年前曾因腹痛检查为胃糜烂，反流性食管炎。本次自 3 日前腹痛至今，无明显诱因，

3 日未排便，左腹痛，压痛，注射抗生素未效，舌胖润苔白腻。处以桂枝加大黄汤加附子：桂枝 15g，白芍 30g，生姜 15g，大枣 15g，炙甘草 10g，大黄 10g，附子 25g。3 剂。

次日告知，服药 1 剂即基本痊愈，嘱将余药服尽。

11 月 19 日复诊：腹痛痊愈，便溏。处方：附子 30g，干姜 20g，炙甘草 15g，白芍 20g，白术 30g。5 剂。

12 月 9 日复诊：自云平时天气降温则必腹痛，本次降温至零下十余摄氏度亦未发作，自觉腹部宽松，便溏继续好转，痰减，食后胃胀，打嗝，上方附子加至 45g，加丁香 10g，6 剂善后。（编者王松治案）

原按：桂枝加大黄汤系《伤寒论》太阴病篇方剂："本太阳病，医反下之，因而腹满时痛者，属太阴也，桂枝加芍药汤主之，大实痛者，桂枝加大黄汤主之。"从"太阴为病，脉弱，其人续自便利，设当行大黄、芍药者，宜减之。以其人胃气弱，易动故也"。

【点评】本案用桂枝加大黄汤时加用附子，彰显扶阳理念。

九、温氏奔豚汤治案

吴某，女，47 岁。1983 年 9 月，突然少腹绞痛，阵阵发作，脉细似伏。曾按气滞腑实以小承气汤攻之，痛益甚。满床翻滚，头汗如豆。其症脐下筑动震衣，痛作时觉有块状物攻冲直奔中脘，按之痛不可忍。关元、神阙穴处冷硬如冰，膝冷。舌有黄苔，口苦烦渴，饮水则吐涎沫，小便清长，西医诊为肠痉挛。其症已缠绵 5 年之久，时发时止，不能根治。

据其主症，断为上有假热，下见真寒。寒邪直中厥阴，寒瘀互结，诸寒收引作痛。误用寒下，引动冲气上奔。先予双尺泽穴各抽取黑血2mL，针补足三里，大艾炷灸神阙，痛缓。予温氏奔豚汤小剂加当归30g，煅紫石英30g，吴茱萸15g（洗），温肾镇冲，破寒积而解痉挛。1剂后脉出，痛止，黄苔化净，又服5剂攻冲亦平，痊愈，追访15年未发。（李可治案）

原按：本证之关键在舍舌从证。古有"舌不欺人，黄苔主火"之论，其脉伏又类热深厥深，况又有"独处藏奸"之说，十分寒证之中，独见一处热证，则此独见之异，可能反映疾病本质。但若果系实热，则小承气汤当有小效，何以病反加重？热证大渴引饮，此证则饮水而吐涎沫；口苦烦渴，却非极烫之水不喝。脐冷、膝冷，又是下焦真寒的据。此等疑似处，最易致误。舌苔之生，由胃气蒸化，釜底火弱，蒸化无权，舌苔亦不能反映真相。试观本病之黄苔，予本方1剂，随着痛止脉出，气化周行，其苔即已尽化。又，五苓散证本有小便不利。此证小便自利，似不属五苓。然有"水入则吐""得水反吐涎沫"，又是肝寒饮逆的吴茱萸汤证的据。其小便多，正是阳虚气化不行，水不化津，直趋膀胱而出，病机仍是火弱。寒积膀胱，亦令气化不行，非独热也。

十、解急蜀椒汤治案

杨某，六旬。人虽肥胖，精神殊不佳。顷病腹鸣攻痛，上下走逐，胸满欲呕，脉沉紧而迟，此系水寒之气相搏于中，脾肾失调所致。曾服理中汤、附子粳米汤多剂却无效验。全面观察，实为脾肾阳衰不胜阴寒之象，前方颇为对症，其不效者此非矢不中的，乃力不及彀也。复思大建中汤为大辛大热峻剂，如此情景利在速决，不容优柔贻患。遂径用大建中汤，呕痛未略减，且四肢有厥意，人亦虚弱已极，是时不唯宜温而且宜补。《伤寒论》中人参四逆汤与外台解急蜀椒汤两方，均为温补大剂，而以后方为胜，因疏《外台》解急蜀椒汤：蜀椒 6g，干姜、半夏各 12g，附子 15g，党参 18g，大枣 5 枚，甘草 6g，饴糖 30g（煎好冲服）。

药后阳回厥止，痛呕大减，再二剂遂愈。随用肾气丸、大补汤间服，渐次康复。（赵守真治案）

【点评】本案所选外台解急蜀椒汤虽说较人参四逆汤药力为胜，细辨其方，似含大建中汤（蜀椒、干姜、人参）合四逆汤之意，另加半夏、大枣、饴糖。

第四节 腹 胀

一、温氏奔豚汤治案

1. 张某，女，32岁。小腹痛胀。经查系盆腔积液，查腰腹沿带脉一周胀痛难忍，小腹冷，带多，舌淡，边齿痕明显，神色正常，脉沉细。此肝肾阳虚之证，温氏奔豚汤治之：附子80g，红参20g，沉香4g（冲服），肉桂10g，茯苓20g，泽泻20g，怀牛膝25g，怀山药20g，炙甘草20g，薏苡仁30g，败酱草20g。4剂。药后诸症好转，守方加猪苓40g。4剂。

药后腰腹痛消失，B超复查，盆腔积液消失，续以温补肝肾之法治之。（曾辅民治案）

2. 史某，女，70岁。带脉一周胀痛，常发生在凌晨四五时，心烦，且胸胁不适，尿冷。脉沉小弦，舌常。此带脉之患也。主以温氏奔豚汤：附子40g，沉香5g（冲服），肉桂5g（冲服），西砂仁5g，怀山药12g，红参20g，川牛膝15g，炙甘草10g，茯苓15g，泽泻15g，老鹿角30g，艾叶20g，续断20g。3剂。

药后胀痛、心烦好转，唯尿冷无变化，且心下空。守方加温阳之品：附子70g，桂枝30g，炙甘草30g，干姜20g，肉桂8g（后下），沉香5g（冲服），西砂仁15g，怀山药15g，红参20g，炙甘草10g，茯苓 20g，泽泻 20g，焦艾叶 20g，老鹿角 30g，续断 20g，怀牛膝 30g。4 剂。

药后尿冷感消失，腹胀亦愈。（曾辅民治案）

【点评】以上两例皆系带脉一周胀痛，选温氏奔豚汤均收良效，当备一格。

二、附子养荣汤治案

司农汪柳亭，年近六旬。春仲病腹胀兼作痛，饮食不能进。服群医药十余剂不一应，且增甚。

遣人招予，诊之六脉洪大滑盛，重按益加有力，如年壮气实人。而面色则㿠白而带萎黄，舌色则青黄而兼胖滑。诊毕，予索前医所拟方遍阅之，则皆香附、厚朴、乌药、木香、山楂、神曲、陈皮、半夏、藿香、延胡、枳壳、桔梗、莱菔子、大腹皮等一派消导宽快之属。因谓柳亭曰："若但据脉症则诸方殊得当也。第面色白上加黄，且㿠而萎，舌色黄里见青且胖而滑，则症之胀痛与脉之洪盛可知皆非实候，所以陈皮、枳壳、木香、乌药等剂，日夜吞咽而腹痛依然，腹胀如故也。不知此由心机太重，心境不舒，思虑郁怒，亏损肝脾，以致肝脾两经气血两虚而脏寒生满且作痛耳。"

乃拟养荣汤倍人参加附子一方与之，柳亭以予言切中病情，即命取药立刻煎服。一剂而痛胀随灭，再剂而痛胀全除。继用补中益气加白芍调理，而饮食如旧。（杨乘六治案）

原按：友人陈星川问曰："柳亭胸次洒落，兴会豪举，吾郡缙绅先生中推第一，不知当日子何所据，而责其为思虑伤脾，郁怒伤肝耶？"予曰："有诸内必形诸外，察形观色自见其中。彼舌见青色，非肝胆病乎？肝之志为怒，凡郁怒用事而肝胆病者，其舌必青；舌见黄色非脾胃病乎？脾之志为思，凡思虑用事而脾胃病者，其舌必黄，故知其为肝脾伤也。"星川曰："形盛脉大，焉知其症属虚寒乎？"予曰："凡物之理，实则坚，虚则浮，热则燥，寒则湿。今舌色青上加黄而胖，则为肝脾之虚无疑，而胀非实胀，痛非实痛可知矣；胖而兼嫩且滑，则为肝脾之寒无疑，而胀为寒胀，痛为寒痛可知矣。引而伸之，诸脏皆可类推。予兹三十年来，所挟以破群医莫破之疑，治各种难活之候而幸无或误者，所恃有此法也。使不有此法，则何以阴阳虚实见之悉得其真，补泻寒温投之则神其应哉？"

【点评】个人观点，中医有四大假症，即假喘，假胀，假秘（便秘），假火（热），分别相对于实喘、实胀、实秘、实火而言，皆因虚而致，极易误为实证，本案即是一例。

第五节　泄　泻

一、四逆汤治案

1.冯某，年已古稀，忽患下利清谷，请高姓医诊治数日。高医固负盛名，熟读伤寒，用药俱大补大温之剂，以附子理中汤更重加归芪之类。服药以来，下利不减，且四肢厥逆，无脉，胃气已败。予诊毕断曰：证诚重笃，但必利止后，脉渐出始有生理。即用四逆汤日夜连服，次日下利止，而脉仍未出。即于原方加人参续进，是日颇能纳食。次早诊之，脉渐可循，生气还出也。复诊据言昨夜不能成寐。盖由下后，心阴已虚，心肾未能相交，故心烦难以入睡，于是改用黄连阿胶汤，一剂即能熟睡。(《黎庇留经方医案》)

原按：此症连用姜附，忽改芩连，所谓帆随风转也。由是调养数日，即告复原。夫以七十老翁，病危乃尔，而收效之速竟复若是。益知仲景之方固不可易，而六经之法，胥在运用之妙耳。

【点评】"凡久病与素秉不足之人，有肠鸣如雷、泄泻不止者，此乃命门火衰，脏寒之极，急宜大剂回阳。若以利水之药治之，必不见效，予曾经验多人。"(《医法圆通·卷二》)

此案下利清谷，高医虽然"熟读伤寒"，然用药"以附子理中汤更重加归芪之类"温补，但"下利不减，且四肢厥逆，无脉，胃气已败"。毛病出在扶阳而夹以参、术、芪一类补药。郑钦安屡次戒人："今人亦有知得此方（四逆汤）者，信之不真，认之不定，即用四逆汤，而又加以参、归、熟地，羁绊附子回阳之力，亦不见效。病家等毙，医生束手，自以为用药无差，不知用药之未当甚矣。"（《医理真传·卷四》）本案即是明证，黎氏深谙此中诀窍，改以四逆汤单刀直入，挽回败局。

患者服用四逆汤后，出现心烦难眠，黎氏认为阴证转阳。郑钦安在"服药须知"里说道："凡服此等热药，总要服至周身、腹中发热难安时，然后予以一剂滋阴。此乃全身阴邪化去，真阳已复，即予以一剂滋阴之品，以敛其所复之阳，阳得阴敛，而阳有所依，自然互根相济，而体健身轻矣。"（《医法圆通·卷三》）至于滋阴的具体方药，郑氏未提，据唐步祺先生经验，荐用黄连阿胶汤，黎氏此案正是用的该方。

2. 谭某，贩茧绸为业，适由佛山回乡，多饮茶水，晚膳后，精神如常。睡至四更，下利。至晓下利已三四次，急迎余诊。按左手脉未毕，患者即不能忍，急忙如厕。持其六脉皆沉，与大剂四逆汤，嘱其连买两剂，盖恐药肆远隔，购药不便也。翌早，病者自来门诊，若无病状。据云：昨日药未及煎，痾呕殊急，吐于枕畔，不能起床。服药后得酣睡。即醒复痾，乃服第二剂，遂进饭焦半碗，下午痾呕俱止。晚食饭焦一碗，安睡如常。霍乱证伤人最速，善治之则其愈亦速。（《黎庇留经方医案》）

【点评】下利总由阳虚湿盛引起，温阳同时参以利湿之品，可谓常法。但黎氏专以大剂四逆汤温阳治本，未用利湿之药治标，是擅用附子者也。

3. 高要吴秋舫，癸巳八月，其幼子初得外感，发热恶寒，下利。

适予入闱，某医用儿科套药，寒热仍在，下利至日十余行，呕逆。即延予诊：指纹青暗，面舌皆白，准头亦青。予曰："下利呕逆，里寒已见，虽表证未解理宜温里。"拟四逆汤一服，不瘥，附子用至四五钱，日三服，呕利乃止，是日附子一两有奇。夫以数月小儿分量如许之重，闻者莫不咋舌，而秋舫则笃信不疑。（易巨荪治案）

【点评】《伤寒论》91条："伤寒，医下之，续得下利清谷不止，身疼痛者，急当救里；后身疼痛，清便自调者，急当救表，救里宜四逆汤，救表宜桂枝汤。"

372条："下利腹胀满，身体疼痛者，先温其里，乃攻其表；温里宜四逆汤，攻表宜桂枝汤。"易氏本案即遵经文，"虽表证未解宜温里"，径用四逆汤。"一服，不瘥，附子用至四五钱，日三服，呕利乃止，是日附子一两有奇。"认证即明，若未效，附子加量至"一两有奇"，"以数月小儿分量如许之重，闻者莫不咋舌"，确显火神派风格。

4.刘某，女，26岁。从幼儿时起常年腹泻，迁延20余载，北京某医院诊断为慢性肠炎，中西医长期治疗未愈，1978年8月初来诊：腹部时痛，喜温喜按。下利稀薄，口不渴，不思饮食。神疲体弱，面色苍黄无泽。舌淡，苔白厚腻。触诊肢冷甚。证属太阴虚寒泄泻，法宜祛寒除湿，实脾固肾。先以四逆汤，继以理中汤加味主之：

处方一：制附子60g（久煎），干姜30g，炙甘草30g。

处方二：制附子60g（久煎），干姜18g，炒白术24g，茯苓15g，炙甘草30g，上肉桂6g，红枣30g。各5剂。

二诊：药后腹泻已止，精神、睡眠均好转，食量增加。面色略转红润，舌淡红，白腻苔减。多年陈疾，初获显效。但久病脾肾阳虚，不能骤复，宜继守原法，效不改方，加减再进：制附片60g（久煎），炒白术 24g，干姜 18g，炙甘草 15g，红枣 30g，上肉桂 6g（冲服），茯苓 15g。

三诊：半月来大便趋于正常。上方续服一段时间，并注意忌食生冷，防止受凉，以资巩固。（范中林治案）

原按：《伤寒论》曰："自利不渴者，属太阴，以其脏有寒故也，当温之，宜服四逆辈"。患者肢冷，口不渴，舌质淡，苔白而厚腻，皆湿寒阻滞之象，为太阴虚寒之证。脾失健运，后天失调，故不思饮食。必须指出，长期泄泻，不可单责之于脾。所谓"五脏之伤，穷必及肾"。患者神疲恶寒，面色苍黄，显系下元亏损，命门火衰，肾阳不振。故一诊即投之以四逆、理中相继为治。

【点评】慢性肠炎迁延 20 余载，中西医长期治疗未愈，恐怕是未从扶阳着眼所致。范氏用药除附子剂量偏重，其余用药皆为常规之品，能起此久病沉疴，靠的是温阳的威力。注意，此老虽用理中汤，却一直回避人参不用，嫌其阴柔碍温也。

5. 傅某，男，31 岁。2015 年 3 月 30 日，在贵阳食用"辣鸡粉"后，乘火车前往麻尾小镇。上车即觉怕冷，发热，恶心，汗出，里急，随即排水样便。先后服用附子理中丸、藿香正气水等无改善，无奈服用氟哌酸等西药亦无寸效。当晚上吐下泻，发热汗出，畏寒肢冷，脉沉数，舌胖润苔薄白。一夜未眠，次日晨人已虚脱，大小便时有失禁，狼狈已极。因思《伤寒论》"吐利汗出，发热恶寒，四肢拘急，手足厥冷者，四逆汤主之"，别无他法。下车依方买到药后，急用酒店内的热水壶急煎，处方如下：淡附片 30g，干姜 15g，炙甘草 10g。

服药后即安睡一晚，次早醒来，感觉复活一般，与前判若两人。随即再服一杯，尔后口唇手脚发麻，走路发飘。想是用热水壶煎了不到半小时即急着服用，乃附子中毒的感觉。好在别无不适，人有食欲，精神也好，走了一圈，一切如常，预定了漓江竹筏，游山玩水一天也不觉疲倦。（编者傅勇治案）

【点评】俗云：医不自治，其实一个好医生怎能不会治自己的病？关键是是否精通医理。本案前服附子理中丸、藿香正气水似亦对证，然无改善，直至服下四逆汤立即收效，亦是"治之但扶其真元"，"此处下手，便是高一着法"的体现。

二、大回阳饮治案

1.黄某之母，因吐泻而求诊。正值经期最后一天，傍晚在阳台手洗衣服后出现吐泻。桂枝体质外观，形体瘦小，脸色无华，泻如水样，不臭，口渴饮水不多，小便不黄，手足冷，舌淡嫩，脉沉而微弱。处方：炙甘草10g，干姜5g，黑附子6g，肉桂5g。2剂，泡服，每隔两小时服一次，吐泻减则服药时间适当延长，即愈。（庄严治案）

【点评】本例泻如水样，所用大回阳饮各药均系小剂量，且泡服，2剂即愈，别开生面。

2.陈某，男，昆明纺织厂职工。腹泻近二十年，每日少则十数次，多则数十次。舌淡苔白腻，脉沉细无力，纳差，腹鸣时痛，喜温喜按，面晦无神。此为脾肾阳衰，水湿不化之证。治以大回阳饮加味，温运脾肾之阳：附片60g，干姜18g，吴茱萸6g，肉桂10g，砂仁10g，白蔻10g，炙粟壳6g，海螵蛸6g，甘草6g。

3剂后腹泻大减，日四至六次，大便稍成形，原方又服3剂，肠鸣止，腹亦不痛，大便已成形。原方加减，调理数月痊愈，随访数

年未发。（顾树祥治案）

原按： 泄泻之初无不由于脾胃虚寒，然腹泻日久，穷必及肾，命门火衰，火不生土，复令脾阳失运，不能受纳和腐熟水谷运化精微，致使清浊不分，混杂而下，泄泻反复发作，久不愈也。景岳所谓："久泻无火，多因脾肾之虚寒也。"故用大回阳饮温运脾肾而愈。

三、桃花汤合附子粳米汤治案

蔡某，女，19岁。腹泻，日4～5次，肠鸣神倦，无腹痛。食可，畏寒。腹泻已3个月，经肛肠医院内窥镜诊为弥漫性出血性急性肠炎，市三院病理活检，诊断亦同。形瘦面白，舌淡，脉沉短弱。以桃花汤合附子粳米汤治之：干姜30g，粳米30g，赤石脂30g（一半冲服），附子40g，薏苡仁30g，炙甘草30g。5剂。

复诊：药后腹泻次数逐渐减少，肠鸣减，便血已止。守方：干姜40g，粳米40g，赤石脂30g，附子60g，薏苡仁30g，法半夏20g，桂枝20g，生黄芪30g，红参30g，炙甘草40g。5剂。（曾辅民治案）

【点评】 对于出血性急性肠炎，俗医跟着西医诊断跑，多以清利湿热为法。本案曾氏着眼于神倦、面白、舌淡、脉沉短弱表现，认定寒湿为患，选方桃花汤合附子粳米汤，辨治皆合仲景门径，堪于取法。

四、附子理中汤治案

1.龙某，男，48岁，医保官员。泄泻3年，屡治乏效，已失去信心，在本院检查工作时，医保干事向他推荐我试治。日泻二三次，稍微感寒、食凉则泻，泻下急迫，开会时在主席台上甚至都忍耐不住。腹中发凉时痛，晨起肩背腰膝拘紧不适，纳可，自觉困乏。舌淡胖润，苔薄黄，脉右沉滑寸弱，左滑软。诊为脾肾阳虚，湿气偏盛，兼夹表邪。拟温补脾肾，利湿开表。投附子理中汤加味：附子25g，干姜20g，红参10g，苍术、白术各25g，良姜15g，香附10g，茯苓30g，泽泻20g，麻黄10g，细辛10g，肉苁蓉25g，薏苡仁30g，补骨脂25g，益智30g，炙甘草30g。7剂，日1剂，水煎服。

二诊：腹痛未作，便急改善，前方稍作调整：附子45g，干姜30g，苍术、白术各30g，良姜20g，香附10g，茯苓30g，泽泻20g，麻黄10g，肉苁蓉25g，薏苡仁30g，补骨脂25g，益智30g，肉桂10g，赤石脂30g，炙甘草30g。7剂。

三诊：腹泻减轻，便意不尽，腹胀，舌脉同前，前方调整，附子加至60g、90g，另加黄芪45g、60g，出入药物尚有砂仁、半夏、丁香等，服药35剂，诸症消失，随访疗效巩固。（编者张存悌治案）

原按：本病泄泻3年，脾肾阳虚，附子由25g加至90g方收良效，萧琢如所谓"大病必须大药"是也。此前他医亦用过附子理中汤，只是附子剂量未必如此大量罢了。很明显，用药相同，用量不一样，获效与否就差在剂量上。王清任说"药味要紧，分量更要紧"（《医林改错》），诚为至理。

2.许某，男，71岁。慢性肠炎所致便溏多年，每于凌晨三四点钟必泻，日行二三次。鼻流清涕，迎风流泪，阴囊潮湿，尿意不尽。舌淡润，脉缓滑尺沉。是证高年阳亏，脾肾俱虚，不能约束二便，故见便溏，尿意不尽等。拟附子理中汤合二神丸加味：附子20g，干姜15g，党参30g，白术15g，肉桂10g，茯苓30g，补骨脂25g，肉蔻 10g，山药 20g，肉苁蓉 30g，炙甘草 10g。

5 剂后便已成形，前方加减再进，出入药物有黄芪、桂枝、薏苡仁、淫羊藿、菟丝子、益智仁等，服药月余，大便正常，余症改善。（编者张存悌治案）

原按： 本病泄泻多年，凌晨必泻，一般称"五更泻"，又称"肾泻"，意指肾虚作泻，点明病位，合用二神丸（补骨脂、肉蔻）即寓补肾之意。

按说泄泻再加具有滑肠作用的肉苁蓉，似乎与症不合。其实久病泄泻，加点缓泻药正是本病治疗秘诀，所谓"通因通用"是也。这个经验学之于浙江名医金子久。他治一位泄泻病人，用补土益火之剂总不见效。后患者求治于名医莫尚古，服三剂而愈。金氏取其方观摩，内有苁蓉、麻仁等滑润之品，乃是反佐之道，后遇此病，仿之亦获良效。

3. 房某，男，40 岁。经常泻利三四年，每晨必泻 2 次以上，溏便黏滞，便意不尽。伴乏力，小腹时胀痛，口和。舌淡赤稍润，脉滑软尺沉。辨为肠胃寒虚，湿气偏盛，拟温中利湿，附子理中汤加味：附子 10g，干姜 15g，党参 15g，白术 15g，桂枝 10g，补骨脂 15g，肉蔻 10g，吴茱萸 15g，五味子 10g，黄芪 30g，当归 15g，砂仁 10g，炙甘草 10g。

6 剂后，腹痛已减，但感发胀。前方去掉五味子，加木香 10g，茯苓 30g，薏苡仁 40g，麦芽 25g。守方调理 2 周，诸症消失。（编者张存悌治案）

4. 李某，女，44 岁。慢性泄泻 10 年，日行一次，黏液状便，每因生气而发作。左小腹时痛，口臭，形瘦神疲，头脑昏沉，嗜睡。舌淡胖润，脉弦尺沉。此肠胃虚寒，元阳不足。治宜温阳健脾利湿，拟附子理中汤加味：附子 10g，干姜 15g，红参 15g，白术 15g，茯苓 40g，苡仁 40g，柴胡 10g，枳壳 10g，白芍 15g，山药 25g，麦芽 30g，砂仁 10g，扁豆 25g，藿香 10g，败酱 10g，炙甘草 10g。守方调理月余，诸症均愈。（编者张存悌治案）

原按：以上二案泄泻皆从脾胃虚寒着眼，以附子理中汤获效。然二案各有其特点，房案泄泻表现为晨起五更作泻，有肾阳亏损之象，故合以四神丸，增强补肾力量。因其大便黏滞，便意不尽，故佐以当归以利滑肠，此通因通用之意；李案则因其明显的情志因素作祟，方以附子理中汤加入四逆散舒肝解郁。二案虽同用附子理中汤，但合入药物不同，各适其证，此属同病异治旨趣。

曹颖甫说："治病之法，愚者察同，智者察异。"曹仁伯说："学医当学眼光，眼光到处，自有的对之方，此中有说不尽之妙。倘拘泥于格理，便呆钝不灵。大约工夫到时，眼光中无相同之病，看一百人病，便有一百人方，不得苟同，始为有味。若功夫未到，便觉大略相同。"

5. 符某，女，2.7 岁。患者系友人儿媳，怀孕三个月余，因进食生冷致腹痛腹泻，发病两天。刻诊：面白唇淡鼻根青，泄泻每日四五行，多为稀粪夹水状，尤以食后腹痛如厕，解后痛减。舌淡苔白，脉滑略带躁象，尺脉沉按之有根。拟附子理中丸加茯苓、砂仁。友人许某经营中药材二三十年，深识药性，说古书皆载附子为孕妇禁药。我因忌西药之毒，方求用中药，岂料反用如此大毒之附子，甚是不解。余思再三，不为辩解，舍去附子，单取理中四味加茯苓、砂仁：干姜 15g，白术 20g，党参 15g，炙甘草 15g，茯苓 30g，砂仁 10g。连服 2 剂。

复诊：腹痛腹泻依旧，腰部微酸，让其到西医处诊治，自述已做过检查，但求先生一诊。诸症如前，脉躁较前明显，遂告之此阴病现阳脉，并非佳兆。患者素体阳虚，泄泻四五日，阳气耗散，虚阳已有外越之象，故脉躁日甚，所幸尺脉有根。治法当直扶真元斡旋中焦，然扶阳非附子无以胜此重任，古人有"有故无殒"之说，有病则病当之。否则一旦中气下泄，胎儿不保，友人此时才得以释怀。遂拟前方加附子30g，友人惧附子量重，减为15g，处方：附子15g，干姜15g，白术20g，党参15g，炙甘草15g，茯苓30g，砂仁10g，桂枝10g，炒麦芽30g。2剂。

第二剂附子仍为30g，嘱其有效则再进，无效为病重药轻，应重用再服。病人服一剂病减大半，再剂收全功。足月顺产一女，健康无异。（编者张泽梁治案）

【点评】治病要不失人情，临床遇到不懂事理、固执己见甚至习钻的病人，既要不失人情，又要治病，圆通活法。前贤说："医者，依也。依人性情也，依人寒热也，依人虚实也，依人土宜也。医之为道，全在依人，最忌执己见也。"（《宝命真诠》）此是说治病既要"依人寒热，依人虚实"——依据病情，还要"依人性情""依人土宜"——照顾到病人的性情好恶，乡土风俗。从根本上说，这也是以人为本精神的体现。如"富者多任性"，有惧补者，有畏攻者……为了治病，就要圆通活法处理，姑且顺从病人想法，不要拂逆之，达到医患双赢。否则"精神不进，志意不治，故病不可愈"。本案主治者随机应变，将本难措手之疾变通治愈，体现了治病不失人情之旨。

五、茯苓四逆汤治案

1.李某，女，22岁。久有下利病史，经常腹疼肠鸣，大便日四五次，状若清谷而少臭，食后腹胀，经常少腹发凉疼痛，腰疼如折。面色青黑，精神极惫，舌白多津。眼睑经常浮肿如卧蚕状，四肢常厥冷，身有微热，反欲增衣，月经淋沥，白带多，六脉沉细。处方：云苓30g，炮附片21g，干姜15g，甘草12g，赤石脂30g，肉桂9g，砂仁9g。

连服20余剂而愈。（周连三治案）

原按： 此病由于久泻，伤及肾阳，脾湿下陷。肾阳衰败，则四肢常冷；阳不足而不能腐熟水谷，则下利淡薄无臭，状若清谷；水湿内停，阳不化气而出现浮肿；虚阳外脱，故有微热而反近衣；正弱不能固，则经血淋沥；湿邪郁滞而为白带。初用四逆汤以温阳抑阴，服后即愈，停药又发，此正气虚极，故改用茯苓四逆汤大补元阳，兼固正气。因其肠滑下利不止，故加赤石脂以固涩，肉桂、砂仁以燥脾健胃而壮阳。

2.杨某，男，63岁。近2日因进食西瓜导致腹泻，每日泻下20余次，初始较稀，后成稀水便，服西药未效。胃胀，腹痛，泻后腹痛可缓解，知饥不欲食，腹响，心急烦躁。精神差，身软。平日肠胃进食不当则胀气即痛。舌淡白胖白腻苔，脉细数。处以四逆加人参汤：红参20g，附子100g，干姜60g，炙甘草60g，吴茱萸30g。4剂。2小时服1次，6小时当减，后可日服3次。

果6小时腹痛、腹胀、腹响、腹泻均减，服完病愈。（曾辅民治案）

原按：此例腹痛、腹泻、纳差，与《伤寒论》273 条颇为相似："太阴之为病，腹满而吐，食不下，自利益甚，时腹自痛。"显属太阴阳虚不固。然曾师直接处以四逆加人参汤，问曰："此显属太阴不固，为何不用理中法？"师曰："直从少阴肾治，较理中法更进一步！"以重剂四逆汤力扶肾阳而壮脾阳，人参以益气补阴，水煎频服，并告知 6 小时病减，彰显"治之但扶其真元"心法。

六、五苓散治案

1. 魏某，男，80 岁，形胖。腹泻腹痛 3 天，日十余次，腹痛即泻，泻如稀水，无尿，纳呆口和，小腹凉感，精神萎靡，服痢特灵、抗生素等无效，舌淡胖，苔白润，脉弦无力。此案泄泻有两大特点，其一水泻，其二无尿。因思此必膀胱气化不利，水湿并于大肠而成水泻，前人有"利小便即所以实大便"之旨，因投五苓散试治：茯苓 30g，猪苓 15g，泽泻 15g，桂枝 10g，白术 15g，白芍 25g，陈皮10g，防风 10g，乌药 10g，山药 30g，甘草 10g。3 剂。

服药即愈。（编者张存悌治案）

原按：此系早年病例，患者为兄长岳丈，以此法取效如此迅速，颇觉意外。后阅郑钦安一案，与本案可说异曲同工："一人病患咳嗽，发呕欲吐，头眩腹胀，小便不利，余意膀胱气机不降而返上，以五苓散倍桂，一剂小便通，而诸症立失。"

2. 房某，男，33 岁。腹泻如水 4 天，日 4～5 次。时痛，喜温，肠鸣，呃逆，有伤食感，尿可，脉左滑寸弱，右弦略浮，舌淡胖苔腻。此亦水泻，仍以五苓散加味处之：茯苓 45g，桂枝 25g，白术 25g，猪苓 20g，泽泻 15g，麦芽 30g，神曲 25g，干姜 20g，木香

10g，炙甘草 15g。5 剂。

服药后即愈。（编者张存悌治案）

原按： 此系近年病例，仅凭"腹泻如水"之症，即遣五苓散加味，亦收速效。因有呃逆、伤食感，故加麦芽、神曲以消食。曾经看过一篇报道，某医家对一般性肠炎泄泻，一概投以利尿药双氯噻嗪，取"利小便即所以实大便"之旨，疗效很好，也算活学活用中医理论了。

七、理中汤合小承气汤治案

1. 长沙刘君之少君，年甫五岁，平日喜食糖点，久而成积，初不之觉，已而间作腹痛，所下之粪，杂有白脓，犹谓偶然小恙，未曾医治。继乃渐剧，日常数次。诊之，脉弦缓，舌苔淡白。因其赋禀薄弱，不敢径施下剂，乃变通用理中汤加大黄服之，不应，遂以理中合小承气二剂，下黑粪甚多而愈。（萧琢如治案）

【点评】 郑钦安谈到阴阳两纲时提到实证，如饮食、气滞、血瘀、痰湿等"各部肿与痛而不喜手按者，或发热，或不发热，恶寒喜热，舌黄，便赤，脉息有神，乃为气血壅滞，皆有余之候，宜活血、行气、清凉之品"，当按实证处理，不可一例扶阳，否则犯"实者实之"之戒。这提示我辈要有意识加强对实证的研究。

前贤曾谓，"善用将军药（大黄），为医家第一能事"（《经历杂论》），令编者十分在意大黄的应用，既会用附子，又会用大黄，方是医林高手。

2. 张某，男，60 岁。患者系黑龙江省一个表弟，电话求治。泄泻已经半年，日四五次，甚则如稀水，畏冷，汗多，疲乏，口酸。

嘱用附子理中汤加味7剂未效，知其有异，电话里反复询问，知其尚感明显腹痛。揣摩腹痛或有积滞作祟，似属虚寒夹滞，改予附子理中汤合小承气汤攻补兼施，拟方如下：附子60g，炮姜20g，红参10g，五灵脂10g，细辛5g，肉桂10g，茯苓30g，枳实10g，川朴10g，炙甘草15g，大黄10g（单包，后下），生姜10g，大枣10个。3剂。

按法煎之，腹痛已止，且大便已成形。唯感腹胀，食后明显。前方调整，去掉大黄，另加干姜15g，生麦芽30g再服。（编者张存悌治案）

原按：本案即受上面萧琢如治案启发，仿照而效。古人说，"读书不如读案"，信然。

八、补中益气汤治案

1.机械工某之父，年近六旬，初患外感夹积，医以发散消食之品与之，寻愈矣。已而腹胀痛，泄泻不止。更数医，率用破气消耗进，疾益剧。肌冷汗出，呼吸急促，不能接续，时时登厕而无便，饮食不入已数日矣，自分不起。

其子踵门求诊，脉之浮大而虚，舌苔灰暗湿滑，检方盈寸，殊堪喷饭①。曰：此虚寒而中气下陷，再投前方，命其休矣！即授补中益气汤加乌附、干姜大剂，嘱其不避晨夜，陆续进服，四剂而瘳。（萧琢如治案）

①喷饭：令人忍耐不住而发笑。

【点评】方用补中益气汤加乌、附，体现锦上添花之意。

2.浏阳李某之母，年六十，先因感冒风寒，杂治不愈，已而大

便泄泻，日十余行，腹胀痛。医者不察，概以行气消胀之品图治，
益剧。

延余过诊，脉之微缓，舌苔白，口中和，饮食不美，困顿不能
行。其子甚忧其不起。余曰：此中气下陷，可保无虞。为疏补中益
气汤，方中当归用土炒，外加补骨脂、益智仁，三剂而瘥。（萧琢如
治案）

【点评】本案用补中益气汤治中气下陷之本，加补骨脂、益智仁
治泄泻之标。

九、温脾汤治案

袁君，宁乡人，性谨愿，生平笃于自信，尝以体素羸弱，非补
品不敢沾唇。仲秋时节，陡患泄泻，日数十行，继以红白，腹胀痛
不可忍。适余偶过访，即挽之主方。脉之弦紧，舌苔白而湿滑。即
疏胃苓汤加味，嘱其连服两剂，如疾不减，当另易方，势虽剧，幸
勿乱。袁君疑药之克伐，仅煎进一杯，即谋另医，乃延谷某治之，
用大剂滋补品，三日势转危急，粒米不入，体亦疲困，卧床不起，
谷辞不治，云已无脉。

举家惊慌绝望，为具后事，病者亦自分死矣，遂不服药。又三
日，疾如故，同事皆云病虽十分危急，不可坐视，请往视之。余曰：
令叔之恙，前此开方时，已剀切言之，若听余言，必不至此。今孱
弱之躯，药误几遍，阅时又久，恐无及矣。袁君曰：奉叔母命而来，
不论如何当请枉顾。诊之，脉仍露弦紧状，舌苔湿暗，自言腹中胀
痛，并述前药屡误。余一一佯诺，就榻前立方示之。退就他室谓其
侄曰：脉有生气，前医谓无脉者，当系误用补药而伏也。但疾诚可

治，奈令叔本不知医而性颇执，榻前之方乃一时权宜，不欲逆病者意耳。人心为君主之官，心之所至，药气每随之而行，一逆其意，药虽对症，必缘思想而弊端丛生。此事主权全在君身，余另有真方授服，但不可令病者知耳。

袁君唯唯称善，即疏温脾汤以祛积寒，三服，痛胀顿减，稍进糜粥。嗣后或用胃苓合左金加党参，或用补中益气合左金，渐次向愈，已能于室内自由行动矣。计自病剧以至痊愈，又历半月之久，举家感激，至登报鸣谢。（萧琢如治案）

第六节　痢　疾

一、导气汤加附子治案

徐姓，男，50岁。常居于潮湿之地，因饮食不节，突患痢疾，日夜泻数十次，腹部胀满，里急后重，红白相间，高热不退。迁延十余天之久，形瘦色晦，四肢疲乏，几不能行走矣。到处求医，皆云暑湿内伏，温热弥漫，湿为黏腻之邪，非易速瘥。又换一医诊治曰："汝之病痢，除赤白之外，还有青黄之色，实为五色痢，而饮食入口即吐，又属噤口痢之类，脾胃已败，将无能为力矣。"勉处一方，嘱另请高明。

徐君为人拘谨，闻此言语病更加重，呻吟床褥，苦不堪言。经其戚友介绍至祝师处求治。师曰："汝病本不重，因循贻误，致有今日，尚无恐也。"患者闻言，愁容为之略展，师又曰："汝病由于中寒与食滞交阻，郁而成痢，应予温通，中寒得温则化，食滞得通即能下行。"处方：附子12g，熟大黄9g，槟榔9g，广木香9g，肉桂3g，甘草6g，桔梗12g，芍药12g。

连服3剂，所下赤白之痢甚多，里急后重大减，精神增加，呕吐亦止，渐能饮食。师对诸生指示曰："导气汤为治痢圣药，再加附子如锦上添花矣，今用之果然。"再为处方，以桂圆肉包7粒鸦胆子吞服，赤白痢不见，大便转为黄色。徐君颇为欣喜，赋有谢师五言诗："若非祝师明，安得起沉病，摆脱危险境，谢君应若何。"（祝味菊治案）

【点评】火神派广用附子的一种方式，就是在应症方剂中另加附子，如在使用阳和汤、小青龙汤、当归四逆汤、补中益气汤、六君子汤、归脾汤、人参养荣汤等温补名方中善于加入附子。本案如祝氏所说："导气汤为治痢圣药，再加附子如锦上添花。"

二、乌梅丸治案

江某，男，39岁。1977年8月下旬，在田间劳动忽感全身难受，四肢发凉，头冒冷汗，腹痛肠鸣，旋即昼夜腹泻，下利频繁，夹脓带血。9月2日急来求诊：每日下利十余次，便稀带黏冻状，色黄赤，伴有腹痛，里急后重。兼见干呕、心烦、口渴、肢冷。舌质暗淡，尖部稍红，苔黄腻而厚。此为寒热错杂证肠澼，病在厥阴。法宜祛邪扶正，寒热并用。以乌梅丸主之：乌梅30g，辽细辛6g，干姜30g，黄连12g，当归10g，制附片60g（久煎），蜀椒6g，桂枝l0g，党参12g，黄柏10g。

上方连进2剂痊愈。（范中林治案）

原按：本例上热下寒证十分明显。厥阴为风木之气，偏盛则风邪上窜。今患者干呕、心烦、恶心，舌尖较红，皆为上热；肢体厥冷，小腹冷痛，下利清稀，间夹乌白冷冻，下寒诸症尤为明显。归根到底，其病机在于阴阳之气不能相互贯通。上为阳，阳自阳而为热；下属阴，阴自阴而为寒。故以乌梅丸治之。

乌梅丸"又主久利"，本例并非久利，为何投此方？一般而论，厥阴之证，非厥即利。久利多属寒热错杂之病，则宜寒温并用之法。本例虽非久利，因证属厥阴，寒热互见，乌梅丸恰为寒热温补并用，辛酸甘苦兼备之方，正与本例对证，故移用原方而获效。

三、干姜甘草汤治案

陈丹林之子10岁，病痢发热呕恶，医以藿香正气散，二日绝粒不进，所下血多白少。诸医见血为热，又称胃火之呕，进左金二陈之属，腹胀胸高，指尖时冷。余视其血，先下者凝黑成片，后下者点滴晦淡，知为脾胃虚冷，致阳气浮越而发热，阴气不守而下奔，中焦困乏而不纳。与干姜甘草汤，一剂呕止，再剂胃胀已消，以糙米汤亦受。更方与理中汤，发热下痢顿止。盖脾胃得权，阳气乃运，使气血各守其乡耳。（谢映庐治案）

【点评】此案以便血，先下者凝黑成片，后下者点滴晦淡，断为脾胃虚冷，用干姜甘草汤即收大效，功夫老到。解释病机三句话，"阳气浮越而发热，阴气不守而下奔，中焦困乏而不纳"，言简意赅。

四、当归四逆汤治案

1.方豫章部司，素虚寒，初秋患痢，日夜十多次，红白相半，脉弦细紧，反不恶寒而微发热，头疼身痛。若以脉细紧为寒，不当头痛发热。以头痛发热为湿热，脉又不当细紧。然必以脉为准，定属厥阴病，寒凝于内，反逼阳于外也。况厥阴病原有头痛，且肝藏血，理宜用当归四逆汤。本方加附子、干姜、吴茱萸，解肌温里，俾邪外解，每日服药，夜必微汗，次日必热微利减。如此六七日，

则表热里痢皆瘥。以后三年初秋必病，皆如此治之。（郑素圃治案）

【点评】此案痢疾，头痛，脉弦细紧，因定为厥阴病，用当归四逆汤加附子、干姜等，是为锦上添花也。

2.李某，里急后重，便下脓血，少腹绞痛，以手按之，其痛稍减。前用补中益气加槐、榆而痛益剧，用桂枝附子汤而痛不稍减。面色淡白，手足清冷，脉沉细而迟，口不渴。判为肝受暑邪，从寒而化，用当归四逆汤加吴茱萸、生姜：当归三钱，芍药一两，炙甘草二钱，通草二钱，大枣八个，桂枝一两，细辛二钱，黑姜一两，吴茱萸一两。重用芍药、桂枝、吴茱萸、黑姜，一服而痛减痢轻，数服病愈。由此而知，后重脓血者亦有阴寒也。此后，此证遂数见不鲜，皆从此等治法加减奏功。（吴棹仙治案）

【点评】吴棹仙亦近代伤寒大家，任应秋先生称"重庆吴棹仙的治伤寒学，都受到郑（钦安）氏影响较多。"（《任应秋医论集》）用当归四逆汤治痢疾，似不多见，但"此证遂数见不鲜，皆从此等治法加减奏功"，可知经得起重复。

五、人参败毒散治案

1.王某，男，23 岁，患痢经年不愈。自 1979 年 2 月起，每隔月余即暴痢 1 次，稍加调治即愈，但其周期性发作不能根治，用蒲老休息痢验方亦无效。苦苦思索，不得其要。灯下夜读，于《医门法律》见喻氏对外感夹湿型痢疾，用"逆流挽舟法"屡起大症，大受启迪。因思寒湿外袭，乃此症之来路，患者屡屡诉说肩背沉困，便是太阳表气闭阻之明证。初治失表，过用攻下，致邪深陷入里，遂成痼疾。病情与喻氏所论相合，其周期性发病，便是新感引动伏邪，正虚无力鼓邪外达。若再攻下，便是"外邪但从里去，不死不休"！病机既明，自当因势利导，用逆挽之法，引深陷入里之邪从表透出。唯其久痢阴分已伤，加生山药100g，煎汤代水煮药，热服取微汗：红参（另炖）、羌活、独活、前胡、柴胡、川芎、枳壳、桔梗、炙甘草各10g，云苓15g，薄荷5g后下，鲜生姜3片，2剂。

上方服后，周身得微汗，其多年之偏头不汗亦愈，每饭时头面肩背亦得微汗，伏邪尽透，痢止，其肩背如压一石磨之沉困感从此消失，经年久痢竟获治愈，直肠镜检，息肉亦已消失。（李可治案）

【点评】痢疾也要注意外邪之治，"下痢必从汗解，先解其外，后安其内"，此亦"逆流挽舟法"，倡用人参败毒散。曾看过丁甘仁一个案例可以为证：某年夏季，丁先生一位幼辈患了痢疾，用了治痢方药多种，竟然不效，迁延月余，总是身热不退，下痢不止，不免心焦。忧思之际，四川名医唐容川来到上海，名家相见，交谈甚契。丁先生怜幼心切，虚怀若谷，特邀唐氏诊治。一番诊视之后，唐氏拟以人参败毒散治之。服药后，病人一剂身热即退，再剂下痢亦止，一时上海滩传为佳话。

2. 吴某，女，41岁。患痢12日不愈，曾输液4日，服白头翁汤3剂、芍药汤5剂不效。反增呕逆噤口，脘痛呕酸，脉沉紧，苔白厚腻。追问病史，知患者半月前曾患重感冒，恶寒无汗，周身关节、肌肉酸疼，呕逆头眩，明是寒湿外袭，湿浊中阻，而医者误作伏暑投银翘汤大剂，俟后变痢，又迭进清热解毒治痢套方，终致卧床不起。此证标本俱寒，误投寒凉，损伤正气，致外邪深陷入里，败症已成。姑用逆挽法扶正托透，投人参败毒散，更加附子、干姜振衰颓之肾阳，日夜连服2剂，3小时1次。服第1次，头部见微汗，服第2次遍身见润汗。深陷入里之邪，得以外透，其症遂愈。（李可

治案）

【点评】痢疾过用苦寒攻下，致表邪内陷而成的误治坏病，逆流挽舟，也有卓效。投以人参败毒散，更加附子、干姜振奋肾阳，此亦锦上添花也。

3.朱贞启文学，年六十外，初秋患痢，其证恶寒发热，脉浮而数，头疼身痛，目赤口干，而又腹痛，痢下脓血，不离秽桶。此虽夹表之证，其势甚危，乃疫毒痢也。表里皆病，必须先解其表，而后攻里，正合败毒散加陈仓米，乃属仓廪汤之证。遂以羌活、独活、柴胡、前胡、川芎、茯苓、枳壳、桔梗、甘草、陈仓米，日投二剂，身得微汗，表热里痢皆减半。浮脉虽平，而虚数不敛，此高年气虚，即以前药加人参一钱。二剂遂大汗通身，热退痢止，邪从外解，竟不需攻里矣。（郑素圃治案）

【点评】"表里皆病，必须先解其表，而后攻里"，堪称警语。

六、补中益气汤治案

休邑黄益之，时寓瓜镇，年七十四岁。秋初患痢疾，六脉虽大而尚有力，赤白相间。初以平胃散加归、芍、香、砂，四剂积滞已行而痢不止，下迫益甚，小便难出，六脉更大而无力。余议用参、附，其邻医曰：痢脉忌洪大，而又有血，反用参、附，殊为不合。余曰：老人脉大为虚，今脉大而不数，重取无力，此气虚非热也。乃中气虚寒，逼阳于外，致脉亦浮于外也。痢疾属肾，肾主二便，开窍于二阴。今小便秘而大便不禁，乃元气下脱，宜升阳温肾，非桂、附不可。遂用人参三钱，芪、术、桂、附、炮姜、当归、茯苓各钱半，升麻、甘草各五分。四五剂后，小便即通，脉亦敛小，不

十剂而痢止矣。后用八味地黄丸加补骨脂、五味子，调理一月，计服人参半斤而痊。（郑素圃治案）

原按：此治痢变法，因其年迈也。

第七节 便 秘

一、大黄附子汤治案

1.李某，女，54岁。大便秘结，伴口干口苦，烦躁失眠，神疲乏力一年余，加重3个月。舌红有裂纹，苔薄黄，脉沉迟。FPG（空腹血糖）9.8mmol/L，2hPG（餐后2小时血糖）15.6mmol/L。

患者高脂血症、脂肪肝、胆石症多年，1993年因口渴多饮，神疲乏力，查FPG11.8mmol/L，诊为2型糖尿病，用二甲双胍等治疗，血糖控制尚可。1996年出现大便秘结，伴烦躁失眠，口干口苦，神疲乏力，并逐渐加重。初期用生大黄或番泻叶泡服有效，近3个月来，加大用量，加服牛黄解毒片致使腹痛作泻，停药则便秘如故。拟大黄附子汤去细辛：附片100g，生大黄10g。2剂。

当晚服药一次，第二天早上大便畅泻一次，量特多。下午又泻一次，量少。其后大便一日一次，成条。FPG7.5mmol/L。（《著名中医学家吴佩衡学术思想研讨暨纪念吴佩衡诞辰120周年论文集》）

原按：一诊时大便秘结，伴口干口苦，以及舌红有裂、苔薄黄等一派阴虚内热之象，但其脉不数反迟，联系其长期服用生大黄、番泻叶等药苦寒泻下，阳气必然受损。虚火上升，则口干口苦；寒实内结，则便秘。故重用附子温阳散寒，辅以少量大黄泻下通便。

2.张某，男，76岁。2003年6月24日初诊。双手颤抖、无力，步履困难，伴大便秘结，神疲嗜睡，沉默少语，生活难以自理，逐渐加重3年。舌淡青，苔白润，脉涩。

1979年心肌梗死，1981年诊为2型糖尿病，口服消渴丸治疗，但血糖控制不佳。2000年脑梗、脑萎缩，出现双手颤抖、无力，步态不稳，便秘，沉默少语，改用胰岛素等治疗，血糖控制一般，症状逐渐加重，生活难以自理。拟大黄附子汤加味：大黄、附子、细辛各10g，生白术60g，益母草30g。3剂。

服后，腹泻明显，第3剂未服。舌淡青，苔薄黄微腻，脉细弱。上方减大黄为3g，3剂。

三诊：大便畅通，一日一行，精神亦可。（《著名中医学家吴佩衡学术思想研讨暨纪念吴佩衡诞辰120周年论文集》）

原按：患者有陈旧性心梗和脑梗、脑萎缩、2型糖尿病等多种疾病。按照标本缓急理论，疾病一旦出现大小便不利，不论其为标为本，均应视为当前主要矛盾，治以通利二便为当务之急。根据其临床表现辨为阴结，而以大黄附子汤温阳通便，加大剂量的白术增强通便作用，再加益母草祛瘀生新，滑利下行。文献报道，大剂量白术有良好的缓下作用，但便秘而兼浮肿者，虽重用白术90g，疗效亦不理想，加用益母草后，可明显提高疗效。二诊因腹泻较剧，而减大黄为3g。

3.杨某，男，43岁。2005年5月28日初诊。大便干燥如羊屎，伴自汗、口苦、口臭近1个月，加重1周，舌淡青，齿痕明显，苔白润，脉促，BP（血压）140/80mmHg。

患阵发性心悸二十余年，劳累或情绪紧张时发作，1992年诊为"风湿性心脏病"。2001年10月5日突然头昏跌倒，神志不清，经抢救后脱险，后遗左侧肢体偏瘫，左手腕关节以下肿胀成握拳状。CT示"前额、顶叶大面积梗死"。2004年4月开始用中风再造丸治疗，心悸明显好转，肢体功能有所恢复，但左手腕关节以下肿胀无改善。至2005年5月，出现上述便秘症状。拟大黄附子汤加味：附片30g，生大黄10g，细辛10g，桃仁15g（冲），升麻3g。3剂。

二诊：药后大便每日一次，口苦、口臭已除，且左手腕关节以下多年肿胀得以消除，神情甚佳。改用原中风再造丸治疗，大便一直正常，肢体功能继续好转。（李旋珠治案）

原按：患者口苦、口臭为虚火浮游之象，大便燥结和舌脉为寒实内结、气血不畅之征。主以大黄附子汤温阳通便，加桃仁活血下行，润肠通便，佐以少量升麻清气，行阳道。桃仁与升麻配伍，一上一下，调畅气机。

4.葛某，男，45岁。大便秘结，胃脘胀痛，吐酸三年余。纳呆，胃腹有压痛，不敢喝凉水，睡眠尚可，小便频急。舌胖大苔厚。西医诊断为胃糜烂。中医辨为脾胃虚寒，夹有瘀滞，大黄附子汤合附子理中汤加味：党参25g，生白术30g，炙甘草15g，干姜25g，生大黄10g，蒸附片30g，北细辛10g，生半夏30g，壳砂20g，三棱10g，莪术10g，槟榔片10g。

7剂，水煎服，日三次饭后温服。

复诊：患者吃到第5剂药时，肠鸣排气，大便6次，最后一次排出像白果冻一堆。现胃腹轻松，食欲增强，周身有力，吐酸好转。转方以附子理中汤加丁香、郁金、壳砂等调理14天痊愈。（编者刘水治案）

【点评】此案便秘辨为脾胃虚寒，夹有瘀滞，故以大黄附子汤合附子理中汤温补攻下兼施。

二、温脾汤治案

1. 张某，男，32岁。便秘年余。初起大便难解，二三日一行，干结不爽。头昏食少，脘腹痞闷不适，时常哕气上逆。医者以为阴虚肠燥，胃腑有热，治以清热苦寒、滋润通下之剂。每服一剂，大便通泻一次，其后又复秘结如故，脘腹痞闷终不见减。如此往复数月之久愈见便秘，甚者六七日一行。口苦咽干，纳呆食减，体瘦面黄，精神倦怠。脉沉迟而弱，舌苔厚腻，色黄少津，口气微臭，思饮不多。如此并非肠胃燥热之证，乃是气虚便秘。长期服用苦寒通下之品，脾肾之阳受戕，脾气虚弱，无力运化，肾气不足，难以化气生津，气机壅滞，胃肠传化失司，遂成便秘。当以温下之法，务使枢机运转，腑气自能通达。方用温脾汤加味：附片45g，干姜12g，大黄9g（后下），党参15g，厚朴9g，杏仁9g（捣），甘草6g。

煎服一次，腹中肠鸣，气窜胸胁，自觉欲转矢气而不得。再服两次，则矢气频作，便意迫肛，旋即解出大便许多，黑硬结如栗，其臭无比。顿觉腹中舒缓，如释重负，呕哕已不再作。连服2剂后，大便隔日可解。口苦咽干已愈，食思转佳，腹中痞胀消去。厚腻黄苔已退，呈现薄白润苔，脉仍沉缓，遂照原方加肉桂9g增其温化运转之力。连服4剂后，大便通调如常，精神、饮食明显好转，面色润泽。（吴佩衡治案）

【点评】此案便秘年余，干结不爽，口苦咽干，似乎燥热之象，难怪前"医者以为阴虚肠燥，胃腑有热，治以清热苦寒、滋润通下之剂"。然而每服一剂，虽然便泻，其后又复秘结如故，"如此往复数月之久愈见便秘"，可知辨治有误。吴氏从思饮不多，精神倦怠，脉沉迟而弱着眼，认为长期服用苦寒，脾肾之阳受戕，无力运化，传化失司，遂成便秘，"并非肠胃燥热之证，乃是气虚之便秘"。当以温下之法，使枢机运转，腑气通达，方用温脾汤，连服4剂，大便通调如常，确显功力。另加厚朴降气，杏仁润导，皆为的药。

2.黄某，男，43岁。重庆弟子电话求诊。经常脘腹及脐周胀痛，纳食时增时减，大便干结呈羊屎状，排便十分痛苦，甚则需用手指抠除，病已经年。胃镜检查提示：十二指肠球部溃疡，息室约2cm大。肠镜检查提示：慢性结肠炎重度，直肠息肉。外科医师建议手术治疗。开方如下：制附子45g，炮姜30g，红参10g，生大黄10g（后下），五灵脂10g，茯苓30g，白术90g，干姜15g，肉苁蓉30g，枳实10g，厚朴10g，生麦芽30g，炙甘草15g，大枣10个，生姜10片。

上方陆续服40剂，大便已畅，唯小腹有时轻微隐痛，大便稀溏。服药60多剂，病情好了90%以上，至今6年排便再未用手抠过。（编者黄健华、张存悌治案）

三、四逆汤治案

1.内侄梁竹芜，儿科中五世业医者也，少年身甚弱。辛卯八月，偶食生冷，腹痛，大便不通，不食不卧，苦楚异常，晚上尤甚。本人欲通大便，拟食下药。予察其神色青暗，舌滑白，脉细小，断为冷结关元。投以四逆汤，数剂而愈。（易巨荪治案）

【点评】此案腹痛便秘，苦楚异常，以其神色青暗，舌滑白，脉细小，断为冷结关元，径投四逆汤，"治之但扶其真元"，数剂而愈。

2.从叔多昌，40余岁时，初患大便不利，医者以滋润药服之，久之小便亦不利，肚腹饱胀渐上，胸膈亦痞满不舒，饮食不入，时时欲呕，前后服药已数月，疾益剧。后有一医谓当重用硝、黄大下，连进3剂，大小便益闭塞不通，身体益困疲不支。见其面色惨晦，骨瘦，起居甚艰，舌苔厚而灰白，切脉沉迟而紧。

余曰："此症药与病反，诸医无一知者，病虽危险，尚有方救。但恐老叔不能坚信，摇于旁议，中道变更，反使余代他人受过，则不敢举方，亦于事无济也。"多叔曰："吾自分死矣，他医之方试之殆遍，今尔为吾立方，不论何药，死亦甘休。"遂疏方：乌附45g，北姜45g，老生姜30g，粉甘草45g。嘱其煎成冷服，每日当尽3剂，少必2剂，切勿疑畏自误。嘱用大罐多汲清水，一次煎好，候冷分3次进服。究以疑畏不敢频进，至夜仅服完1剂，次早呕稍止，膈略舒，可进糜粥。是日服药始敢频进，尽两剂。其明日呕已止，胸膈顿宽，索糜粥，食如常人。余因语之曰：今日当不复疑余药矣。又于原方外加半硫丸2两，每日清晨用淡姜汤送下3钱，分3日服完。第4日，天未明而腹中作响，似欲更衣，扶如厕，小便先至，大便随出，先硬后溏，稠黏不断，顷刻约半桶，病如失矣。为疏通脉四逆加人参汤善后。（萧琢如治案）

原按：多叔问余，此症缘何致之，前此许多医药，何以日剧？贤侄方何以如此神效？余曰：此理深奥，即粗知医者亦难悟此。人身肠胃，犹人家之阴沟，胸膈犹堂室然，疾系内脏阳气式微，犹之天寒地冻也。试观冬月，阴沟冰结，水道不通，求通之法，必候赤日当空，自然冰释，此理妇孺咸知，医者反茫然不觉。初以润药，是益之霜露则阴沟冰结愈固，无怪二便不通，肚腹满胀也；继进硝、黄，是重以霰雪，阴沟即不通，层累而上，势必漫延堂室，是即阴霾上逼，由肚腹而累及胸膈，遂至咽喉亦形闭塞，时而作呕也。今余以辛温大剂频服，使重阴中复现阳光，坚冰立消，获效所以神速。

【点评】此案大便不利，当属大便涩滞不畅之证，古人多称"便结"。本案一误于滋润，再误于蛮攻，乃至病势已危。萧氏认定阴结而致厥逆，处以大剂通脉四逆汤，未加一味通便套药，且日进3剂，胆识非同常医。

萧氏为病人讲解病因机制时十分精妙，用比喻方式将阴结的形成说得通俗易懂，误治、正治的道理讲得浅显明了，堪称绝妙的科普宣传，即在今日，其理其文均值得玩味。

3.某女，年近40岁。先患大便不利，医者与玉竹、麻仁、牛膝等药，驯至小便艰涩，久之月事亦不通，身微热，已延五月。腹满胀，胸膈时痞时宽，饮食减少，困倦嗜卧，更换数医，均用滋润破气及行血之品。诊脉沉迟而涩，舌苔湿滑而暗。余思疾本阴寒，今因误药，由气分而累及血分，气血交并，药当气血并治，才能有济；继思气为血帅，气行则血行，毋庸多惹葛藤；倘气治而血不和，转方调血，正自容易，遂决定单从气分斩关夺隘。疏方用大剂通脉四逆汤冷服，嘱每日必服2剂，并用半硫丸2两，分作7日，每早食前淡姜汤送下，许以服完即愈。嗣后不十日，药完而疾愈，即授通脉四逆汤加人参，令其守服10余剂，平复如常。（萧琢如治案）

【点评】此案与上案相似，均系阴证便结，误用滋润，导致小便也艰涩，全身阳气大衰，虽有"月事亦不通"之血分见证，但遵"气为血帅，气行则血行"之理，"决定单从气分斩关夺隘，毋庸多惹葛藤"，疏方用大剂通脉四逆汤投治，单刀直入，不夹血分之药，每日必服2剂，"服完即愈"，再次证明了"治之但扶其真元"的观点。

4.邓某，女，84岁。便秘，口苦食少，尿热，神差欲寐，舌淡，脉沉细，尺不显。处方：附片 50g，干姜 40g，炙甘草 20g，肉桂 10g（后下），炮姜 20g。2 剂。其后因咳而就诊，述服上药后症状消失。（曾辅民治案）

【点评】此案与上案相似，亦属阳虚便秘，认定阴证眼目在于"神差欲寐"及舌脉之象。虚阳下陷而现尿热，不是心热之症；虚阳上浮而现口苦，亦非胃火。

四、真武汤治案

1. 刘某，年过六旬。病已月余，咳嗽哮喘而多痰。腹胀且痛，不思食，大便秘结 20 日不更衣，小便赤而长，喜热饮，夜难入寐，精神极弱。六脉沉迟无力，舌苔白腻。查前所服方药，均以清热消食降气为主，且以硝、黄峻剂通下，仍不能便，其势较危。此系脾肾阳虚，中土失运，痰湿水饮阻逆于肺，清肃不降，致痰喘咳嗽，传导失司，无力输送。加之阳虚则气不化津，无以滋润肠道，致成气虚寒凝之便秘不通。宜扶阳温化主之，拟真武汤加味：附片 100g，茯苓 30g，白术 20g，杭芍 10g，干姜 30g，北细辛 6g，五味子 5g。

1 剂见效，2 剂后喘、咳约去十之六七，3 剂照原方去杭芍，服后痰喘咳嗽若失，略进饮食。第三日以四逆汤加味：附片 100g，干姜 50g，茯苓 50g，砂仁 10g，上肉桂 10g（研末，泡水兑入），北芪 60g。

上方服 1 剂后，是晚便意迫肛，解出干结黑色粪便半痰盂许，腹中顿觉舒缓。然因年老气虚，解便时用力过盛，旋即昏晕不省人事。急诊之，气短欲绝，脉沉迟无力，但见白苔已退，唇舌已转红润，此乃气虚下陷之故。当即以煎好之汤药喂服，俄顷人事已省，

脉转有神。原方连服3剂，食增神健，咳喘不作，二便通达。（吴佩衡治案）

【点评】此证咳喘而兼便秘，用武汤加姜辛五味，自是仲圣成法。唯虽见便秘"20日不更衣"，仍不予硝黄攻下，是因其属寒凝便结，故予大剂姜附温通化结，治之但扶其真元，一剂而"解出干结黑色粪便半痰盂许，腹中顿觉舒缓，"，确显扶阳心法。

2. 闫某，女，55岁。2018年11月19日初诊。便秘5年。平素服用泻药维持，症状越来越重。刻症；便秘，服用泻药也不通畅，失眠，手心冒火，鼻子干，心口窝、后背出汗多。舌淡胖大。既往有糖尿病史，胰岛素控制，血糖控制不理想。辨证为阳虚便秘，阴火，真武汤加减：茯苓30g，白芍15g，生白术20g，炮姜3g，附子3g，生姜10g，肉桂3g，黄柏3g，砂仁6g，炙甘草10g，龙骨30g，牡蛎30g，桂枝15g，枳壳10g。3剂，用中药颗粒剂，日1剂，分2次冲服。

二诊：便秘好转，手心不那么热了，夜眠改善，汗出减轻。继续温阳化饮、潜阳：茯苓30g，白芍15g，生白术20g，炮姜30g，附子30g，生姜10g，肉桂3g，黄柏3g，砂仁6g，炙甘草30g，龙骨30g，牡蛎30g，桂枝15g，枳壳10g，牛膝20g，益母草30g。6剂，用中药颗粒剂，日1剂，分2次冲服。

前后服药21剂，大便1天1次，夜眠好，手心冒火、鼻子干及心口窝后背汗出消失，血糖4～6mmol/L，病愈。（编者伊艳清治案）

原按：以前谁说糖尿病可以治愈我认为是不可能的。有了老师深入细致的讲解，刚刚敢用扶阳方药，效果这么神奇，很开心。慢慢开始学着用，信心倍增。

【点评】本案便秘5年，靠用泻药维持，症状越来越重。因辨为阳虚阴结，扶阳即为正治，未用一味通便套药，竟能愈此严重便秘，领悟了扶阳真谛。

初诊用附子3g，恐怕是不太自信，待收效后信心增加，附子一下增至30g，不仅医好了便秘，还降低了血糖，足证扶阳疗法的价值。李可曾教弟子使用附子，为保安全稳妥，可以：①辨证准确。②先用我的剂量的1/2或1/3，得效渐加，严密观察，证变法变，方药亦变。③纯熟后试用于重危症的抢救，当知我言不谬。总之需要实践、历练方成高手。

五、补中益气汤治案

1. 范文甫治徐老婆婆，大小便不通，方用黄芪、党参、白术、炙甘草、当归、陈皮、升麻、柴胡、生姜、红枣、淡苁蓉。（范文甫治案）

原按：虽未详脉舌，但老年患此，当为中气虚之候。经曰："中气不足，溲便为之变。"方以补中益气汤升举中气，佐苁蓉温暖肾气。肾为胃关，肾暖，少火生气，则元阳上升，苁蓉合补中益气，升清降浊，使全身气化通调，则二便自能恢复正常。此治病必求其本之法也，与一般仅见症治症，妄用泻下通便者大不相同。

2. 刘河绅士陶松如，年四十左右，患胸脘胀满，大便秘结，两足酸软等症，自用通利药无效。形神憔悴，肢体疲惫。予诊其脉，右寸关沉微。知为脾肺虚弱，清阳不升。即用补中益气汤加麻仁，服之二剂而大便即通，胸脘顿宽，两足亦有力。（王雨三治案）

原按：人皆以为奇，问之曰："补中益气汤是治脾虚泄泻之要药，可使大便不通之剂也。况胸脘胀满，用此以大补之，岂非大便尤秘，以胀助胀乎？兹服之而反上下均通者，殊令人不解，愿闻之理。"答曰："其理甚明。肺与大肠相为表里，凡大肠之传化糟粕者，皆由于肺气充足，糟粕乃得气之力以行之也。胸脘为脾肺所居之部，若脾肺健运，虽有窒滞，则自可疏化。其胸脘胀满者，则脾肺失健运输化之机，而成气虚中满之症也。予用此补中益气汤，既可补益脾肺之气，气足而中满自除，又可升清降浊，则糟粕自然随气以行矣，岂非其理甚明乎？"

3. 陈某，男，53 岁。平素大便偏秘，今已未排便 5 天，肠鸣。4天前曾服用芦荟胶囊、三黄丸，不效，又用 8 支开塞露亦未效，十分紧张，求治于肛肠专科。直肠镜检查：直肠黏膜松弛堆积。专科动员手术，心怀惧怕，求治于中医。舌淡胖润有齿痕，脉沉缓寸弱，余无异常。辨为中气不足，大肠传导不利，经云"中气不足，溲便为之变"指此症也。补中益气汤加味：附子 30g，生黄芪 30g，党参30g，白术 30g，陈皮 10g，升麻 10g，柴胡 10g，干姜 15g，肉苁蓉30g，当归 10g，炙甘草 10g。4 剂。

服后便即通畅，以补中益气丸善后。（编者张存悌治案）

原按： 肛肠科医生容易犯一种毛病，即只见树木，不见树林，只看到专科局部那点儿症状，却忽略病人的整体状况，不知局部症状乃由整体失调引起。像本案只看见镜检显示直肠黏膜堆积，张口就要手术，不知是由中气下陷引起，升提中气即可解决问题，免除一刀之苦。我在辽宁中医附属三院当内科主任时就有这方面的体会。该院以肛肠科为重点科系，其他科则是"小科"，所谓"大专科，小综合"是也，因此又称辽宁省肛肠医院。本院一位行政副院长经常带亲友找我看病，包括肛肠疾病。有一次，她说："张主任，我觉得你看肛肠病比咱们那些专科医生看得好。"我想了想说："这话没错，专科医生只顾着看肛肠那块尺寸之地，全身情况往往忽略，缺乏整体观念。而我作为内科医生更看重病人的全身状况，将肛肠病变视为全身失调的局部表现，具有全局观点，这也许就是内科医生的优势。"

不只肛肠科，像五官科、皮肤科、外科等专科都容易犯这种"只重局部，忽视整体"的毛病。

4. 赵某，男，82岁。2006年11月29日初诊。大便艰涩半个月，质溏，日一二行，腹无痛胀但有下坠感，肛门灼热，尿亦热感，尿频，不渴，口唇时肿，汗出，舌淡胖润，脉弦浮数寸弱。既往糖尿病史。处方补中益气汤加味：黄芪30g，党参25g，白术30g，炙甘草10g，升麻10g，柴胡10g，陈皮10g，当归15g，茯苓30g，肉苁蓉25g，麻仁、紫菀各20g。6剂，每日1剂，水煎服。

复诊：大便通畅，下坠感消失，仍溏软，矢气较多，舌淡赤胖，脉弦浮寸弱。守方调理，后电话告知大便已正常。（编者张存悌治案）

原按： 排便困难与便秘并非一回事，便秘通常指便条偏于干硬，排泄自然困难；排便困难虽然亦是排泄困难，但便条并不干硬，甚至黏溏而软，二者区别在于便条性状。以本人经验，便秘或有由火热引起者，而排便困难绝大多数是因阳气虚弱引发，历来治愈甚多，本案即是例证。

5. 倪某，男，32岁。两年前无明显诱因，出现排便困难，便量少，便不尽，需多次排便才觉轻松。西医诊断为：肠黏膜脱落，予以手术治疗，术后恢复。今年再次出现此症状，西医要求再次手术，拒绝而来我处治疗。询问得知，青春期面部起痘，服寒凉药较多，之后自觉脾胃虚弱，排便困难，腰腹、四肢不温。舌体小质红，苔薄白润。余意过服寒凉药物，伤及脾阳，日久伤肾，脾肾阳虚导致中气下陷，治以升阳举陷。处方：黑顺片30g，生白术30g，黄芪30g，寸芸30g，党参30g，陈皮10g，升麻10g，柴胡10g，当归10g，干姜15g，炙甘草10g。3剂。

复诊：服药后矢气频频，觉得腹中温暖。上方黑顺片加至45g，生姜45g。3剂。

三诊：排便顺畅，但仍需日行3～4次，便不尽感。上方黑顺片加至60g，生姜60g。3剂。

四诊：服药后排便有力，便后舒爽，日便3次。自觉腰腹凉。黑顺片加至90g，生姜90g。7剂。

五诊：服药后每日排便一次，便后舒爽，无不尽感，只是排便时间较长，仍觉腰腹凉。黑顺片加至100g，另加肉桂20g，淫羊藿20g，生姜100g。7剂.

服药后排便正常，日行一次，腰腹凉改善。守方调理7剂，唯剩排便时间较长无改善。两月后随访无复发。（编者蒋博文治案）

【点评】排便时间较长一症，不妨加大剂量白术90g以上一试。另外，方中当归亦有润肠作用，10g之量似嫌少些。

六、半硫丸治案

陈某，年七十余，饮食起居正常，唯大便经常结燥不通，3～5日一次，或一周一次，通泻润便之药初尚有效，以后毫无效用，终日为便秘所苦恼。按其脉沉缓，察舌苔淡白，诊为冷秘之疾。如用攻泻滋润之品以治之，实南辕而北辙，诛伐无过。处方：半硫丸50g，每日9g。服3天，大便通畅。以后便秘时即日服9g，从此宿

疾得愈。祝师治老年习惯性便秘极多，大都用此法而获愈。（祝味菊治案）

【点评】治疗便秘或用泻剂如大黄、番泻叶之属，或为润剂麻仁丸、润肠丸之类。唯老年阳虚便秘用此不能取效，宋代《和剂局方》中之半硫丸，有除积冷、温肾逐寒、通阳泄浊之功，治风秘、冷秘与老年习惯性便秘，应手辄效，但用者甚少。

第八节 呕 吐

一、附子理中汤治案

1.述圃园主人之子，患腹痛，呕吐不止，得食必呕，几成膈症，百药罔效，已停药十余日矣。有人以余向病家推荐，余曰："症虽大而可治，不过中寒而阳虚生寒耳。治病若不识症，虽百药遍尝，安有幸中之理？"乃订附子理中汤，二剂而呕止，再加吴茱萸，胃纳渐进。后主以真武加减而精神爽慧。总计服药二十余剂，转弱为强矣。(《黎庇留经方医案》)

【点评】本案腹痛，呕吐，得食必呕，黎氏判为阳虚中寒，以附子理中汤，"二剂而呕止"，乃以扶阳治本取效，并未用半夏类止呕之品，胸有定见。

2.舍弟岳家之仆人，时年三十有二。春月患腹胀起，饮食不进，时吐痰涎，虑成膈证，又虑成鼓胀。往求某名医治之，共往讨药八次，服过药三十二剂。其方皆厚朴、枳壳、苏子、旋覆花、贝母、花粉、大腹皮之类，愈服愈胀，饮食愈不能下，更加呕吐，两足酸软，无力举步。又向他医求治，药用扁豆、谷芽、茯苓、泽泻、贝母、陈皮、香附、枳壳。服八剂，病又加进。更求一医，因其口渴，遂谓有火，用知母、贝母、麦冬、黄芩、吴茱萸、炒连之类，服四剂愈剧。

因南吉弟就余诊之，两尺沉微，右关弦细而迟。余谓："吐涎沫者，非痰也，脾虚不能摄涎也；口渴者，非火也，脾土虚不能生肺金，致肺虚不生津液也，自当以补脾为急。然两尺沉微，少火衰弱，火弱不能生土，故令土虚而不能进食，犹釜底无火，则釜中之物不熟，是补脾犹当补其生脾之原。"遂用六君子汤加肉桂五分，炮姜五分。服二剂而腹宽，呕吐止，亦无痰涎。又服二剂，能吃饭碗余。又服二剂，能吃饭两碗。乃复来求诊，再四称感。云前番行十余步便要坐倒，今来计程十五里乃一直走到。照前药，再予四剂。因其无力服参，赠以参二钱，分作四剂，服尽痊愈，饮食照旧。（吴天士治案）

3. 癸亥年六月，忽有一女人来索诊。年已望六，诊其脉沉而迟，左关细而弦，右关短涩。问："饮食呕吐否？下半身冷，足无力行动否？"答云："正是。自某月起至今数月，不能饮食，每日只用粥碗余，仍要吐去。足冷如冰，不能行走。曾往见名医八九次，共服药四十余剂，毫不见效。已自知病成膈噎，不能治矣。今欲遣人往外寻男人归，为料理后事，适闻高明在此，故来求治，不知还可治否？"余问："名医药内曾用黄连否？"答云："不曾。"余曰："若未用黄连，尚可救也。"为举方，用肉桂为君，佐以人参、白术、茯苓、半夏、陈皮、当归、牛膝、山萸、熟地，少加木香。服一剂，脚下便温，次日食粥即不吐。连服四剂，能食饭碗余。再服五六剂而饮食照常，诸症痊愈。（吴天士治案）

【点评】以上二案吴氏所用皆系六君子汤，加炮姜或肉桂则已寓理中汤意。

二、吴茱萸汤治案

1.刘某，男，34岁。头部被车撞已一周，鼓包已消，但动则呕恶，头痛，眩晕，晚间低烧，体温37.5℃左右。冬季手足不温，畏冷。舌淡胖润，脉沉滑寸弱。因忆《伤寒论》条文："干呕，吐涎沫，头痛者，吴茱萸汤主之。"此证头痛、呕恶俱备，符合该条文。晚间低烧，手足不温，畏冷，乃是虚阳外浮之象。拟以吴茱萸汤合潜阳丹兼而顾之：吴茱萸15g，党参25g，五灵脂10g，砂仁15g，附子25g，龟板10g，半夏15g，川芎20g，泽泻30g，白术30g，牡蛎30g，炙甘草10g。

服药后，低烧未作，呕恶、头痛、眩晕均减缓，继续服药恢复正常，唯用脑思考时作痛。（编者张存悌治案）

原按：《伤寒论》："伤寒中风，有柴胡证，但见一证便是，不必悉具。"这一原则不仅适用于柴胡证，其他方证亦可参考。本案虽无"吐涎沫"一症，但有眩晕之症，二症虽然不同，病机却相同，皆因水气为患。

2.钟某，女，32岁。呕吐、眩晕伴腹痛腹泻半天。缘晨起不明原因致眩晕、呕吐多次，腹痛腹泻四五次，皆为粪便残渣黄水状，自服黄连素片、藿香正气口服液均无效。家属致电求诊于余，因未见舌脉，本想拒诊，无奈病家苦求，据其平日素体及所述诸症，以阳明寒呕论治，拟吴茱萸汤合小半夏汤加味：吴茱萸10g，党参30g，半夏20g，炙甘草20g，大枣3枚，生姜30g，白芍10g，茯苓30g，白豆蔻10g，苏叶10g，炒白术20g，黄连3g。2剂。

两天后家属携患者来诊，述服1剂药2小时后呕泻均除，2剂服

完已如常人。（编者张泽梁治案）

【点评】 此案吐泻新发多为饮食不慎所致。按说用藿香正气水也很对路，今不效，改用吴茱萸汤合小半夏汤应手而愈，显示经方疗效更好。此案除两方原药，其他药物似皆可去掉，重复。

三、大黄甘草汤治案

反胃： 洋货店曾某，患伤寒一月未愈，后变呕吐，食入顷刻倾吐无余。诸医技穷而却走。延诊时，见其满面红光，舌色红而有刺，脉洪数，大便硬，与大黄甘草汤而瘥。

反胃症之可畏，人皆知之。试询其所用之方，动辄汇集滋润之品，以多为贵，及至屡服不应，徒太息于疾不可为，而不知其操术之不工。一医然，众医皆然，故一患反胃，鲜有愈者。（萧琢如治案）

【点评】《金匮要略》："食已即吐者，大黄甘草汤主之。""胃反呕吐者，大半夏汤（半夏、人参、白蜜）主之。"后方治朝食暮吐，暮食朝吐。二者似有虚实之异。

郑钦安不仅擅用姜附等热药，而且也擅用硝黄等凉药，称"附子、大黄为阴阳二证两大柱角"，有人说火神派只讲阴证，不讲阳证，未免强加于人。

四、四逆汤治案

1. 壬辰秋，余客天津。张鸿卿来速余诊。据云，夙病呕吐，延今偶触凉风，即泛冷涎，若将哕逆者然。切其脉沉细而迟，知是积寒久郁，非用大热药不足消沉痼之逆冷，不能复耗散之元阳，用四逆汤加味，重剂与之，每剂用附子一两，共服至百数十剂，宿恙始痊。（陈菊生治案）

原按： 呕哕有气血多少之分，有寒热虚实之异。实而热者，清之泻之，可以即瘳；虚而寒者，温之补之，不能速愈。

或问："附子秉雄壮之质，用至一两，不嫌多乎？"答曰："大寒症非用斩关夺将之药不治，唯附子能通行十二经，无所不至，暖脾胃，通膈噎，疗呃逆，同干姜则热，同人参则补，同白术则除寒湿如神，为退阴回阳必用之味。近世疑而不用，直待阴极阳竭而用已迟矣。古人于伤寒阴证厥逆直中三阴，及中寒袭阴，虽身热而脉细，或虚浮无力者，俱用附子以温理之；或厥冷腹痛，脉沉细，甚则唇青囊缩者，急须生附以温散之。东垣治阴盛格阳，面赤目赤，烦渴引饮，脉来七八至，按之即散者，用干姜附子汤加人参。余于此症，附子外又加干姜、吴茱萸、白术、人参，服至百余剂而止，可见阴寒痼结，非重剂不为功也。"

2.魏某，壬申秋得伤寒似疟。诸医皆以柴葛解肌，枳朴化滞，或作疟治，而寒热无定期，且无汗解。因热不退，又进大黄丸下之而不便。至十八日，招余诊视。脉来弦细而紧，三脉皆阴，舌黑而滑，干哕不休，频欲饮汤，甫下咽即呕出而水倍之，当胸结硬，腹亦微痛。告之曰：余治法不类诸医，恐不相信也。此证已转虚寒，非温剂不效。遂立方用生附子三钱，茯苓四钱，干姜二钱，甘草五分，乃茯苓四逆汤也。令其多迎高明参议，未敢奉药，唯团弘春首允，他皆不然。至暮乞药于余，服二剂躁定，四剂舌退黑，六剂热除，八剂呕止，能进谷汤。照此药再加半夏，八九日后粥食渐进，而大便冷秘不通，兼服半硫丸五日，大便方通而病解。计服温药一

月，甫能离床。（郑素圃治案）

原按：舌黑而滑，肾水凌心；饮汤即吐，引水自救，皆属少阴。况已汗已下，而邪犹不解，反增呕哕，阴躁不眠，乃亡阳之机，常药不效。

3.风水先生方于长，年将六旬，自徽初到维扬，为方宅卜地。时癸亥初冬，彼不知江北较冷，多啖海珍，盖覆单薄，夜受寒冷，因之头痛发热，忍隐不药而饮食又未节。迨传至阴经，干呕胸胀，舌黑干卷，脉细如丝，方求医治。因其脉证，诸医金云不治，宜迁别寓。而卜地主人，不忍使迁，最后招余以定去留。

余诊脉望形，答以不死。其语音清响，身轻自能起卧，无烦躁、下利、厥逆等症，病脉似少阴，而实太阴也。因肥甘在胃，冷结不通，食压太阴，致脉不出，中宫壅滞，津液不能上输，致舌干齿燥。用四逆汤加人参：干姜三钱，附子二钱，人参、甘草各一钱，陈皮二钱。服至六日，腹中肠鸣，冷食熔化，大便畅解二次，脉出舌润。次日黑苔转黄，胸宽思食矣。（郑素圃治案）

原按：此证内实似虚，冷证似热，若不以形证相参，几至不救。要之，阳气未伤，身轻不厥，为可治也。

4.吴翁夫人，年近六十，素有痰饮证，发则胁肋大痛，呕吐屡日，痰尽则痛吐自止。乙亥首春，痛吐已六日，前医以宣气利痰为主，用旋覆代赭石汤加吴茱萸、干姜，药皆不纳。第七日招余，左右手六脉皆伏，推筋着骨皆无，水饮不能下咽，似属逆证，而声高音朗，坐起如常，无厥逆、汗出等症。此吐甚伤气，致脉全伏，当以温里为急。用干姜、附子、人参、半夏、茯苓各钱半，吴茱萸五分，一剂即下咽不吐，再剂相安得寐，四剂痛止。但脉不出，续进米汤，三日后脉出如丝，大进粥食，脉始全见。

　　　　　　　　　　　　　　火神派示范案例点评

嗣后每痛吐脉必伏，用前药即效。痛吐止后数日，方能服白术理中等汤，而甘草竟不能入剂，用则必呕。至壬午年四月，痛吐数日不止，因年增气弱，即痛引肩背，欲食冷物，畏亮阴躁，以幔蔽窗，有虚阳上越，痛吐亡阳之机。余每剂用人参四钱，附子三钱，姜夏、茯苓各二钱。而病者坚不服参，不得已暗加人参。大剂温补，三日方阳回躁定，去蔽窗之幔，不畏亮光。(郑素圃治案)

原按：嗣后常服半硫丸则饭食多餐，而姜附之剂居恒不能久辍。人之脏腑虚寒，此固世不多见者也。

【点评】本案呕吐，"甘草竟不能入剂，用则必呕"，值得注意。

第九节 噎 膈

一、二陈汤合控涎丹治案

刘河毛仲良，年二十余岁，患胸膈胀满，咽喉梗塞，食不下咽，水浆亦入口即吐，经治数医无效。

予诊其脉，右寸关沉弦，知为悬饮阻于胸膈间之候也。用二陈汤加生姜汁，并吞控涎丹七分，一泻而愈。（王雨三治案）

原按： 照此法治愈此种病者，有数百人。唯必须右手脉沉弦者，用之无不应验如神。若左手脉沉弦，是水饮在水道间，当用五苓散。如治刘河袁梅亭，年四十余岁，患喉间窒塞，胸膈满闷，水浆入口即吐，百药无效。予诊其脉，左三部均沉弦，知为膀胱之气化不行，致成水结胸之症也。用五苓散服之，一剂通，二剂愈。

二、温氏奔豚汤治案

杨某，男，71岁。胃溃疡13年，2年前加重，朝食暮吐，呕涎沫。食管下端及幽门钡剂通过受阻，胃镜检查因贲门强烈痉挛而告失败。现症：日可进食2～3两，食入即吐，或一二小时后吐出，时呕涎沫，频频打嗝。大便干结如羊粪球，当脘绞痛或绕脐作痛，日无宁时，呻吟不绝。眼眶塌陷，一身大肉尽脱。脐下筑筑跃动，甚则有寒气从关元穴处上攻胸际而晕厥，日发作 1～2 次，多在午后或夜半。面色黧黑，舌淡胖多齿痕，脉迟细微。畏寒甚，虽在夏季不离棉衣。考患者年逾古稀，积劳成损，已成噎膈重症。朝食暮吐，责之无火；当脐号称神阙，为人身元气所聚，今跃动震衣，为元气欲脱；冲气上攻，皆先天肾气不固之象。但既病经半年，百治罔效，却又病不致死，脉虽迟细未致散乱，可见生机未绝。遂拟温氏奔豚汤加味，温肾阳，助元气，镇冲逆，降胃气为治：代赭石末、生半夏、鲜生姜、肉苁蓉、黑芝麻、煅紫石英粉、生山药各 30g，吴茱萸 30g（另煎三沸，去水入药），人参（另炖）、附子、肉桂各 10g，沉香（磨汁兑入）、砂仁（后下）各 5g，茯苓 20g，川牛膝、泽泻、炙甘草各 10g，大枣 25 枚。水煎浓汁，兑入参汁，姜汁一盅，小量多次缓缓呷服，待吐止，1 剂分 3 次服。2 剂。

二诊：上方服 1 剂后，当日呕止，进食不吐。服第 2 剂后，次日下午便下干结如羊粪球之大便 20 余粒，落地有声。今早大便一次，黄软。其下焦寒积，时时攻冲之势，亦减十之八九，腹痛亦止，原方去赭石、生半夏，吴茱萸减为 10g。10 剂。

三诊：诸症均愈，已能扫地、喂猪。日可进食斤许，时时觉饿。嘱其在三伏内服鹿茸底座、全胎盘各 100g，三七、琥珀、人参、鱼鳔（蛤粉炒成珠）各 50g，制粉，日服 2 次，每次 3g，热黄酒送下，以血肉有情之品温养之。此后健壮逾于往年。（李可治案）

原按：此症死里逃生，关键有三。本人一生不好女色，肾气未致败亡，一旦胃气来复，便入佳境。初诊得力于重用生半夏、鲜生姜、赭石粉之重镇降逆，破呕吐关，使药力直达病所。此症之顽固性食管、幽门痉挛，能否解除，成为生死关键。西医之痉挛与中医之"诸寒收引"同理。吴茱萸为开冰解冻之剂，其性辛热燥烈，直入阳明、厥阴血分，能破沉寒痼冷，解除一切痉挛（热则佐以黄连）。此药用至15g以上，当先开水冲洗7次，老人、小儿、弱质患者则先另煎三五沸，去水入药再煎，并加两倍之鲜生姜，大枣20～30枚，则辛烈减，可保无害。加之本方温命火，助元阳，其功益著，更加紫石英之善治奇经，温肾镇冲，得以奏功。

【点评】本案食入即吐，呕吐涎沫，贲门强烈痉挛，诊为噎膈有据。用药却未选降逆启膈等通套方药，而是着眼于脐下筑动，寒气从关元穴处上攻胸际而晕厥之症结，视为奔豚之象，方选温氏奔豚汤为主治之，温命火，助元阳，顾全整体，兼以化痰降逆，是为诊治巧妙之处。

第十节 奔 豚

温氏奔豚汤治案

1. 肺心病：赵某，男，64 岁。1972 年患"慢支"。1977 年发展为阻塞性肺气肿。1982 年冬进一步恶化，内科诊为肺心病代偿期，已达 3 年。刻诊：冬至当日因感冒突然发病，其症每日寅时先觉脐下筑筑跃动，随即有冷气频频从关元穴处上攻至剑突部，即全身抖动，心悸，恐惧，自汗，暴喘。1 小时许渐止。每日如此，反复发作已 20 多天。患者面色灰暗，如有薄薄一层雾气笼罩，殊为罕见，恐非吉兆。唇指青紫，颈脉动甚，咳喘频频，痰如拽锯，痰稀而味咸。腰困如折，畏寒，入冬以来足不出户。食纳尚可，便干结，三五日一行，小便余沥不尽。四末冷，双膝尤冷。舌胖润紫暗，脉弦迟，60 次 / 分。腹诊，脐下跃动逼指，其势直达下脘。

内科诊为肺心病急性感染。血象：白细胞 19.5×10^9/L，中性粒细胞 90%，似属外感无疑。然细揣证情，绝非外感小恙可比。考咳喘一证，初病在肺，久必及肾。患者年高，肾气本衰，加之久病耗伤，重伤肾气。肾在变动为"栗"，今病而颤抖，正是"栗"义。其封藏、纳气、固守之能大衰。又适逢冬至一阳来复，扰动肾宫，致元气不能下守，时时上奔欲脱。自汗者，非卫气之虚，乃肾不主闭藏也；暴喘者，非痰实气壅，乃肾不纳气也；寅时发病者，寅时属肺，乃十二经循行之始，经气之行，全赖肾气之充，今肾气衰，经气起步难。待卯时日出，阳气旺而病暂止，亦阴阳盛衰之变；心中恐惧者，肾在志为恐也；脐筑、厥气上攻者，肾元失固，且夹冲脉之上奔也；稀痰上涌而味咸者，肾液上乘也；腰困如折者，肾将惫也；且肾主二阴，阴亏失濡则大便难，阳衰失统则小便多；至若四末冷，亦火之衰，阳气难达四末也。种种见症，无一不属于肾虚欲脱。救治之法，全在一个"固"字。拟温氏奔豚汤小剂再加熟地90g、肾四味、山萸肉、煅紫石英、生龙牡、活磁石，阴阳并补，引火归原，纳气归肾，于发作前1小时服。

服药3剂，诸症悉除，脉沉弦72次/分，危象已退，熟地减至30g，续服3剂。再诊时患者喜不自胜，云三年来唯今冬幸未住院，予培元固本散治本。(李可治案)

【点评】此案初看"似属外感无疑"，然而据症条分缕析，层层剥茧，认定"种种见证，无一不属于肾虚欲脱"，再加上脐下筑动，有冷气从关元穴处上攻，乃奔豚之主症，故用温氏奔豚汤取效。但本方为纯阳益火之剂，何以再加大剂熟地、山萸肉等滋阴之品？除了便干结一症属于"阴亏失濡"之外，还有一点应该指出，患者系冬至当日发病，这有辨证意义。按照阴阳盛衰节律，冬至一阳生，阳气开始上升，此际发病提示患者有阴虚之象，逢阳生之时则两热相并而发病，亦为阴虚认证依据。

2. 李某，女，59岁。胃炎、胃溃疡伴幽门脓肿三四年。胃痛而胀，自觉有气从小腹上冲，头晕时作。畏冷，腰背时痛，便溏，尿时黄，口苦口臭。舌赤胖润有细纹，脉左弦寸弱，右浮滑尺沉。此属奔豚，拟温氏奔豚汤治之：附子30g，干姜15g，肉桂10g，党参25g，山药30g，茯苓30g，泽泻15g，怀牛膝15g，砂仁10g，沉香10g，麻黄10g，细辛10g，麦芽30g，白芷10g，炙甘草15g。7剂。

复诊：奔豚上冲之状未发，胃痛消失，余症均大减，口苦已无，仍觉口臭，守方调理两周，疗效巩固。（编者张存悌治案）

原按：《金匮要略》："奔豚病，从少腹起上冲咽喉，发作欲死，复还止，皆从惊恐得之。""奔豚气上冲胸，腹痛，往来寒热，奔豚汤主之。"奔豚为一种发作性疾病，属冲脉病变。冲为血海，其脉起于小腹，循腹上行，会于咽喉。隶属肝肾，又属阳明。当肾阳虚衰，肝寒凝滞，寒饮内停，冲脉即不安于位，夹饮邪上逆奔冲，便成本证。发作时，患者自觉一股冷气从少腹直冲胸咽，使其喘呼闷塞，痛苦万分。其证时发时止，发则欲死，止则冲气渐平，平复如常。

3. 李某，女，60 岁。宿有胆囊炎、慢性胃炎、结肠炎等病。其症每天凌晨四五点钟发病，自觉腹胀有冷气从脐腹上攻至心窝部，随之胸闷憋气难受，干呕，呃逆，头痛，手足心冒火感，十几分钟后各症方止，有时下午三四点钟或他时亦发作。伴有头面阵阵烘热汗出，午后多发。肠鸣，便溏，畏寒，足凉，手心发热。口苦，容易饥饿，泛酸烧心，乏力。舌淡胖润，略有齿痕，脉缓尺沉。病已一年有余，屡治无效。此属奔豚症，病由阳气亏虚，冲气上逆所致，拟温氏奔豚汤治之：附子 15g，干姜 15g，肉桂 10g，红参 10g，山药 30g，茯苓 30g，泽泻 30g，怀牛膝 25g，龙骨、牡蛎各 50g，磁石 50g，麦芽 25g，乌贼骨 25g，砂仁 10g，沉香 10g，炙甘草 15g。

服药 5 剂后，矢气多，奔豚症仅发作 2 次，难受程度亦减。口苦、呕呃递减，继续加减调理 2 周，奔豚消失。（编者张存悌治案）

原按：俗话说，"药方对，一口汤；方不对，一水缸"。此案病已一年有余，屡治无效，是因为"方不对"也。病属奔豚症，由阳气亏虚，冲气上逆所致，用温氏奔豚汤期在必效，"药方对，一口汤"，果收全功。

第十一节　重症肌无力

补中益气汤治案

王某，女，33岁，县人民医院护士，初诊2018年6月2日。双上眼睑下垂一月余，下午及劳累后加重。头晕心悸，畏寒乏力，潮热多汗，手脚心发烫，烦躁口干，眠差纳可，口腔溃疡反复发作，二便调，月经正常，舌淡胖润有齿痕，苔腻微黄，脉沉细，左尺弱。追溯病史，四年前外出旅游时因疲劳过度出现过短暂眼睑下垂，休息后恢复。去年经常加班诱发，服用西药溴吡斯的明片，第一天就感觉心慌气短加重，非常难受，不敢继续服用。咨询本院中医师，可不可以吃中药，西药副作用太大。对方说这个病必须吃西药，中药不行，遂来我处求治。

辨证属脾肾阳虚，肌肉失于温煦而致眼睑下垂，虚阳上越导致口腔溃疡反复发作，水寒龙升，故而出现一派燥热假象。透过现象看本质，虽然一派燥热之象，但是畏寒，口干而不喜冷饮，结合舌脉，不难辨为阳虚。予补中益气汤合潜阳丹化裁：附片60g，炮姜30g，肉桂30g，黄柏30g，砂仁20g（后下），生晒参15g，炙黄芪60g，苍术20g，陈皮15g，炒升麻12g，柴胡12g，龙骨60g，磁石60g，山茱萸60g，炙甘草30g，合欢皮30g，川牛膝15g。3剂，两日一剂，水煎服。

二诊：潮热出汗、口干及口腔溃疡有所缓解，上方附片、黄芪加至90g，人参加至20g。3剂，两日一剂。

三诊：头晕心悸、乏力及潮热之象均明显好转，口腔溃疡已愈。唯眼睑下垂无明显进展，继续上方附片、黄芪加至120g，人参加至30g，黄柏、肉桂减至15g，去川牛膝、陈皮。3剂，两日一剂。

四诊：患者大喜，这次眼睑下垂缓解，潮热出汗等症状也没有了。睡眠仍然没有改善，上方去黄柏、肉桂，加桂枝30g，炒酸枣仁30g，茯神30g，白术15g易苍术，黄芪加量至180g。3剂。

前后大约吃了两个月中药，后期以四逆汤合香砂六君子汤，出入药物有石菖蒲、茯苓、焦三仙等。最近电话回访，患者状态良好。（编者张同强治案）

原按：重症肌无力西中医都比较棘手，难怪其本院中医也说"必须吃西药，中药不行"。说实话当时我心里也没谱，但是有阴阳辨诀理论支撑，使我增强了信心。"医学一途，不难于用药，而难于识证，亦不难于识证，而难于识阴阳。"（郑钦安语）阴阳即明，没有什么病不能治疗。你不抛弃，我不放弃，一切皆有可能！

【点评】国内诸多名医大师都善用大剂量黄芪、补中益气汤治疗本病，新意不足。本案则以大剂量附子见奇，也是锦上添花一例。

第四章　肝胆病证

第一节 眩 晕

一、真武汤治案

1.汪某，女，35岁。头昏漂浮感，站立不稳，欲倒地，皆发生在瞬息之时，一日数发，已2年。怕冷，胃区痞满，剑突下梗塞感，舌淡，脉沉弱。且常感眠差，倦怠，食可便常，口和。此脾肾阳虚之证。因与《伤寒论》"太阳病发汗，汗出不解，其人仍发热，心下悸，头眩，身瞤动，振振欲擗地者，真武汤主之"及《金匮要略》"心中痞，诸逆，心悬痛，桂枝生姜枳实汤主之"相合，故选用真武汤加桂枳姜汤加甘草干姜汤治之：附子80g，炒白术25g，生姜30g，白芍20g，茯苓30g，桂枝30g，枳实5g，干姜20g，炙甘草20g。3剂。

药后豁然而愈。（曾辅民治案）

【点评】曾氏熟谙经文，此案可见一斑。

2.某女，47岁。眩晕20余日。患冠心病5年，经常胸部闷胀，心前区疼痛，曾因心绞痛伴眩晕住院治疗，诊为冠心病、颈椎病。经服硝酸甘油、潘生丁等药，数日后心绞痛缓解，颈部疼痛减轻，眩晕未减，持续20余日延余诊治。症见闭目平卧，动则眩晕加剧，心悸，汗出，四肢凉，恶寒，便溏，脉沉细而结，舌晦暗，苔白腻。

此系心肾阳虚，水湿上泛，脾湿阻遏，清阳不升。方用真武汤加桂枝，温肾扶阳，化气行水：附片45g（先煮3小时），茯苓、白术、桂枝各15g，杭芍12g，生姜3片。连服3剂后，眩晕渐减，已能起床活动。继服3剂，眩晕大减，精神增加，汗少，心悸减，已能外出活动。后以上方生姜易干姜，去桂枝，加肉桂，3剂后眩晕愈，心悸止。随访8年，眩晕未作。（顾树华治案）

【点评】患者虽然诊为颈椎病，眩晕较甚，但其病机属心肾阳虚，水湿上泛，故以真武汤取效，并未加葛根等所谓颈椎病套药，可证整体观念之重要。

3. 患者男，40岁。反复发作头晕，血压125/80mmHg，曾于多家医院就诊，查CT、血压、血糖等均正常，多方治疗无效。刻下：面色潮红，双眼无神，手足烦热，舌质红边有齿痕，舌体胖大苔黄，脉细弱无力。辨证少阴寒逆夹饮上犯，方选真武汤合潜阳封髓丹加味：黑附子10g，茯苓15g，白术15g，桂枝15g，肉桂10g，龟板15g，黄柏25g，砂仁20g，炙甘草10g。3剂，水煎服，日1剂。

二诊：头晕、手足心热症状明显减轻，上方茯苓加至30g，继服3剂而愈。随诊未复发。（编者王波治案）

原按：本案面色潮红、手足心热、舌红苔黄似乎阴虚之症，细辨尚可发现双眼无神、舌边齿痕胖大、脉细但弱而乏力之表现，皆属阳虚表现。郑钦安曰："若虚火上冲等症，明系水盛，水盛一分，龙亦盛一分，水高一尺，龙亦高一尺，是龙之因水盛而游，非龙之不潜而反其常。故经云：阴盛者，阳必衰，即此可悟用药之必扶阳抑阴也。"本案即为明证。

4. 陈先生夫人，前年4月，头晕心跳，胃弱作闷。是年11月起辄头眩，缠绵休第。陈君为余挚友，延至家，切其脉虚弦而有间歇，苔白，知为脾肾两虚。心跳为肾水上泛，头晕为肝虚生风，阳气断续，故脉有间歇。温经大补，方可收效。乃以大剂真武汤合吴茱萸汤，4剂而眩晕止。能躬亲到诊。再以真武汤重加高丽参，6剂而心跳止。又以黄芪五物汤，3剂而诸病尽除。（谭述渠治案）

5.患者女，40岁。头晕，不清醒，失眠，胃口一般，大便溏，小便起夜1～2次，烘热，乏力，困倦。宿有糖尿病。脉沉细，舌体胖大，苔白厚腻有齿痕。治疗温阳化气行水，拟方：茯神60g，制附子30g，炒白术60，白芍24g，生姜30g，生龙骨30g，生牡蛎30g，酸枣仁30g，淫羊藿30g，炮姜30，党参20g，炙甘草15g。5剂，忌食生冷辛辣。

晚上打电话来，说药刚吃完，即感疗效非常好，睡得香，头脑清醒了，身体多年没有这么舒服！告之再吃一段时间，巩固疗效。（编者安世鹏治案）

6.夏某，女，61岁，2019年4月27日初诊。两月前无明显诱因，发作眩晕，甚时不能行走、站立，站立则天旋地转而倾倒，恶风，风吹后加重，并伴有心悸气短。服眩晕停后可暂时缓解。现症：头晕目眩，心悸气短，风吹后病情加重，自汗，畏寒肢冷，纳可，寐差易醒，夜尿频3～4次，口中常有痰液，小便黄。舌红苔薄白润，脉左寸关沉弱尺细弱，右寸关滑略数尺细弱。

余见一派阴盛阳虚之象，据《伤寒论》"太阳病，发汗，汗出不解，其人仍发热，心下悸，头眩，身瞤动，振振欲擗地者，真武汤主之"，予本方扶阳以抑阴邪：黑顺片30g，生苍术15g，白芍9g，炙甘草6g，天麻15g，防风10g，茯苓20g，山楂肉15g，肉桂10g（后下），生牡蛎15g，生姜30g。7剂。

复诊：头晕改善，可自行活动，偶有发作，气短改善，但不可快走，腰腿酸痛。调方：黑顺片 60g，生苍术 15g，桂枝尖 15g，白芍 9g，朱茯神 15g，天麻 20g，山楂肉 20g，红毛五加皮 15g，炙甘草 6g，防风 10g，生姜 60g。7 剂。

三诊：服药后头晕、心悸、气短均未发，走路快亦无气喘，瘥可，夜尿减至 1 次，实属意外之喜。唯觉腿酸胀，稍感乏力，调方巩固：黑顺片 60g，桂枝尖 15g，天麻 20g，白芍 9g，山楂肉 20g，红毛五加皮 20g，川郁金 15g，生苍术 15g，炙甘草 6g，砂仁 20g，茯苓 20g，生姜 60g。7 剂。（编者蒋博文治案）

二、白通汤治案

马先生，65 岁。头晕一周，甚至难以行走。伴乏力嗜睡，血压高，舌胖润，脉沉濡。辨为阳虚水泛，真武汤合潜阳丹主之：黑顺片 60g，茯苓 35g，白术 30g，白芍 20g，生姜 20g，肉桂 10g，砂仁 15g，龙骨 30g，牡蛎 30g，炙甘草 15g。自认为此病一眼见透，把握十足。患者家住较远又是我"铁粉儿"，便开了 15 剂，只等半月后收效。

复诊诉头晕血压丝毫未效。真武汤治阳虚眩晕怎会无效？难道是阳证，是否加入天麻、泽泻？

再诊：左脉浮弦，右沉濡。舌胖润。自诉记忆力减退，头部发紧，面红戴阳，仍乏力。坚定此为阴证，改用白通汤合麻黄附子细辛汤：黑顺片 45g，干姜 30g，葱白 60g，麻黄 10g，细辛 10g。患者嫌药味太少，告之先吃一周再调整。一周后复诊，自诉头晕已经好了八成，血压尚不稳定，心率快。上方加龙骨、牡蛎各 30g，磁石 30g。7 剂。5 天后微信回访，头晕消失，血压正常。（编者王天罡

　　　　　　　　　　　火神派示范案例点评

治案）

　　原按：白通汤交通阴阳，药简力宏纯粹，收纳元气之功显著。不只治面赤戴阳，治眩晕更不输真武。

　　【点评】记得说过，用药多不如少，简单胜于复杂。此案体现了"治之但扶其真元"——单刀直入之策。经此一个正反两方面之经历，比初诊即效提高得快。天罡悟性高，学习经典火神派不过半年，竟有如此佳绩，值得点赞。

三、吴茱萸汤治案

　　1. 郭某，女，77岁。眩晕伴呕恶一年，吐涎沫，口疮，心烦，眠差，大便日二次，畏风，易汗，胃酸发胀，手足时凉时热，下肢水肿午后尤甚。舌淡紫胖润，苔略黄，脉浮滑尺弱。辨为厥阴寒逆，水湿偏盛，方选吴茱萸汤合二陈汤加味：吴茱萸15g，红参10g，生半夏25g，陈皮10g，茯神40g，龙骨30g，牡蛎30g，炮姜25g，白术25g，肉桂10g，附子20g，麦芽30g，泽泻30g，砂仁10g，丁香10，炙甘草10g。7剂。

　　复诊：眩晕显减，口疮、呕恶消失，涎沫减少。上方出入再予7剂。（编者张存悌治案）

　　原按：本案眩晕而兼呕恶，吐涎沫，心烦，皆为厥阴肝经见症，故选吴茱萸汤加味治之，较温氏奔豚汤似更恰切。

　　2. 李某，女，25岁。眩晕3年，反复发作，严重时伴有呕恶。手心发热，口粘。舌淡紫胖润，脉左弦寸弱，右滑关浮寸弱。辨为肝寒上逆，痰湿偏重，方选吴茱萸汤合二陈汤加味：吴茱萸15g，党参25g，白术25g，附子25g，半夏20g，陈皮10g，茯苓30g，泽泻

20g，桂枝 20g，干姜 10g，牡蛎 30g，炙甘草 10g，大枣 10 个，生姜 20 片。7 剂。

药后诸症均减，守方加砂仁 10g，再服 7 剂，药后告愈。（编者张存悌治案）

四、四逆汤治案

1.张某，女，69 岁。蹲下起立时头晕，甚则跌倒，病经 2 个月，曾莫名跌倒 2 次，心生恐惧。血压 135/75mmHg。乏力，口燥，喜热饮。曾服生脉饮 2 盒，感到胃中难受。呕恶，纳呆，便干七八日一行，舌淡润，脉沉滑，双寸弱。此属心肺大气下陷，元阳亦亏。本当益气升陷，温扶阳气，却误服生脉饮滋阴碍胃，致使胃中难受、纳呆等。开方如下：

方一：苍术 15g，厚朴 10g，陈皮 10g，炙甘草 10g，生姜 10 片，大枣 10 个。1 剂。

方二：黄芪 30g，知母 10g，升麻 10g，柴胡 10g，桔梗 10g，当归 15g，附子 15g，干姜 15g，生姜 10 片，大枣 10 个。3 剂。

先服方一，乃取平胃散原方 1 剂，原用治食积，今借用消其生脉饮之药积，疏通胃腑，为下步正治用药开路。此法学自古人，诚寓巧思也。

再服方二，乃升陷汤合四逆汤，升阳举陷，切入正题。因其便干，稍加当归润之。药后头晕即止，余症亦失，嘱以补中益气丸巩固。（编者张存悌治案）

原按： 本案阳气下陷，误服生脉饮滋阴碍胃，症状有加，因先以平胃散 1 剂，以消药积。滋阴药误人，即或生脉饮这样的轻清平剂都可造成严重后果，民众不知，俗医亦不知，误人多多。

2. 2017 年 11 月 10 日，余乘 T7 次列车由西安去成都，行至宝鸡略阳区间，12：30 分左右，列车广播十几次有紧急情况找医生，因随身携带一些中药免煎颗粒即去看看。到 5 号车厢看到是位女列车员，半寐状，声音低弱，反复询问才知晓：刚过哺乳期，这次是休假后第一次值乘。昨晚休息不好，连续十多小时未睡，眼睛睁不开。自述头晕，胸闷，上不来气，恶心，呕吐，有汗。舌略润，脉沉寸弱，右脉尤甚。此伤于劳累，阳虚痰阻，处方四逆汤合苓桂术甘汤：桂枝 12g，炙甘草 3g，白术 10g，茯苓 10g，附子 12g，干姜 3g。用免煎颗粒当场冲服，嘱勿动，原地休息。

14：20 分见该列车员端着碗筷水杯从我车厢走过，因余座位背对着她，故未看到我。过一会儿，列车长看到我，告诉我其人已愈，并把我安排到软卧车厢，也算幸事。（编者傅勇治案）

【点评】用药简练，疗效迅捷；勇于担当，精神可嘉。正如曹颖甫先生所说："毋有方而不用，宁不效而受谤。"

五、茯苓四逆汤治案

1. 崔某，男，64 岁。患者高位截瘫 20 年，自述近两年每隔两三天即在晚上 9 时至 11 时出现头迷如寐状态，有一种睡过去就醒不过来的感觉，心中恐惧，嘱家人时时呼叫，持续一小时左右方可缓解。伴心前区空虚，心悸，心中懊恼，纳可，二便正常，舌淡胖，脉沉尺甚。辨析阳气虚弱，心肾两亏，处方如下：茯苓 30g，红参 10g，桂枝 45g，附子 30g，干姜 15g，石菖蒲 15g，炙甘草 10g，生姜 10片。7 剂，每晚八点服药一次，早午饭后各一次。

服药 7 天后自觉症状略减，于上方加入川芎 25g，附子 45g。7 剂，服法同前。

患者诸症好转，近几天没有出现头迷现象，要求继服 10 天。回访至今未再发病。（编者任素玉、张存悌治案）

原按：截瘫 20 年，久坐不动，元气自然亏弱，病发于夜间阴盛之时，诊为阳虚有据，茯苓四逆汤当为的对之方。晚八点服药，冀其截断病势。

2. 吴女士，45 岁，南非侨领潘先生之夫人也。患晕眩怔忡，据谓睡时畏寒惊跳，手足麻木，若晕时则手足痹冷，神志昏迷。1959 年夏，由南非来港，路过泰国，遇本港名医吴先生于曼谷。由吴氏之推荐，下车伊始，即踵门求诊。时当盛夏，夜觉寒冷，一反常态。脉象虚迟，此阳气不足，血营失畅，内风频扰所致也。法当扶阳理虚，止痹安眠。乃以四逆汤加人参、天麻、枣仁等投之，炮附子用至 180g。2 剂后梦寐稍酣，夜寒渐减，再服 10 剂而愈。（谭述渠治案）

【点评】谭述渠不愧"附子先生""谭大剂"也，出手附子即用至 180g，堪称千钧棒法。

3. 郑先生，年 29 岁。时面如土色，双目无神，声音低沉，语言不续，起则头晕目眩，卧则心房剧跳，常觉心惊肉睏，肢酸体疲，气噎频仍，抽搐者屡。按脉间歇，两尺微不应指。究其病源，先天即已不足，复以事业所羁，以致心力交瘁。继而误听医者之言，注射兴奋针药所致。此症危状已现，即以参附汤加玉桂投之，继用四逆汤加参、桂、龙齿、天麻等，炮附子用至 180g。5 剂后气噎抽搐已除，10 剂后眩晕止，心跳微，再复大剂真武汤 30 余剂，诸病悉除。（谭述渠治案）

原按： 盖面如土色，形脱之象；语言不续，元气大伤；心惊肉瞤，心血两亏；头晕目眩，肝风扇动；加以气噎抽搐，已临虚脱险境。故先用参附汤加玉桂，借人参之壮心扶气，附子之回阳，玉桂之引火归原，使散失之真阳纳还于肾，防其虚脱。继用四逆汤加参附之意亦同。至真武之用，有如大战后战场之清理整补，为善后必经之阶段也。

六、温氏奔豚汤治案

1. 赵某，女，38岁。素瘦，近3年发胖，体重增加10公斤。一日凌晨5时，突然头眩而呕涎沫，眼睛不敢转动，左右上下不能看，头不敢转侧，稍一动时觉周围房舍飞速旋转，身若坠于深渊之下，吐出痰涎后稍好。汾局医院诊为美尼尔综合征。3天后同一时间，患者忽觉脐下关元穴有一股冷气直冲入脑，随即舌下涌白沫不止而昏厥。据其婆母追述，患者发病时如羊羔风，四肢冰冷。曾服涤痰汤、旋覆代赭汤无效。按脉沉滑，形寒肢冷，面色灰滞，舌淡胖有齿痕。证属肾阳虚衰，火不生土，脾不运湿，痰饮夹冲气上攻。予温氏奔豚汤，附子30g，加生龙牡、活磁石、煅紫石英、吴萸黄，温肾逐寒而镇冲逆，3剂后痊愈。（李可治案）

【点评】 梅尼埃病（旧译美尼尔综合征），病理为耳迷路积水。本方功能温阳化饮，观药后小便通利可证。迷路积水既是病理产物，则浊阴僭居清阳之位，亦痰饮之类，故治之而愈。李氏治此症约百例以上，少则3剂，多则5剂必愈。

2. 和某，男，70岁。一年前开始耳鸣，9个月前开始眩晕，头部昏沉，步履蹒跚，13年前患"脑梗"后遗至今。大便干燥，需用泻药方解，尿清。舌淡赤胖润，脉缓滑，寸弱。血压120/80mmHg。观其舌脉，此属阳气虚馁，大便干燥乃阳虚失于运化所致，并非阳明里实。仿李可先生法，以温氏奔豚汤治之：附子15g，肉桂10g，白参10g，山药30g，茯苓30g，泽泻30g，怀牛膝20g，白术90g，天麻25g，何首乌30g，白蒺藜20g，菖蒲15g，牡蛎50g，麦芽30g，砂仁10g，沉香10g，炙甘草15g。

7剂后，各症均显著减轻，大便可自排，二三天一行。原方去肉桂加黄芪30g，麻仁20g，再进7剂告愈。（编者张存悌治案）

原按： 温氏奔豚汤主治肝脾肾三阴寒证，而见水气冲逆各症，不一定俱见奔豚症。本人看法，温氏奔豚汤乃真武汤的扩大方，长于温阳利水，但较真武汤多了补益之品如红参、山药，更适合高年虚弱湿盛之证。此案眩晕乃水湿氤氲于头，故见头部昏沉，通俗点说，就是"脑袋进水了"，用本方治疗多例此类眩晕，屡治皆效。壮年体实者可径用真武汤加味。

3. 董某，女，82岁。眩晕一周，乏力，左耳时鸣，尿频，夜间四五次，便干三五日一行。口干不渴，手足不温，下肢较甚，舌淡赤胖润，脉滑软，左尺右寸弱。高年阳气亏损，水湿壅盛，用温氏奔豚汤加味，注意温润通便：附子10g，党参25g，砂仁15g，磁石45g，牡蛎40g，肉苁蓉30g，麻仁10g，肉桂10g，山药30g，茯苓30g，泽泻25g，牛膝25g，麦芽25g，沉香5g，炙甘草10g，大枣10个，生姜10片。

7剂后眩晕已止，余症轻减，继续调理。（编者张存悌治案）

第二节　高血压

一、真武汤治案

1.萧先生，54岁。患高血压年余，初起每月晕倒一次，血压高至230mmHg，施治后减为3个月晕倒一次。询其状时有心跳，失眠，肢倦，两臂作痛，夜间尿多，间有晕倒。按其脉寸关弦紧，两尺沉迟。弦为风动，紧为寒凝，两尺沉迟为肾亏，知是坎阳不足，肝风上升，心肾不交，内风掀动，形盛气虚，故有是症。

乃以真武汤治之，二剂而诸病暂止。迨去年冬12月中旬，眩晕复作，失眠，夜尿多，脉象虚迟，舌苔腻白。仍是里寒凝聚，内风时起，肾虚不能养肝，肝阳上扰耳。嘱疗治多剂，始能根愈。遂以大剂真武汤治之，用炮附子至180g，3剂而头晕减，能安眠；复加炮附子至240g，8剂而血压减低至180mmHg。继服13剂并制膏服食，诸虚渐复，血压正常，各病均止。（谭述渠治案）

【点评】高血压是最容易中医西化的病种之一，俗医跟着血压指标走，认定阴虚阳亢，即在今日医界，不知有多少所谓名医、教授，都在如此诊治高血压，说到底是被西医牵着鼻子走。

本案虽有高血压之名，却无阴虚阳亢之证。据其脉证，处以温阳利水之法，不但症状消除，且不治血压而血压自降，乃是辨证论治的优势使然。

谭先生以治虚寒证高血压、心脏病、中风病等驰誉国际。1955年春，"应日本东洋医学会之邀，出席第六届大会，演讲'高血压之探讨'，发明经旨，推演新知，异国专家翕然心折。"(《名医心得丛集》)

谭氏认为，高血压"属于虚者，十之八九；属于痰火者，十之一二"。二者以脉象鉴别："使用附子与否，依脉状而判定，脉浮大紧迟可用，洪数则不能用。"阳虚水泛所致者大剂真武汤治之，认为"治虚症之高血压，方剂虽多，但不若真武汤之能标本兼治，堪称首选也。血压过高，即为元阳飞跃，阴水泛溢，肝失其养，风火上煽。故以真武汤大补坎中之阳，大建中宫之气，使土有所运，水有所行，阳得而摄，阴得而敛，肝阳不复上亢，阴水不至泛滥，阴平阳秘，病自瘳矣"。有大量成功病例为证。痰火所致者以温胆汤治之。

2. 郑女士，49岁。初患高血压，以医治不当，寻且心跳头昏，腰酸足软，失眠胃呆，面浮等相继而至。虽小儿喧扰亦常受惊恐，脉来不协，两尺微不应指，此心肾两亏也。夫高血压有虚实之分，脉象浮弦洪滑者，此为实证，血有余也；反之为虚，血不足也。盖血营不足，运行失常，速于上升，缓于不降，血滞于上，至上重下轻，面有戴阳，非血有余也。非大补坎中之阳，大建中宫之气不为功。乃以真武汤加龙齿、天麻、杜仲、狗脊、陈皮、法半夏、远志、枣仁、砂仁等投之，10剂后面浮除，惊恐微，眩昏减，睡较安。又告谓平时头间痛，颈项常扯，为初诊时所未知者。改以真武合吴茱萸汤加羌活、蒺藜等互换予之，再服20剂而愈。(谭述渠治案)

3. 罗先生，47岁。年前患高血压，时觉头晕心跳，颈椎酸痛，四肢疲乏，精神颓丧。经西医检查，血压高达170mmHg，屡医罔效。

本年 8 月到诊，脉迟，苔薄，知为气阳不足，坎离失济。乃以真武汤治之，用八片炮附子至 180g，3 剂而头晕减，能安眠；复加八片炮附子至 240g，6 剂而血压降低至 148mmHg，精神舒畅，胃口大增。前后共服 9 剂，现血压已回复到 140mmHg 之正常状态，神采焕发，尤胜病前。（谭述渠治案）

4. 刘某，女，66 岁。高血压病 3 年，血压 170/100mmHg。左小腿水肿，便溏，小腹发凉，无汗，气短，心烦眠差，夜里口干，目干涩，纳可，舌淡胖润，脉左沉滑关旺，右弦紧寸弱，"三高症"经年。宿有甲状腺结节、肾囊肿、子宫肌瘤。

分析患者腿肿，小腹发凉，便溏，舌淡胖润，皆系阳虚湿盛之证；夜里口干，目干涩似属阴虚见症，其实是阳虚气化不及，津液难于上承所致，岂有阴虚而见舌淡胖润之理；心烦乃心阳不足，心神躁扰之象。治宜温阳利水，兼以潜镇，拟真武汤加味处之：麻黄 10g，附子 30g，茯神 30g，白术 30g，红参 10g，生半夏 25g，生麦芽 30g，丹参 30g，檀香 10g，砂仁 10g，肉桂 10g，吴茱萸 10g，磁石 30g，炙甘草 10g。

复诊：出小汗，左腿水肿消退一半，口干、目干涩已缓解，余症均减，血压 135/85mmHg。信心大增，守方调整一个月，症情平稳，血压一直正常。（编者张存悌治案）

【点评】此案有高血压之名，无阴虚阳亢之实，当据症而辨析。范文甫先生说得好："我人治病，应重在辨证论治，可不必斤斤于病名之争。""为医首先要认清了证，方能治得好病，病名可不必强求。"

5. 李某，男，64 岁。眩晕，汗出，伴有心慌心跳。素有高血压病史，平时自服一种西药控制（具体不详），5天前与朋友喝酒后便觉头晕甚，测血压为160/105mmHg，用了两种西药降压，疗效不显，仍眩晕，心慌。血压高低不稳，曾一度达190/110mmHg。

症见：面白，神疲乏力，述时有眩晕心慌，每易汗出，睡眠不深，二便尚可，舌淡红，边有印痕，舌苔薄白，脉象浮弦重按乏力。思此证既有阳虚水气凌心，又有虚阳外越之象。遂处以潜阳丹与真武汤合方：黄柏10g，龟板20g（先煎），制川乌30g（先煎），官桂10g（粉冲），茯苓30g，砂仁10g，炙甘草30g，吴茱萸10g，大枣3枚，炮姜20g，半夏20g（先煎），生龙骨、牡蛎各30g（先煎），黑豆50g。3剂。

复诊：诸症减半，血压稳定，唯不耐劳累，仍时有汗出，二便尚可。舌质淡红，苔薄白有印，脉象略弦，重按乏力。原方再服6剂。

三诊：述服中药后单服一种降压药，血压亦能稳定于120/80mmHg左右。眩晕、心悸、汗出已去七八，睡眠改善，大便不爽，舌转粉红苔薄白，弦脉略缓，关脉中取略有力。太阴素有不足，遂以附桂理中加味以善后。后诸症均除，血压稳定于115/75mmHg左右。（编者张泽梁治案）

原按：临床中高血压不乏阳虚阴盛之真武汤证，虚阳外越之潜阳丹证，水浅不养龙之引火汤证等。余将方中附子易为川乌，意在温阳的同时，更能温通经隧，祛除有形之物，利于打开通道，后以附桂理中善后，清升浊降而血压自平。

　　　　　　　　火神派示范案例点评

二、温氏奔豚汤治案

胡某，女，46岁。患肾性高血压5年，低压在110～120mmHg之间。近3年异常发胖，食少便溏，呕逆腹胀，头晕畏寒，足膝冰冷。近一月服羚羊粉后，常觉有一股冷气从脐下上冲至咽，人即昏厥。三五日发作一次，其眩晕如腾云驾雾，足下如踩棉絮，形胖而无力。腰困如折，小便余沥，咳则遗尿，时有咸味痰涎上壅。常起口疮，头面自觉轰轰发热，中午面赤如醉。舌淡胖，苔白腻，脉洪不任按，久按反觉微细如丝。脉证合参，认为阴盛于下，阳浮于上，上热是假，下寒是真。治当益火之原，以消阴翳。投予温氏奔豚汤，附子用30g，另加吴茱萸15g，肾四味60g，生龙牡、灵磁石、煅紫石英各30g，山萸肉30g。加冷水1500mL，文火煮取600mL，日三服。3剂后，尿量增多，矢气较多，腹胀大减。头已不晕，不再飘浮欲倒，腹中觉暖，已无冷气上攻。继服10剂，诸症均愈，血压正常。（李可治案）

原按：据多数病人反映，服本方后，随着尿量增加，各主要症状逐步消失。余思其理，确是肾阳一旺，气化周行，清阳上升，浊阴下降，如日照当空，坚冰自然消融。本方对肥胖病的治疗另辟蹊径，经试多例，皆有不同程度的收效。

【点评】本例"近3年异常发胖"，提示痰湿凝聚于体，可供辨证参考。温氏奔豚汤可用于肥胖症，李可有成功案例。编者体会，服用本方后，不止尿量增加，还有大便溏稀而多、腹中肠鸣、矢气频多等反应，均属郑钦安所谓"阳药运行，阴邪化去"之正常反应，而且凡见此等反应者，疗效均佳，不可以为药误而改弦易辙。

三、四逆汤合六君子汤治案

陈某，男，60岁。高血压已20余年，近3个月眩晕耳鸣加重，头面烘热，动则心慌，气不得续，纳差，渴不欲饮，神疲嗜睡，四肢酸困，下肢发凉，血压波动于（180～188）/（105～113）mmHg，望其面红如妆，舌淡，苔薄白，脉沉细无力。辨为脾肾阳虚，气馁阳浮，投以温补脾肾，益气摄阳，佐以健脾开胃之剂：炙附子25g，干姜10g，肉桂6g，党参15g，茯苓12g，白术15g，山药20g，陈皮9g，炒杜仲15g，续断15g，焦山楂15g，炒麦芽15g，甘草5g。

3剂后，眩晕减轻，头面烘热大减，血压降至158/105mmHg，下肢发凉亦减，续服9剂，头晕消失，耳鸣减轻，血压降至135/82mmHg。（李统华治案）

【点评】本例高血压，一派脾肾阳虚之证，另有头面烘热、面红如妆之"气馁阳浮"之象，因用四逆汤合六君子汤温补脾肾治本，另选肉桂引火归原，炒杜仲、续断补肾，焦山楂、炒麦芽开胃，不仅症状平伏，血压亦降至正常。

四、半夏白术天麻汤加附子治案

郑某，男，65岁，干部。高血压病史20余年，近日头胀痛，眩晕，泛恶，呕吐，尿少，肢体浮肿，血压220/130mmHg，确诊为"高血压Ⅲ期，肾动脉硬化，慢性肾衰"，要求中医诊治。

症见：头昏目眩，泛恶呕吐，不思饮食，四肢厥冷，颜面及下肢浮肿，按之凹陷不起，面色暗黑，小便少，大便干结，舌体胖，质淡暗，苔白滑腻，脉沉细弱。证属脾肾阳虚，水湿泛滥，胃失和降。治宜温阳散寒，健脾利水，降浊和胃，方用半夏白术天麻汤加附子等：附片60g，半夏15g，白术15g，天麻15g，泽泻60g，茯苓30g，猪苓30g，丁香5g，苏梗15g，砂仁5g，太子参15g，谷芽15g，麦芽15g，旋覆花15g。

复诊：服药2剂后，浮肿稍有消退，泛恶止，小便增多，大便干，舌体胖质暗红，苔薄滑，脉沉细结。仍属脾肾之阳未复，精血亏虚，肠道失润，续上方加肉苁蓉、枸杞子各15g。共服29剂，浮肿消退，眩晕未作，纳谷香，四肢转温，血压稳定150/90mmHg，症状基本控制而出院。(《著名中医学家吴佩衡诞辰一百周年纪念专集》)

原按： 患者年逾花甲，久病脾肾阳虚，水湿泛滥，浊阴上扰，清阳不升，胃失和降而致头昏目眩、呕吐、水肿、肢厥、面色晦暗。此乃火土俱败，寒饮泛滥，胃逆作呕，姜附草温补火土而驱寒饮也，用附片、丁香温阳散寒，党参、白术、茯苓、砂仁、苏梗、旋覆花、半夏、泽泻、茯苓、猪苓健脾降浊和胃，寒饮温散，眩晕、泛恶、浮肿之症遂愈。

第三节 中 风

一、小续命汤治案

1.裴某，女，58岁。2012年8月25日初诊。脑梗死一个月，左半身活动不灵利，踝、膝关节疼痛。尿频尿痛时见夹血，有时憋不住，眩晕，纳少，嗜困，不易汗，乏力，形胖。舌胖润，脉左沉弦尺弱，右滑数寸弱。宿有颈腰椎病，糖尿病。处方小续命汤加味：附子30g，麻黄10g，桂枝25g，杏仁10g，红参15g，五灵脂10g，白芍20g，川芎20g，防风10g，防己25g，苍术30g，白术30g，茯苓30g，升麻15g，赤石脂30g，生姜10片，大枣10个。7剂。

复诊：诸症皆感轻减，踝、膝犹痛。以上方为基础，附子用至75g，出入药物尚有细辛、淫羊藿、补骨脂、益智仁等，调理2个月，大致正常，身感轻松。（编者张存悌治案）

原按：中风后遗症，通常都用补阳还五汤治之，早年我也用此方，效果并不理想。后学李可先生经验用小续命汤，疗效大有提高。李可先生认为"大小续命汤实是中风金方，由于受西化诸多似是而非观点的影响，今人久已罕用"，故而力主中风初发选用本方。

2.刘某，女，70岁，2009年3月13日初诊。脑出血后10年。近两年右上下肢活动不利，需拄杖方行，曾跌倒3次。语言謇涩，

　　　　　　　　　　　火神派示范案例点评

易哭，不冷，无汗，眠纳尚可。舌淡润，右脉滑尺沉，左沉尺浮。处以小续命汤：麻黄10g，桂枝15g，杏仁10g，炙甘草10g，红参10g，白芍15g，川芎15g，麦芽40g，附子25g，防风10g，防己25g，天麻30g，牛膝15g，龙骨、牡蛎各20g。10剂。

复诊（2009年4月7日）：活动已利，可扔掉拐杖，舌淡胖润，脉沉滑。未再哭泣，腰也直了，语言顺畅。前方续服。（编者张存悌治案）

原按：原以为小续命汤只适用于中风初发阶段，像本案脑出血后已10年，右上下肢活动不利近两年，仍以小续命汤治之竟获良效，实为意外之得。究之，虽病情已久，犹有伏邪在表，本方开表扶正，收效亦在情理之中，后用治多例，均有一定效果。通常我用小续命汤去掉黄芩，以其偏寒也。

3. 汪大扶兄，年四十五，善饮贪凉，此素性也。雪途昏仆于地，抬归始醒，即遍身拘挛，腰足冷痛，手足不能举，已具六经形证，此真中风也。先医者作虚治而用人参，困顿于床。后延余治，脉弦而沉紧，此夙昔之风，加以雪天新中于寒，两邪并发，致昏厥而仆，风寒未解，何用补为？余以桂枝、细辛、羌活、附子、赤芍、干姜、半夏、甘草小续命汤加减，温里解表。五六日邪气外出，脉略浮弦，而增咳嗽，再加麻黄、杏仁，续续得汗而痛减。将一月，身发瘾疹作痒，外解而痊。（郑素圃治案）

【点评】本案据症判为真中风，用药着眼于六经形证，故加细辛、羌活等辛温开表之品。服药后，"身发瘾疹作痒"，系外邪得解征兆，因而获痊。

4. 魏某，男，38岁。1966年4月11日初诊。由昨天左颜面瘫痪，口眼歪斜，口歪于右，局部不知痛痒，口角流涎，鼓嘴吹哨漏气，不能喝水，眼阖不紧，露睛，鼻中沟变浅，语言不变，外恶风盛，肌表酸痛，舌本强，舌被薄白苔，脉取紧急。

春令阳升，汗出当风，风阳夹邪掣动阳气，风中经络。治宜温经达邪，续命肌源：桂枝15g，附子6g，川芎10g，麻黄6g，赤芍10g，杏仁10g，防风10g，防己10g，细辛30g（后入），升麻6g，蝉蜕10g，僵蚕12g，甘草4.5g。煎服。

4月20日服完6剂，完全牵正。1989年相遇，仍健康未作。（《重剂起沉疴》）

【点评】本案虽非脑卒中，但其发病机制与之类同，选方亦为卒中习用者，故收于本节中。主治者刘沛然老中医以擅用细辛著称，剂量超常，本例即用30g细辛治疗颜面神经麻痹而收良效。细辛治"风湿痹痛，死肌"（《本经》），气盛而味烈，"其疏散上下之风邪，能无微不入，无处不到也"。（徐洄溪语）

5. 中风后遗症：许先生，5年前患半身不遂，左手足不能运动，口目㖞斜，舌强不语。延余诊治，脉沉细缓，左部带滑，细为血少，缓主正虚，滑为痰湿。肝肾之阴不足，脾经又多痰湿，血不养肝，内风暗动，左肢偏枯。

先以小续命汤通其络，使其神志清醒。继以地黄饮子柔肝息风，使其能言能动。再以黄芪五物汤于气分中调其血，气行则血不滞而痹除，使其左肢活动。继合以大剂真武逐水扶阳，以固其本，附子、黄芪每剂十二两，八个月而行动如常。至今数年，并无复发，上落海轮绝无窒碍。（谭述渠治案）

【点评】此案半身不遂5年，先以小续命汤通其络，继以地黄饮子与黄芪五物汤使其能言能动，后又合以大剂真武汤，次第分明，八个月而行动如常，值得借鉴。

6. 王某，男，49岁，自行车专营店老板，2018年7月17日初诊。20天前突发右半身不遂，语言謇涩，在沈阳血栓病医院诊断为"脑血栓形成"，治疗15天，已脱离危险。现右半身肢体无力，走路抬不动腿，时常头晕、昏沉，纳少、眠差，二便尚可。舌青润，脉沉弱。素有高血压病史，服降压药后血压（170～180）/（100～110）mmHg，同年5月心脏支架2处。以阳虚中风论处，小续命汤加味：制附子30g，防己15g，防风15g，杏仁15g，炙甘草15g，桂尖30g，麻黄10g，白芍20g，茯神30g，白术30g，川芎20g，红参10g，升麻15g，姜枣引。7剂，水煎服。

复诊：走路稍有劲儿了，语謇明显改善，咀嚼也好多了，睡眠未改善，偶心烦，原方去升麻，加川牛膝30g，龙骨、牡蛎各30g，生麦芽30g。7剂。

三诊：睡眠好转，仅每天早起时头晕，约半小时缓解。其中7月30日曾有一次心脏犯病心痛，胸闷，自服硝酸甘油后缓解。原方合补坎益离丹：制附子45g，防己15g，防风15g，杏仁15g，炙甘草60g，桂尖30g，白芍30g，海蛤粉30g，红参15g，川芎20g，丹参30g，茯神30g，川牛膝30g，姜枣引。7剂。

8月10日四诊：效果很好，没有不适症状，心脏也没犯病，近乎常人，更为可喜的是血压已恢复至（140～150）/（85～90）mmHg。嫌药苦，不愿再服药。恢复良好，能开车，正常开店做生意。（编者李俭治案）

二、四逆汤治案

1. 某患者，60多岁，因中风瘫痪卧床已2年多，百药无效。诊见恶寒特甚，两胯以下冰冷，两膝以下如泡水中。舌苔白厚腻，脉沉细。综合其全身症状，判为阳虚阴寒湿盛。先以四逆汤加桂枝、白术，连服 10 剂，已能扶杖站立，行走几步。唯觉一身重痛，乃用麻黄附子细辛汤加温经散寒祛湿之品，复用白通、四逆汤加童便，以通达周身之阳。各服数剂，已能在室内行走，大小便可自理。但仍一身畏寒，复以附子理中汤加肉桂，或加鹿茸粉，服至七八剂，诸症大减，全身转暖，饮食增多，可行走数百步，乃就原方减小剂量调理。（唐步祺医案）

【点评】本案患者中风瘫痪卧床 2 年，"百药无效"，判为阳虚寒湿偏盛。先以四逆汤温阳，体现了"治之但扶其真元"理念，其间曾予麻黄附子细辛汤开表散其寒湿，再予四逆辈扶阳治本，先表后里，亦是此类病症的套路。

2. 陈某，女，65 岁。因脑血管意外左侧半身不遂已经 8 年，口嘴歪斜，流清涎不止。每年秋冬开始卧床，次年春天可扶床缓慢移步。1971 年冬，病势沉重，刻诊：畏寒蜷卧，重被覆盖，左侧半身不遂，骨瘦如柴，手足厥冷。头部发木，如盛盒内。脸面浮肿，面色苍白。舌质淡，苔白腻。分析半身不遂多年，阳气日衰，少阴寒化，阴寒内盛，阳虚水泛已极。急须回阳救逆，化气行水，以四逆汤并真武汤加减主之：制附片 120g（久煎），干姜 60g，炙甘草 60g，白术 30g，茯苓 30g，炮姜 60g，上肉桂 15g（冲服）。

上方服一剂后，全身发痒，如虫爬行。连服 4 剂，身上开始感觉轻松，头木之感渐消。上方随症加减：遇有外感风寒，加麻黄、桂枝、细辛；阳气渐回，则姜附酌减。其后又酌加人参、黄芪、当归、菟丝子等，以增助阳益气、活血养血之效。坚持服药半年，面色渐转正常，浮肿消退，食欲倍增，四肢变温，精神好转。1972 年

4月已能起床，依靠拐杖或他人搀扶，能缓缓移步；同年7月，可丢掉拐杖而行。七年来再未卧床不起，能料理家务。（范中林治案）

【点评】本例中风偏枯已经八年，病势沉重，若按通常治法，可能以益气活血为法，选用补阳还五汤之类套方，李可先生曾谓："没治好几个。"范氏观其舌证，认为少阴寒化，阴盛阳衰已极，"治之但扶其真元"，投大剂四逆汤，随证加减，始终以扶阳为大法。

三、黄芪桂枝五物汤治案

1. 陈女士，61岁，患右半身不遂已8个月，右足不能成步，右手无力难举，且口渴便艰。上年冬初突然昏倒，不省人事，施救后虽复苏，但右半身已不遂矣。须人搀扶，右足拖曳，无法举步。尺脉弱，寸口紧，弱为虚，紧为寒，虚寒相搏，腠理顿开，外邪趁虚而入，迨辗转传入于经，发而为中风，至半身不遂也。

以黄芪桂枝五物汤加防风、白术、杜仲、狗脊、地龙干等投之。黄芪初用4两，桂芍两半，数剂后口润便畅，唯手足之进展仍缓。后增黄芪为6两，桂芍为3两，则进步日增。服至15剂后，足能举步而行，不须搀扶。服至20剂后，已能登楼，右手亦能高举及肩矣。再服10余剂而愈。

又，陈女士，53岁，初起于高血压，1959年已患右半身不遂，愈七八成。1960年冬再度复发，卒然昏倒，苏醒后右足不能动，右手不能举，舌强难言，口歪便闭。后入医院留医，数月仍未康复。用药与上案陈女士大致相同，黄芪初用四两，桂芍两半，便难畅而手足无进展。后增黄芪为六两，桂芍各三两，再10剂语言始复，手足略为有力，至20剂始能举步。服至40余剂，足已有力，短程慢

步，不再需要搀扶。然是时亦仅愈其病之六七耳，乃着其每周服药2剂，并以黄芪炖肉类调补，冀有再进。（谭述渠治案）

【点评】上二案半身不遂均用黄芪桂枝五物汤，黄芪初用四两，桂芍两半，数剂后手足进展仍缓。增黄芪为六两，桂芍各三两，方才进步日增。加重剂量乃是取效关键。

2. 某男，45岁，印度人。初患高血压，以调治不当，病变至左半身不遂，手不能举，足不能行者已半年余。在医院留医期间，大便闭结，医嘱其日啖西橙数枚，以利大便，因此手足略拘挛矣。脉来迟缓，迟为寒，缓为虚，虚寒交织，故有是病。乃以黄芪桂枝五物汤加杜仲、狗脊、防风、白术、羌活、党参、地龙干等投之。黄芪用六两，桂芍各三两，初服并无所觉，至10剂始有轻微进步，15剂手略能举，足较有力，拘挛略减，至20剂能行数步。乃嘱其继续服药，已竟全功。（谭述渠治案）

原按：经曰："八风皆从其虚之乡来，乃能病人。"体虚气弱，故为内致之因。

第四节 黄 疸

一、茵陈四逆汤治案

李某，男，31岁，教师。病经两三个月，周身黄疸，曾服柴胡平胃、茵陈蒿汤多剂，疗效不显。症见面目全身晦黄不荣，肌肤浮肿，四肢冷，自汗淋漓，衣被尽染黄色。胸膈痞闷，食少神疲，大便稀溏，小便黄短。脉象濡滞，舌质淡苔白腻。此属久病过服苦寒，脾肾之阳受损，运化失司，邪从寒化，呈现阴黄之候，法当温运渗利兼理气和胃：炙附片30g（开水先煨透），川干姜9g，茵陈蒿12g，茯苓30g，桂枝9g，西砂仁9g（冲），广陈皮6g，炒苡仁12g，小红枣10个。

服2剂，身面黄疸、浮肿、自汗均减，肢冷转温，胸膈舒畅，小便清长，大便渐干。脉濡缓，舌白腻退。此阳气渐回，脾运复苏。寒湿未尽，续宜温运渗化：炙附片30g（开水先煨透），川干姜9g，云茯苓30g，猪苓9g，桂枝木9g，炒泽泻9g，茵陈蒿12g，大红枣5个。

连服4剂，黄疸、浮肿、自汗诸症消失。脉弱缓，舌粉红而润。饮食增加，二便正常。病后体虚，脾肾未强，再拟下方调补，数剂而安：炙附片30g（开水先煨透），川干姜6g，潞党参15g，白术

12g，茯神 15g，西砂仁 6g（冲），广陈皮 6g，炒苡仁 12g，生甘草 3g，大红枣 3 个。（姚贞白治案）

【点评】黄疸型肝炎与病毒活动对肝脏造成的损害有关，时下治疗多以清热解毒、利湿退黄为主。其实脱离阴阳辨证大纲，跟着西医诊断跑。长期服用苦寒之品，势必损伤阳气，终为阴黄之证，临床误此者颇多，本例即为典型。

阴黄之候，立温运渗化治则，通常选用茵陈术附汤。姚氏始以茵陈四逆汤加砂仁、陈皮，意在调和脾胃，继以茵陈四逆汤合五苓散加减，俱未投白术、甘草，揣摩是嫌其壅滞之弊。至黄疸、浮肿退净，始以附子理中汤双补脾肾，知宜知避，可供借鉴。

二、吴萸四逆薏苡附子败酱散治案

魏某，男，25 岁。患肝炎已半年，右胁疼痛，双目白睛发黄，色晦暗，面色亦黄而带青色，大便时溏，小便短少，其色如茶，右胁肋下触之有硬块作痛。脉缓弱，舌苔白而厚腻，舌质边夹青色。此系里寒内盛，土湿木郁，肝木不得温升所致。法当温化寒湿，疏肝达木，拟茵陈四逆汤加味：附片 60g，干姜 30g，佛手 10g，败酱 10g，苡仁 20g，川椒 3g（炒去汗），上肉桂 5g（研末，泡水兑入），茵陈 10g，甘草 5g。

3 剂后，脉象沉弱而带弦长，厚腻舌苔已退其半，舌已转红，小便色转清较前长，胁下疼痛大有缓减。继上方加减主之：附片 100g，干姜 80g，青皮 10g，北细辛 10g，茵陈 15g，桂枝 30g，茯苓 30g，上肉桂 6g（研末，泡水兑入），甘草 6g，川椒 6g（炒去汗）。

4 剂后，胁痛肝大已减去十之六七，脉转和缓，舌质红活苔薄白而润。面、目黄色退净，小便清长，饮食如常。继服下方 8 剂，即告痊愈：附片 100g，干姜 40g，元胡 10g，茯苓 36g，广木香 5g，上肉桂 10g（研末，泡水兑入），北细辛 10g，甘草 10g。（吴佩衡治案）

【点评】从吴佩衡肝病用药来看，以吴萸四逆汤为主，多数案例合以薏苡附子败酱散，由此编者将其定名为"吴萸四逆薏苡附子败酱散"。

投用本方时，依症情有些加味基本上是固定的，如有黄疸者必加茵陈；有腹水者合以五苓散；通常视病情常用加味者还有小茴香、佛手、椒目、肉桂等，俱系厥阴经之药。

本例黄疸胁痛，因其寒湿内盛，故予四逆汤大剂为主治之，针对木郁选用了川椒、青皮、细辛、肉桂、茵陈等味，剂量不大，主次分明。

三、附子理中汤治案

张某，女，62 岁，黑龙江省亲属。2011 年 2 月 24 日初诊。乙肝 20 年，右叶多发囊肿，肝硬化 9 个月，按之作痛，气短，乏力，食后发胀，少量腹水，牙肿，心下痛，便溏，尿偏黄，眠可。舌胖润，脉左滑软寸弱，右滑软寸关弱。尿检：潜血（++），白细胞 6.1×10^9/L，总胆红素 21.9μmol/L，间接胆红素 14.1μmol/L。考病位虽在肝，主要症状如气短、乏力、食后发胀等，则属脾胃阳气不足之象，由此着眼，便是高一招法。附子理中汤加味处之：炮姜 30g，红参 15g，五灵脂 15g，白术 25g，茯苓 30g，附子 25g，黄芪 45g，柴胡 10g，丹参 30g，茵陈 25g，半夏 25g，丁香 10g，郁金 20g，姜黄 20g，生麦芽 30g，骨碎补 25g，炙甘草 10g。10 剂。

复诊：感觉良好，各症俱有不同程度减轻。药已中的，电话沟通，随症加减，守方调理6个月，后3个月隔日一剂，精神健旺，已无病容，上列检查亦正常。（编者张存悌治案）

原按：此案肝硬化从脾胃着眼的同时，注意加入柴胡、郁金、姜黄等调肝之品，既有引经之意，又可理气、活血，疏利黄疸，用意多端，凡肝胆病多加之。

第五节　胆石症

一、四逆汤加味治案

1.邹女士，30岁。胆囊内多发结石，服用排石汤剂一个月，感觉腰痛无力，伴有汗出，乏力腹胀，右胁不适。体胖面黯，舌胖润苔白腻两边偏重，脉沉濡。证属阳虚湿盛，常规排石汤剂多以清热解毒、软坚散结为治则，寒凉药物为主。服用后阳气更伤，致腰疼汗出。今从肝肾阳虚论治，处以四逆汤加味：附子45g，干姜20g，桂枝30g，当归20g，丁香15g，郁金25g，姜黄25g，姜半夏30g，肉桂10g，淫羊藿30g，川断30g，炙甘草15g。因家在外地，带药30剂。

二诊：超声检查：结石从原有的10余枚强光点变成一个1.3cm的碎光点，明显减小。前症减轻，因受寒后背发凉，咽痒咳，仍怕冷，夜间胃胀。处方：麻黄10g，细辛10g，附子60g，干姜20g，吴茱萸15g，桂枝30g，姜半夏30g，茯苓30g，丁香10g，小茴香10g，肉桂10g，补骨脂30g，炙甘草20g，生姜20g。带药30剂。

三诊：超声检查：结石全部排出。（编者王天罡治案）

原按： 结石病从多从实证论治，清热解毒，市场上消石类中成药也以寒凉药物为主。本人从事中医结石病专业20多年，从历史看本病 30 年前多以阴虚腑实为主，用清、消的治疗法则，效果的确显著。随着人们压力增大、饮食过盛伤及脾胃、熬夜过劳等因素伤及五脏，致使气虚阳虚、痰积湿盛，虚阳外越的真虚假实证越来越多。应用温阳法则在结石病防治上更有前景。该患属典型阳虚湿盛之证，因此用药专注扶阳祛湿，未用一味寒凉之排石专药如金钱草、鸡内金等，反而收到显效，结石全部排出。患者本人也感脸色恢复明亮，精力正常。

"见石不治石"，此案重视从人入手，体现了整体观的重要性，更证明从阳虚论治结石病的临床价值。

2. 王女士，54 岁。2015 年因胆结石行胆囊切除术。后两次胆总管再发结石，通过 ERCP 经口胆道镜取石两次，现又复发胆总管结石。2019 年 3 月 5 日来诊：胃脘部及后背疼痛难忍，伴呕吐，汗出怕热，眠差，便艰。超声报告：肝内胆管有少许光点，有声影。胆总管扩张 1.2cm，其内可见多个强光点聚成的 3.2cm×1.1cm 及 1.5cm×1.2cm 的强光团，有声影。肝功异常。舌暗润苔薄，脉沉濡。处方四逆汤合大黄附子汤加味：附子 30g，吴茱萸 15g，大黄 10g，砂仁 15g，黄柏 20g，生内金 30g，龙骨 30g，牡蛎 30g，威灵仙 30g，生麦芽 30g，炙甘草 30g。15 剂，水煎服。

半个月后复诊，疼痛消失，仍感发热。上方附子加至 45g，炙甘草加至 50g。15 剂，水煎服。

三诊：诉排便困难，胃脘胀满。上方加细辛 10g，炮姜 30g，肉苁蓉 25g。10 剂，水煎服。

四诊：服药期间短暂剧痛一次，自行缓解。超声检查，胆总管结石全部排出，肝功复查基本正常。（编者王天罡治案）

原按：该患者多次手术，多次复发。按肝阳及脾阳不足论治，为突出扶阳，并未加杂清热等寒凉之药，取得显效。

二、大柴胡汤加附子治案

任某，男，47岁。右胁胀痛月余，加重一周，住北京301医院，余应邀赴诊。B超示：胆结石"满罐"，最大者超过1cm。胆总管狭窄，大便曾经色白，身目黄染。昨天做了"内引流"，身黄减轻，仍巩黄、尿黄，24小时未大便。胁痛明显，竟至三夜未能安睡，心烦乏力，坐卧不安。口黏而干，畏冷，不渴，有汗，检验：谷丙转氨酶700U/L，白细胞$10.7×10^9$/L。舌胖润苔薄腻，脉沉滑而数。诊为湿热瘀滞，阳气已亏，处大柴胡汤加茵陈、附子等：柴胡15g，大黄10g，黄芩10g，枳实15g，白芍15g，姜半夏25g，郁金30g，姜黄25g，茵陈25g，附子30g，川楝子10g，延胡索15g，生姜10g，大枣10枚。7剂，为求方便迅捷，取用免煎中药。

电话告诉：服药一天胁痛即已大减，腹泻4次，颇觉舒服。7剂服毕，胁痛解除，黄疸消退，白细胞降至正常。精神明显好转，唯胃脘不适，便溏，此肝旺乘脾，取加味异功散调理：红参10g，茯苓30g，茵陈20g，白术30g，姜黄20g，郁金20g，柴胡15g，附子30g，牡蛎30g，生麦芽30g，炙甘草15g，生姜10g，大枣15g。7剂。

服药后已趋正常，出院调养。（编者张存悌治案）

原按：此亦锦上添花式应用附子一例。据症选用大柴胡汤，因见不渴，有汗、舌胖润等阳虚之症而加附子。

第六节　胁　痛

一、真武汤治案

谭平端之母，病发左季胁满痛，上冲左胁，破心部，苦不能耐。有余姓医生医治已两月余矣，用药香砂六君子汤，服至70余剂，非不温也，其病有加无减。延予诊治，见其面黄暗唇白，舌上苔滑，脉沉弦而迟，予断曰：此寒水用事也。脉弦为水，沉为里，迟为寒。肾中生阳不能为水之主，则阴寒夹水迫于心部。遂订真武原方，无加无减。平端谓曰："方中各味，皆已备尝之矣。"予告之曰："备尝之乎？诸药分别用之，则既不成方，安能有效？此方名真武者，盖取义于镇水之神。夫经方苟能对症，固捷如桴鼓之相应也。"

次早，平端来告曰："服方后得熟睡，是前月来所无者。今晨痛已不知消散何处矣。凡七十余日，治之不验者，竟一旦而廓清之！"相约午刻往诊。及至，见患者头束绉带，告予曰："胁痛若失，转觉头痛若破。"予脉之，告曰："此元阳虚损也。头为诸阳之首，阳虚不能贯顶，脑髓空虚，故尔。"改用吴茱萸汤，头痛寻愈。次日复诊，脉象沉迟而周身疼痛，作桂枝新加汤服之，身痛又止。(《黎庇留经方医案》)

【点评】本案初病胁痛上攻，诊为真阳亏虚，"阴寒夹水迫于心部"，颇具见地，用真武原方收效，"无加无减"，并未顾及病在胁肋而选肝经之药，是遵"治之但扶其真元"之旨，确显扶阳风格。继而头痛，选用吴茱萸汤；脉沉迟周身疼痛，选用桂枝新加汤，皆得仲景心法。

二、温脾汤治案

黄某，男，60岁，农民。1971年3月17日初诊。素有右胁痛病史，3月开始出现胃纳呆，身疼痛，大便干结。现症见：下午突然出现右胁下剧痛，牵及右肩背，大汗淋漓，面色苍白，呻吟不已，大便3天未排，家人抬来就诊，舌苔厚腻有津，质青，尖红，脉沉紧。证属里寒积滞夹热，治宜温脾祛寒通滞，方用温脾汤加减，药用：附片45g，干姜15g，党参30g，大黄8g，黄芩8g，莱菔子15g，木香10g，元胡15g，川楝子15g，甘草3g。

复诊：服上方后，即排出硬结黑色大便，疼痛逐渐缓解。后以四逆散合参苓白术散而收功。(《著名中医学家吴佩衡诞辰一百周年纪念专集》)

原按：素有胁痛病史，突然发作，呈一派阴寒之象。大便闭结，为其病情能否缓解之关键。方选温脾汤化裁，温下寒闭，加以通下活血清热之品，以助温通之品发挥作用，同时又可防止温阳助热，一剂而寒闭通，便结下，症状迅速解除。后期则以疏肝健脾调养。

三、当归四逆汤治案

1.程靖宋兄，就诊于亲家李宅，尚能强步，但称左胁痛甚，已四五日矣。诊其脉弦紧而细，两手清冷，面色纯青，咳嗽则痛引头胁。此寒中厥阴肝经，须温经散寒，痛方得止。用桂枝、细辛、当归、赤芍、吴茱萸、干姜、半夏、甘草，二剂痛减。再剂加附子，遂大汗而痛除。又二剂，又汗而痛全止。但少腹微痛，似动气之状，三四日通夜不寐。幸不烦躁，脉则细涩无力，此必因两汗亡阳而不寐也。仿大青龙误汗法，用真武汤去白术加人参、当归，易炮姜加肉桂，收阴摄阳，如此五六日，方能熟寐而愈。（郑素圃治案）

原按：此乃厥阴病，唯用桂枝、细辛尚汗出亡阳，几至危殆。若少阴误汗，更当何如哉！

2.吴饮玉兄令眷，未出室时，左肋下素有气积，时时举发而痛，在家皆用逍遥散治之罔效。嫁后怀孕三月，此积竟冲心而痛，痛甚昏厥，手足逆冷，口出冷气，脉沉弦而紧。此肝经积冷，结为冲疝，非桂附莫效。又属世医之女，且怀有孕，举世皆禁桂附，予何敢用焉？其太翁言修先生曰："大人要紧，胎且置之。"遂投以当归四逆汤：桂枝、当归、芍药、炮姜、附子、吴茱萸、甘草、茯苓，服下即应手取效。每食生冷必发，发则必须前剂，怀孕在腹，屡发屡医，而胎竟不伤。今所生之郎，已十有余岁矣。后以东垣酒煮当归丸，服三年未断，其冲疝不发并形俱消，屡屡生育。（郑素圃治案）

原按：经曰：有故无殒。先圣之言，岂欺人哉？

3.杨某，男，58岁。胁下疼痛，断续6年之久，此次因劳累、情绪波动引起复发而就诊。腰酸，畏寒肢冷，便溏神疲，西医诊断为胆囊炎，予住院治疗，症状好转而病终不除。6年间消化功能低下，食少，体重减少10多公斤，舌淡脉沉细，此肝肾俱虚之候。处方：当归30g，桂枝30g，白芍20g，生姜30g，大枣30g，炙甘草30g，补骨脂15g，淫羊藿15g，北细辛15g，郁金5g，吴茱萸20g，砂仁20g，麦芽15g，山楂20g。6剂。

二诊：诸症均好转，唯舌仍淡，脉沉不起，于上方去麦芽、山楂、郁金，加甘松15g。

三诊：自觉症状消失，舌脉已趋正常。处方：附片40g，桂枝30g，炙甘草30g，砂仁20g，白芍15g，补骨脂15g，鹿衔草30g。6剂。（曾辅民治案）

原按： 肝脉分布两胁，胁下痛要从肝论治，或理气解郁，或调理肝脾，或滋阴养血活血。本例属于肝寒血虚型胁痛，诊治时抓住肝、脾、肾三者之间关系，用附片温阳散寒，补骨脂补肾填精，桂枝与炙甘草辛甘合化阳气，补心或以助脾土，砂仁味厚入肾，与桂枝同用，脾肾先后天得以同补，收效显著。

【点评】 除了"肝脉分布两胁"这一病位因素外，脉沉细似为曾氏选用当归四逆汤之着眼点。

4. 陈飞云之女，产后两月，忽然战栗，左胁微痛，胸中窒塞，屡进表散之剂，寒栗愈盛，呕吐清水。时值天气炎热，诸医莫辨虚实，招予视之。

诊其面色，红中带青，脉象甚微，久按觉弦。因思厥阴中寒，相火内寄，非发表温经，病必不解。但发表宜兼养血，温经最忌助阳，宗仲景治厥阴久寒之例，与当归四逆加吴茱萸生姜，药下立安。

（陈菊生治案）

原按：细揣知为久寒在血，其左胁微痛，是肝气郁而不伸；肝挟相火，是以面色青红；木邪侮土，是以胸中窒塞，呕吐清水。

四、麻黄附子细辛汤治案

徐先生，68岁。两胁窜痛加重，诊彩超提示：肝V段可见9mm×6mm强光点，有淡声影，肝内胆管结石，胆囊未显示。6年前因胆结石行胆囊切除术，近半年两胁窜痛牵及后背，近日痛剧难忍，口服治疗结石中成药未见缓解。刻诊：口苦口干，无汗，舌暗润苔少，两侧白腻，脉浮弦。判为太少两感，少阳瘀滞，组方：麻黄10g，细辛10g，附子30g，柴胡15g，郁金25g，姜黄25g，牡蛎30g，炮姜30g，姜半夏30g，姜枣为引。30剂。

复诊：疼痛逐渐缓解，两胁基本无痛，后背还有轻微不适，汗少，自觉服药后为这半年身体感觉最舒缓的时候。上方麻黄改为15g，加白芷15g，去柴胡、牡蛎。继续服药一个月。（编者王天罡治案）

原按：胆结石术后复发临床较为常见，但是其肝结石长在毛细胆管，且属胆管结节钙化阶段，本身不应有如此剧烈疼痛症状。患者自行服用治疗结石药物，症状不轻反重，后背向两胁放射痛，无汗，说明有表寒之证。治结石药以寒凉阴药为主，服后自然无效且加重。组方以开表为先，加之疏肝之品，取得显效。因后背仍有不适，汗少，二诊又加白芷、麻黄，加强开表之功。此案体现了疏外通内之义，开表法是治疗内伤疾病的重要法门。

【点评】此例肝结石案很好，似以麻辛附子、姜附茯半、疏肝散合方之意，不妨加一二味结石药如金钱草之类。治之但扶真元，通常情况指阳虚突出，不合其他药物。治标药物该用还是可以用的。病情记叙似应该有尿、便情况，此症不要忽略这两点。

第七节 腹 水

一、四逆五苓散治案

1.方某，男，28岁。肝脾肿大，全身发黄已8年。先后在军区、省市医院治疗，疗效不显。继而出现腹水，腹围98cm，黄疸指数100U，剖腹探查，诊为"胆汁性肝硬化"。初诊：身体羸瘦，面黄、身黄晦滞无光，巩膜深度黄染，周身皮肤干枯瘙痒而见抓痕。精神倦怠，声低息短，少气懒言，不思食，不渴饮，小便短少，色黄如浓茶水，腹胀如鼓，四肢瘦削，颜面及足跗浮肿，两胁疼痛，尤以肝区为甚。肝大肋下2指，脾大肋下3指。脉沉取弦劲而紧，舌苔白滑厚腻而带黄色，少津。辨为阳虚水寒，肝气郁结不得温升，脾虚失其运化，湿浊阻遏中焦，胆汁失其顺降，溢于肌肤，故全身发黄。阳虚则湿从寒化，肤色黄晦不鲜，似阴黄之候，即"阴瘅证"。法当扶阳抑阴，疏肝利胆，健脾除湿。以四逆茵陈五苓散加减主之：附片100g，干姜50g，肉桂15g（研末，泡水兑入），吴茱萸15g（炒），败酱15g，茵陈30g，猪苓15g，茯苓50g，北细辛8g，苍术20g，甘草8g。

二诊：服上方10余剂后，黄疸退去十之八九，肝脾肿大已缩小，小便色转清长，肿胀渐消，黄疸指数降至20U，面部黄色减退，渐现红润之色，食欲增加，大便正常，精神转佳。患病已久，肝肾极为虚寒，脾气尚弱，寒湿尚未肃清，再以扶阳温化主之：附片150g，干姜80g，茵陈80g，茯苓30g，苡仁20g，肉桂15g（研末，泡水兑入），吴茱萸10g（炒），白术20g，桂尖30g，甘草10g。

三诊：服上方6剂后，肝脾已不肿大，胁痛若失，小便清利如常。面足浮肿及腹水鼓胀已全消退，饮食精神倍增。皮肤及巩膜已不见发黄，黄疸指数降至3U。脉象和缓，舌苔白润，厚腻苔已退。此水湿已除，元阳尚虚，再拟扶阳温化调理，促其正气早复：附片150g，干姜90g，砂仁15g，郁金10g，苡仁30g，肉桂15g（研末，泡水兑入），佛手20g，甘草10g。服上方七八剂后，患者基本恢复健康。一年后随访，未再发作。（吴佩衡治案）

原按： 以上病证，实由阳虚水寒，寒湿内滞，肝气郁结不舒所致。阳虚则水邪泛溢，肝郁则易克伐脾土，脾虚不能健运，湿从寒化，而致肝脾肿大、腹水、黄疸诸症丛生。余所拟用各方，旨在温暖肾寒、疏肝解郁、健运脾湿、化气行水。寒湿内滞之证，施以温化之剂，犹如春和日暖，冰雪消融，故能治之而愈。

【点评】病涉肝经，吴氏在用四逆五苓散的同时，常加入厥阴经药品如吴茱萸、败酱、佛手、川椒等，体现分经用药之旨。

2. 胡某，男，53岁。因肝硬化腹水住某医院，始因患红白痢证1个月，继后渐感腹胀，发展而成腹水之证。面色黄暗，神情淡漠，卧床不起，腹部鼓胀膨隆，肝脏肿大，触之稍硬，小腹坠胀，小便短少，饮食不进。脉缓弱，舌苔白滑，舌质含青色。此系下痢日久，脾肾阳虚，寒湿内停，肝气郁结而致肝脏肿大，肺肾气虚，不能行通调水道、化气利水之职，寒水内停而成腹水鼓胀。法当温中扶阳，化气逐水，拟四逆五苓散加减主之：附片80g，干姜30g，上肉桂8g

（研末，泡水兑入），败酱 15g，猪苓 15g，茯苓 30g，甘草 10g。同时以大戟、芫花、甘遂各等量，研末和匀（即十枣汤粉剂），日服 6～10g。

服后次日，每日畅泻稀水大便数次，腹水大减，精神稍欠，继服上方。

二诊：腹水已消去一半多，体重减轻 20 斤。脉来沉缓，右脉较弱，系脾湿阳虚脉象；左肝脉带弦，系肝寒郁结，寒水内停之象。舌质较转红润，白苔已退去其半，再照上方加减与服之：附片 80g，干姜 40g，川椒 6g（炒去汗），上肉桂 10g（研末，泡水兑入），吴茱萸 10g，茯苓 30g，苍术 15g，公丁 5g。如前法再服十枣汤粉剂 2 日。

三诊：服药后又水泻十多次，吐一二次，腹水消去十分之八，体重又减轻 10 斤。面色已转为红润，精神不减，舌苔退，舌质亦转红活。小便清长，饮食转佳，已能下床行动。唯口中干，思热饮而不多。系泻水之后，肾阳尚虚，津液不升所致。继以扶阳温化主之：附片 80g，干姜 40g，砂仁 10g，枳壳 8g，上肉桂 8g（研末，泡水兑入），猪苓 10g，茯苓 30g。

服此方 10 余剂后，腹水、肝肿全消，食量增加，即告痊愈。（吴佩衡治案）

原按： 寒水内停为病之标，脾肾阳衰为病之本。标实本虚治以攻补相兼之法，皆相得宜。所治之法一如离照当空，一如凿渠引水，寒水坚冰何得不去焉！如不放胆用此峻猛之剂，姑息养奸，于此危证，终不免肿胀癃闭，衰竭而逝。

【点评】 与上案相比，本例在投以四逆五苓散的同时，加用了十枣汤粉剂，攻补相兼，"一如离照当空，一如凿渠引水""放胆用此峻猛之剂"，胆识兼备。十枣汤虽为水饮在胸胁而设，亦可用治腹水，《伤寒论》言及"心下痞，硬满"之症，似符合腹水征象。

3. 沈某，男，30岁。患慢性肾炎一年余，后因发生腹水肿胀，体虚弱极而送昆明某医院治疗，其效不显，邀吴氏会诊：面部浮肿，目下浮起如卧蚕，面色苍白晦滞，口唇青乌，欲寐无神，神情倦怠已极，腹内水鼓作胀，其状如匏，下肢浮肿，胫跗以下按之凹陷而不易复起，身重卧床，难于转侧。语声低弱，腹中撑胀，腰背酸胀痛楚不止，小腹亦坠胀作痛，口淡不思食，不渴饮，小便短少。舌润而色淡夹青，苔滑而灰黑，脉沉迟无力。此系脾肾阳虚，水寒土湿，寒水泛滥所致。法当扶阳温寒化气利水主之，方用四逆五苓散加减：附片100g，干姜40g，花椒7g（炒去汗），猪苓15g，茯苓30g，条桂15g。

服4剂，小便遽转清长畅利，面足浮肿消退，腹水消去十之六七，体重减轻21斤，腰背痛已大为减轻，仍有酸胀。稍能食，精神较增。舌苔灰黑已退，呈现白滑苔，脉转和缓。仍以扶阳温化主之：附片100g，干姜50g，吴茱萸10g，桂枝30g，苡仁10g，猪苓10g，茯苓30g。

连服4剂，腹水消去十之七八，面色转好，精神、饮食较增，舌质青色已退，淡红而润，苔薄白滑，脉和缓有神根。大病悉退，阳神尚虚，余邪未净，唯有增强心肾之阳，始能效奏全功，上方加减治之：附片150g，干姜50g，上肉桂10g（研末，泡水兑入），砂仁10g，黑丑20g，茯苓50g，公丁10g。

服4剂后，寒水阴邪消除殆尽，善后调理一周，病愈出院。（吴佩衡治案）

【点评】此案腹水且周身浮肿，用药不过六七味，方简量重，不愧为经典火神派风格。三诊时，"腹水消去十之七八""大病悉退"，而附片由 100g 犹增加到 150g；因"余邪未净"，加用黑丑之峻药以攻之，俱显胆识。

二、吴茱四逆薏苡附子败酱散治案

李某，男。患病已 4 个月，住某医院 3 个多月，诊为肝硬化引起腹水鼓胀，病势垂危。眼睛发黄，小便日二三次，量少呈咖啡色，面黄黯，腹胀，右胁下作痛厉害，微咳痰少，腰微痛。脉弦滑，按之无力，左尺较沉弱，右尺几无，舌青紫，苔厚腻带黑色。此系肾虚阳弱，肝寒脾湿而致阴黄疸证，以四逆汤合薏苡附子败酱散加减：附片 100g，筠姜 40g，败酱 20g，薏苡仁 30g，茵陈 20g，花椒 10g（炒黄），上肉桂 10g（研末，泡水兑入），茯苓 50g，法半夏 15g，生甘草 10g。4 剂。

二诊：腹水已消十之二三，眼睛仍黄，眼眶青色，脉沉滑，左脉较弱，舌质转红润，仍以上方加减：附片 150g，筠姜 50g，佛手 10g，败酱 15g，吴茱萸 10g，茯苓 40g，上肉桂 10g（研末，泡水兑入），猪苓 20g，泽泻 10g，茵陈 10g，生甘草 8g。4 剂。

三诊：腹水消去十分七八，胁痛已大减，大便正常，小便清长，脉沉缓，面色唇舌均转红润，以温寒除湿之剂主之：附片 150g，筠姜 50g，白术 20g，元胡 8g，北细辛 8g，猪苓 15g，花椒 10g，广木香 4g，生甘草 8g。6 剂。

四诊：病退八九，唯病久体弱，继以扶阳温肝除湿之剂连进 8 剂，大病悉退。附片 150g，筠姜 40g，砂仁 10g，上肉桂 10g（研末，泡水兑入），白术 20g，青皮 8g，生甘草 10g。（吴佩衡治案）

【点评】吴萸四逆薏苡附子败酱散用治阳虚肝病，前面已经介绍。吴佩衡用五苓散通常只取三味，诸案大致如此。本案初诊用肉桂、茯苓，二诊用茯苓、猪苓、泽泻，三诊用白术、猪苓，似有意在变换选用，唯有附子在加量。

三、附子理中汤治案

1.陈某，男，54岁。因嗜酒过度，生活不调而致腹胀。初起腹部胀大，按之柔软，继则病势加重，按之坚硬，不能饮食，多医诊治无效而就诊。症见面色黧黑，神采困惫，呼吸喘促，腹大如鼓，扪之坚硬，脐心突出，脉络显露，四肢消瘦，肌肤干燥，大便溏薄，色呈灰黑，小便短少，胸脘胀闷，不能饮食，四肢厥冷，舌苔白腻，脉弦大无力。此阳虚湿停，治宜温阳祛湿，处方：炮附片、干姜、潞党参、泽泻、白术各30g、茯苓60g，大腹皮45g，甘草12g，生姜15g。

上方服5剂，阳复足温，小便通利。增利水之药茯苓、桂枝等，继服20余剂，诸症好转。后以益气养血、健脾疏肝药物调治，5个月后随访，已能做轻微劳动。（《中医杂志》，1978年第12期）

【点评】所用之药含真武汤合理中汤之意，但去掉白芍防其敛阴，加泽泻利水，大腹皮消胀治标。

2.太仓城内过稚云，年四十余岁，患单腹鼓证。经治数医，愈治愈剧。予诊之时，已腹如抱瓮，形肉消瘦，得食则胀且痛。其脉左浮紧，右沉细。即用附子理中汤加麻黄、桂枝、茯苓、青皮、陈皮。嘱其服两剂，除麻黄再服两剂。复诊，其腹已宽而食则不痛。左脉之浮紧亦除，唯右部仍弱，再照原方除麻黄加肉桂、白芍，嘱

其服十剂，腹胀全退。（王雨三治案）

原按： 其始诊左脉浮紧者，是寒邪伏于足太阳之表分也，故用麻桂以疏散之；右脉沉细者，系脾肺虚寒证也，故用附子理中汤以温补之，加青皮、陈皮、茯苓以调和肝胃之气。此即塞因塞用之法。

古贤谓鼓胀一证，不脱肺脾肾三经。兹用附子理中汤以大补其肺脾肾；而再以疏散其膀胱经之寒邪，则膀胱之水道得利；又以调和肝胃之气，则胀不治而自愈矣。

四、大承气汤合金匮肾气丸治案

南新桥蒋少卿，年四十左右，患单腹鼓，百药不效，卧床不起者已一月余矣。饮食不进，气息奄奄，诸医以为不治矣。见其腹胀大无伦，皮几欲裂，大小便均秘。其脉左微细欲绝，右关沉滑，知其宿积窒塞于胃中，中焦气机停滞而膀胱之气化亦绝，殊为危险。即用土郁夺之、水郁泄之法，以大承气汤同附桂八味汤、枳术丸等，掺和而用之。服之一剂而大小便即通，腹胀亦去其半。再诊其脉，右已平，左仍虚细。乃单用附桂八味汤，服之七八剂而胀即退尽。
（王雨三治案）

原按： 此症危险已极，而用一补一泻之法，竟起死回生。若非识病真确，用药奇特，焉得而挽救哉？

第八节　抽　搐

一、真武汤治案

1.陈某，男，71岁。双下肢抽搐四五个月，一般在清晨四点发作，劳累后加重。伴有心悸，心窝部时有汗出。足凉，嗜困，夜尿三四次，色清，纳可。舌淡胖润有痕，脉左弦右滑软。辨为阳虚水气偏盛，筋脉失于温养，方选真武汤加味：

附子25g，桂枝20g，白芍90g，茯苓30g，白术15g，吴茱萸15g，龙骨、牡蛎各30g，淫羊藿25g，伸筋草25g，炙甘草10g，生姜10片，大枣10个。

5剂后仅抽搐一次，药已中的，前方加量再进，白芍增至100g，附子30g，另加蜈蚣2条，7剂后迄未再犯。（编者张存悌治案）

原按：考清晨四点属阴盛之际，此刻发病当属阴寒犯事，理同五更泻。况且高年阳气已虚，察其足凉、嗜困已知。

2.乔某。男，77岁。下肢时发抽搐半年，伴夜尿频，一小时一次，尿不尽。便溏，畏冷，足凉，无汗，眠差多梦，睡中唱歌而不觉，说胡话。舌淡赤胖润，脉弦寸弱。此证一派阳虚寒湿偏盛之象，拟真武汤加味投治：附子20g，白术30g，干姜20g，茯苓30g，白芍30g，淫羊藿30g，肉桂10g，益智仁30g，补骨脂30g，麻黄

10g，细辛 5g，木瓜 25g，炙甘草 15g，柴胡 10g，枳实 10g。7 剂。

复诊：服药后抽搐未发，尿频、足凉、多梦均有改善，但感眩晕、口苦。调方：附子 30g，白术 30g，干姜 20g，茯苓 30g，白芍 30g，淫羊藿 30g，肉桂 10g，益智仁 30g，补骨脂 30g，泽泻 15g，砂仁 10g，沉香 5g，龙骨、牡蛎各 30g，炙甘草 15g。

三诊：眩晕、口苦、抽搐均未发作，余症亦减，未再复诊。（编者张存悌治案）

3. 张某，女，54 岁。3 年前与孩童吻脸时右颧部卒然被咬一口，当即肿起，色不红。此后右颧肌肉即感跳动，右手小鱼际、左小腿肌肉亦觉跳动，且时作抽搐。手足不温，畏冷。舌淡胖润，脉缓滑，中西医屡治乏效。证属一派阳虚阴盛之象，因思真武汤之"身𥆧动"症与此相似，遂试以真武汤加味：附子 15g，苍术 15g，茯苓 30g，白芍 30g，麻黄 10g，桂枝 10g，龙骨、牡蛎各 30g，炙甘草 10g，生姜 20 片。

5 剂后，小腿抽搐消失，右颧跳动显减，手足转温，原方出入再进 10 剂，附子加至 30g，另加砂仁 15g。服毕痊愈，特赠锦旗致谢。（编者张存悌治案）

原按：本案似属破伤风病，比较疑难费治。学经方要善于抓主症，有时"但见一症便是"。其右颧、手、腿肌肉跳动，可类比于"身𥆧动"症，因投以真武汤竟收速效。

二、黄芪桂枝五物汤治案

鸡爪风：宋巧荣，女，26 岁。产后 9 个月春末，忽觉四肢麻木，气怯神倦，腰困如折，劳累或气候突变则加重。近一个月来，麻木一旦发作，手脚便频频抽搐如鸡爪状，内科诊为缺钙性抽搐，补钙亦不能控制。视其面色萎黄欠华，脉细舌淡。断为产后血虚，肝失所养，故挛急，遂予加味芪桂五物汤益气养血，补肾益精，柔肝缓急：生芪45g，当归30g，白芍90g，桂枝、红参（另炖）、肾四味各10g，黑木耳30g，炙甘草10g，鲜生姜10片，枣10枚，胡桃肉20g，7剂。

二诊：药后精神健旺，面色红润，气怯腰困麻木均愈，而遇冷仍有抽搐。详询病史，知患者产后未及满月，淘菜洗衣不避冷水，致寒湿深入血分，正虚不能鼓邪外达。寒主收引，故经脉挛缩，且同气相引，内寒久伏，复感外寒，两寒相迫，症状加剧。前方虽曾治愈多例鸡爪风，但本例主症有变，故仅有小效。上药为补益气血、滋养肝肾之剂，无直接驱寒效用。服后仅体质改善，病根未拔，故遇寒便发。且本例之寒，非表寒可比，乃深伏厥、少二经之伏寒，非大辛大热温通十二经之猛将不能胜任。乃选《金匮》乌头汤加滋养肝肾及虫类息风之品进治：生芪90g，当归、白芍各45g，川乌30g，炙甘草60g，麻黄、桂枝、细辛各15g，肾四味、防风、黑小豆各30g，全蝎12只、蜈蚣4条（研末冲服），蜂蜜150g，鲜生姜10大片，枣10枚，核桃4枚（打）。加冷水2500mL，文火煮取600mL。日分3次服，3剂。

上方服后诸症均愈，患者恐日后复发，又照方连服6剂。计9日内服川乌270g之多，其症得以根治，追访10年未犯。（李可治案）

三、当归四逆汤治案

周秋帆内人，怀孕数月。一日周身痛痹，四肢拘挛，肌肤及手指掌皮数变如蛇蜕之形，惊痛交并，恐成废疾。余诊脉得浮大，按浮为风，大为虚，此营卫不固，血虚风袭之候也。原中风有中腑、中脏、中经络血脉之分，故见症各著其形。今起居如故，饮食如常，外无六经之形症，内无便溺之阻格，唯苦肢节间病，风中血脉奚疑？处以当归四逆汤，当归重用，佐以一派祛风之味，连进四剂而愈。（陈笏生治案）

【点评】此案四肢拘挛，"外无六经之形症，内无便溺之阻格，唯苦肢节间病，风中血脉奚疑"？血虚风袭，辨之有据。经文当归四逆汤之脉系"脉细欲绝"，本案则是"脉得浮大"，均提示血虚，应当活学活用。

四、温氏奔豚汤治案

缩阴症合并鸡爪风：患者段桂莲，37岁，11时突然抽搐昏迷。赶至其家时，见患者被家人揽腰紧抱，大汗淋漓，神情恐怖，面色青灰，西医按癔病予镇静无效。病因生气之后，突然觉两乳头强烈内缩，阴道阵阵抽搐不止，旋即昏厥不省人事。醒后只觉头晕，不时呕涎沫，天旋地转，如乘船坐车心动神摇，荡漾不止，睁眼则视一为二，手指挛缩如鸡爪，腿肚转筋不止。四肢厥冷，口鼻气冷，唇舌青紫，脉象迟细60次/分。四诊未毕，突然再次发病。乃急灸双乳根穴，小艾炷（麦粒大）着肤灸关元穴，强针人中、内关（双）

而解。追询病史，知患者在7年前产后，有鸡爪风发作史，经补钙不能控制。素体瘦弱，畏寒，虽盛夏亦喜厚衣，瓜果生冷从不沾唇，脏气虚寒可知。寒主收引，故见厥、少二经中寒见症。以其肝肾阴寒之气上逆，故见呕涎沫而颠眩；寒饮凌心，故悸动不宁；暴怒而厥气上攻，故昏不知人；肾主二阴，肝之经脉络阴器，过乳头，故挛缩；精气散乱，故视一为二。拟温氏奔豚汤中剂，加山萸肉补肝肾而固脱，紫石英、生龙牡、活磁石安镇冲逆，固护元气，二虫止痉，吴茱萸散肝寒，嘱服3剂。

药进1剂，手脚回温，抽搐止。3剂后诸症均愈。以黄芪桂枝五物汤加木瓜15g，黑木耳30g，鸡蛋壳粉3g（冲），益气养血，柔肝缓急。连进6剂，其鸡爪风症亦得根治。（李可治案）

原按：男子缩阳症，临床并不少见。女子缩阴症，却临床罕见。1978年夏，余在县陶瓷厂任职时，遇到此例。

【点评】治病要善于寻找切入角度。本案抽搐未见奔豚之症，因见呕涎沫而颠眩，断为肝肾阴寒之气上逆，由此选用温氏奔豚汤，不治抽而抽自止，诸症均愈，病机把握准确。全案记载具体生动，剖析症状、病机抽丝剥茧，条分缕析，推定厥、少二经中寒见症，分析精辟，文笔畅达。

第五章　肾系病证

第一节　水　肿

一、真武汤治案

1. 慢性肾炎：杨某，男，28岁。一年半前出现浮肿，尿蛋白（+++）至（++++），经北京某医院穿刺诊为膜性肾炎，中西药治疗浮肿消失，但尿蛋白一直不降。目前尿蛋白（+++），腰困畏冷，手脚不温，精神欠佳，疲乏倦怠，舌淡红苔白稍厚，脉沉细缓。显属阳虚：附子75g，白术15g，生姜50g，茯苓15g，巴戟20g，黄芪50g，砂仁15g，甘草5g，威灵仙20g。30剂。

二诊，尿蛋白仍（+++），但症状减轻。附子加至120g，服至150剂，尿蛋白始由（+++）降至（+），腰困畏冷手脚凉等症状全部消失，精神转佳，舌尖稍红，苔白不厚，脉转缓不沉细。180剂后尿蛋白转阴，此后一直未反弹。

此例是尿蛋白下降较慢的一案，多数在一二个月后开始下降。初诊时告知六个月一疗程，患者信心坚定，服药180剂方收全功（《著名中医学家吴佩衡学术思想研讨暨纪念吴佩衡诞辰120周年论文集》）

【点评】此案看点有三：其一，加入大剂黄芪补气；其二，附子逐渐加量至120g，方收显效，此是关键；其三：守方服药180剂，方使尿蛋白转阴，一直未反弹，疗效巩固。

2. 左某，男，36岁。2012年3月8日初诊。肾病型肾炎6天，下肢浮肿，腹水5cm，胸水3cm，晨起颜面亦肿。尿少色黄，便、纳、眠尚可，口和，手足不温，无汗，乏力。舌略赤胖润，脉左沉滑，右弦浮寸弱。尿蛋白（++++），潜血（++），某医大附属医院开西药4种、中成药4种，没有取而来诊。判以阳虚湿盛，治以温阳利水，拟真武汤加味：附子30g，苍术、白术各30g，茯苓30g，麻黄10g，淫羊藿30g，炮姜30g，川牛膝30g，乳香5g，蝉蜕5g，泽泻25g，生姜10片。

服药7剂后，汗出，下肢肿消，感觉很好，尿蛋白（+++），潜血（-）。但尿量仍少，色黄。前方去麻黄，附子增加15g续服。尿量增加。

此后每周调方一次，附子每次加15g，出入药物还有补肾如补骨脂、菟丝子、益智仁，补气如党参、黄芪、炙甘草，利水如茵陈、猪苓、防己，理气如丁香、郁金、木香、厚朴，以及肉桂等，相机出入。嘱其戒欲，忌食生冷。患者信守不移，坚定服药，尿量维持在每天1500mL以上。

服至8月9日，附子用到120g时，水肿消尽，尿蛋白虽能转阴，但时有反复，在（++）至（+++）之间。

服至10月18日，附子用到150g，尿蛋白转阴，症状平伏。此后又服药3个月，附子用到180g，尿蛋白一直阴性，停药，以金匮肾气丸长服善后。2014年4月带他人来看病，询之病情无反复，作销售业务，频繁出差而无反复。（编者张存悌治案）

原按：本案浮肿伴有腹水、胸水，尿检有蛋白、潜血，是所治肾病中症情最严重的一例。"大病必须大药"，此案也是附子用量最大、总量最多（约20kg）的一案。总结本案，大剂附子的应用当为取效关键。当然，患者信守不移，坚定服药，也是重要原因。

善于重用附子是火神派的突出特色，任应秋先生就赞赏："郑氏治疗三阴证，确是颇有盛誉，运用附子量重而准。"吴佩衡认为："病至危笃之时，处方用药非大剂不能奏效。若病重药轻，犹兵不胜敌，不能克服……古有'病大药大，病毒药毒'之说，故面临危重证候无须畏惧药毒而改投以轻剂。否则，杯水车薪，敷衍塞责，贻误病机，则危殆难挽矣。"李可先生称小量无效，"几钱几分虽然可以治好一些小病，但是治不了大病，在重危急症领域起不了多少作用"。"在急危重症这块，用小剂量的话，只能是隔靴搔痒"。能否熟练应用大剂量附子，是衡量火神派医家成熟与否的一个标志。火神派擅用重剂，练就过人胆识，能起急危重症，正是其"压倒当世诸家"之处。

3.王某，男，70岁，家住沈阳市。双下肢浮肿多年，活动受限，走不动道儿，需拄拐杖且不能长时间行走，腰酸，汗多。脉沉滑尺弱，舌胖润苔黄腻，有糖尿病史。曾到医大等多家医院就治，效果不明显，因怕常年吃西药对身体不好，经人介绍来诊。下肢浮肿，腰酸腿软。辨证为高年阳亏，阳虚水泛，用温阳之法治疗，处方真武汤加味：附子45g，白术60g，茯苓30g，生姜30g，桂枝30g，泽泻30g，猪苓30g。

7剂浮肿消退60%，14剂肿退90%。且能扔掉拐杖行走一段，增减药物有黄芪、牛膝、苍术、半夏、淫羊藿等。21剂肿退，扔掉拐杖，病愈。（编者李俭治案）

原按：西医治疗多年没有明显改善，中医治疗效果如此之快，归根结底还是扶阳效果。

【点评】初诊即应加川牛膝，引经而兼利水。

二、四逆汤治案

1.某男，80岁。四肢水肿漫过膝肘，大小便失禁一周，嗜睡，浅昏迷，舌苔白水滑，脉沉弱。高年阳虚，水湿壅盛，关门不利，从扶阳着眼，四逆汤加味：附子30g，干姜15g，赤石脂25g，肉桂10g，炙甘草60g。7剂。

服药一次大小便即止住，水肿减消，7天后痊愈。（编者车群治案）

【点评】此案水肿用药体现"治之但扶其真元"之旨，用药简练，值得点赞。

2.木某，女，30岁。腰以下浮肿已近8年，中西医治疗未效。经省人民医院检查血、尿、肝功、肾功皆正常。刻诊：双下肢肿胀，按之没指，腹痛，不思饮食，面晦无华，舌淡晦苔白腻，脉沉迟无力。证为脾肾阳虚，水湿泛溢所致，法当扶阳温寒，利水消肿，方用四逆五苓散加减：附片100g，干姜18g，桂枝24g，茯苓30g，猪苓15g，车前子15g，公丁香6g，吴茱萸6g，砂仁10g，北细辛7g，甘草6g，3剂。

复诊：浮肿已消大半，腹已不痛，能思饮食，面转红润，精神稍增。效不更方，原方3剂。

药尽来告，浮肿全消，已无不适，为巩固疗效，上方5剂先服，另处大回阳饮加味后服：附片100g，干姜18g，上肉桂10g（研粉兑服），砂仁10g，吴茱萸6g，5剂。（顾树祥治案）

【点评】顾氏另治孙某，68岁，患此症4年，多次住院未效，亦用上方治疗，4剂痊愈。处方之要温阳为本，利水治标，五苓散去泽泻之寒、白术之补滞，改加车前子利水，加砂仁纳气归肾，健脾化浊，北细辛配姜、附以固肾阳，合桂枝能调水道，寒湿得化而水湿得出。

三、茯苓四逆汤治案

孙某，男，8岁。全身浮肿三月余，以面目及四肢为甚，求医殆遍，多以五苓散、五皮饮一类施治，又兼西药利尿剂屡用无效，病势日增。某医院诊断为"慢性肾炎"。症见：面青黯滞，精神委顿，四肢不温，口不渴，浮肿按之凹陷久而不起。舌白滑，脉沉细。证属元阳衰惫，治宜急扶阳抑阴，方用茯苓四逆汤去人参：附片60g，茯苓15g，干姜15g，炙甘草6g。附片先煎煨透无麻味后，再下余药，3剂。

服上方后，小便通畅，肿势减轻。继用理中汤加附子：附片60g，党参15g，白术9g，干姜9g，炙甘草6g。3剂。

服药后肿胀继续减轻。唯小便量尚少，显系温阳之力犹嫌不足。予以白通汤，重用姜、附，交通肾阳，宣达气机。药用：附片90g，干姜24g，葱白3茎。2剂。

服药后，小便通畅，肿势大减。原方再服5剂，症状消失。（戴丽三治案）

【**点评**】小儿慢性肾炎水肿，以五苓散、五皮饮一类套方治之，也算对路。然脾肾两虚，元阳衰惫，徒事利尿，舍本逐末，故而乏效。水为阴邪，水湿积聚之处，便是阳气不到之所。患儿全身浮肿，面青黯滞，精神委顿，已属元阳不振。戴氏认为病属阳虚，治应直接温补阳气，宣通气化，虽不利尿而尿自通，不消肿而肿自退，即使用茯苓四逆汤亦去掉人参，免其恋阴，颇见功力。本例水肿初用茯苓四逆汤，继而改用白通汤取效，体现了"治之但扶其真元"这一观点。

四、附子理中汤治案

于某，男，41岁。全身浮肿10年，近一年加重。1969年到西南山区，在潮润闷热之坑道内工作一年多，逐渐感到全身乏力，肢体沉重，食欲减退，面与下肢开始浮肿。1978年初病情发展，上肢麻木不能写字，下肢关节冷痛，全身浮肿明显加重。口干，欲大量热饮。小便短少，时而点滴难下，体重由140斤增至174斤。北京某医院诊为前列腺炎，但水肿原因始终未明。

初诊：一周前参加夏收后，浮肿加剧，面部与四肢尤甚，按之凹陷。神疲，纳呆，腹满，喜热饮，腰痛，阳痿，小便短少。面暗黑无华，舌淡，苔白滑腻。此为太阴脾虚湿郁所致，初因湿热内困，后伤及脾阳，故水液内停；太阴之伤，又累及少阴肾阳，法宜温肾健脾，燥湿利水，以附子理中汤加减主之：制附片30g，白术15g，干姜15g，炙甘草12g，茯苓12g，上肉桂6g（冲服）。

上方服10剂，浮肿减轻，头昏、乏力好转。原方再服20剂。

三诊：全身浮肿消退大半，纳增，小便较前通畅。上方加桂枝10g，生姜皮60g，以增化气行水之力，续服15剂。

四诊：浮肿基本消退，诸证均明显好转。为巩固疗效，以理中丸加味缓缓服之：党参30g，炒白术60g，干姜60g，炙甘草30g，制附片120g，茯苓60g，上肉桂10g。10剂，共为细末，水打为丸，日服 2 次，每次 10g。

1979 年 5 月追访，服丸药 4 个多月，病已痊愈，体重由 170 余斤降至 140 余斤。（范中林治案）

原按："诸湿肿满，皆属于脾。"脾乃至阴之脏，少阴又为太阴之母。故肾不主五液，脾不行水，则肿满生焉。本例先后以理中汤加附子等，温补太少二阴，阳气升，阴霾散，气化行，水湿消，故病获愈。

【点评】细阅本案用方，既云理中汤，显然去掉了方中的人参。再加揣摩，方中所增附片、茯苓，明显寓有真武汤含义，但又去掉了白芍。显然，去掉人参、白芍两味，是为了防其恋阴。查范氏医案中初诊选用理中汤、桂枝汤、真武汤、小青龙汤等方时，一般均去掉方中的人参、白芍、五味子等阴药，少有例外。郑钦安明确表示："凡阳虚之人，多属气衰血盛，无论发何疾病，多缘阴邪为殃，切不可再滋其阴。若更滋其阴，则阴愈盛而阳愈消，每每酿出真阳外越之候，不可不知。"范氏忠实地继承了这一点，在投用姜附热药之际，讲究单刀直入，不夹阴药，彰显经典火神派风格。

五、济生肾气丸治案

周某，年约三十，患水肿已半年，医药遍试，日剧。延诊时，头面、四肢、腰腹、胸背皆肿如瓜形，僵卧床席，不能转侧，皮肤胀痛异常，即被褥亦不能胜受。气喘，小便不利，脉沉而微。

诊毕就室，呼主人曰：古人言水肿死证，见一即危，如缺盆平、掌无纹、脐突、足底平皆是，今皆兼之，况皮肤痛不可支，有立刻破裂之势，须防外溃，喘满又恐内脱，虽有妙方必无幸矣，即辞不举方。

主人及病者皆曰："疾不可疗，命也，但愿得尊方入口，死亦甘休。"余闻而怜之，即疏济生肾气丸而去。越数日，来告曰：药完二剂，小溲如泉，肿消大半矣。可否再服？嘱其更进二剂，病如失。嗣以六君、八味丸汤并进而痊。甚矣，病机之难以常理测也。（萧琢如治案）

【点评】本案水肿危象毕现，"古人言水肿死证，见一即危"，今皆兼之，难怪萧氏辞不举方。然以济生肾气丸投药 4 剂，其病如失，竟收捷效，"病机之难以常理测也"。这方面前贤早有榜样，"先生之临险证也，明知其难治，犹必殚精竭虑，为之立方而后安。曰：毋有方而不用，宁不效而受谤。又曰：必求其生而不可得，则死者与我皆无遗憾也"（《经方实验录》）。范文甫说："勿以病小而玩忽，毋因病重而退缩，务求吾心之所安，于理不错，自然于人有济。"

六、实脾散治案

慢性肾炎：董某，女，60 岁，市民。患慢性肾炎 20 年余，长期服用中西药物而病情不稳定，近阶段有加重趋势。尿化验：蛋白（+++），红细胞（++）。现症见：气短懒言，胸闷纳呆，双下肢浮肿，活动后加重，畏寒肢冷，舌淡苔白，脉沉细无力。证属脾肾阳虚，水湿不化，清浊不分。治宜温补脾肾，化湿利浊。方用实脾散加味：茯苓 30g，苍术 20g，白术 20g，木瓜 20g，炙甘草 10g，木香 10g，大腹皮 20g，炮姜 30g，附子 30g，厚朴 20g，泽兰 20g，泽泻 20g，党参 30g，三七 10g。10 剂，水煎服，每天 1 剂。

服药之后，精神大振，水肿消失，清晨仍有眼睑轻度浮肿，上方加淫羊藿 30g，仙茅 30g，补骨脂 30g，芡实 30g，再进 10 剂。

三诊：服上方自感良好，计服药 40 余剂。化验小便阴性，巩固治疗，上方隔日服 1 剂，再服 1 个月。(傅文录治案)

原按：慢性肾炎多是一派虚寒之象如本例所现。患者大都脾胃虚弱，肾阳亏损，脾肾两亏，阳不化阴而水肿形成；脾主运化，升清降浊，今清浊不分而尿中异常；肾阳亏损，封藏失职，今固摄失司而精浊混杂而下。治从先后天着手，温脾益肾，行气利水，特别是重用附子、二仙温阳助肾，阳气振奋，阴邪自散；脾主运化，肾司固摄，清浊各归其道，清升浊降而尿中异常转化也。

第二节 淋 证

一、真武汤治案

裴某，女，57岁。腰痛半月，尿急而频涩滞，色黄。手足心热，大便黏溏，口干，气短，易汗。舌赤胖润，脉沉滑。尿检：蛋白（++），潜血（++）。西医诊为急性肾炎，中医诊为淋证，属于肾虚气化不及所致。真武汤加味：附子25g，炮姜30g，茯苓30g，苍术、白术各30g，白芍15g，黄芪30g，砂仁10g，淫羊藿25g，牛膝30g，乳香5g，炙甘草15g。7剂。

服药7剂诸症皆减，再服7剂已愈，尿检阴性。（编者张存悌治案）

二、四逆汤加味治案

1.李某，男，40岁。腰痛，小便急胀，夜睡不安，经封闭、理疗等久治未愈。其脉沉而弦，舌青滑。此症腰痛兼小便急胀，显系肾阳大虚，肝气下陷所致。以肝主疏泄，肾主闭藏，治法应大温心阳，暖肾温肝，方用肉桂生姜汤：上肉桂9g，生姜30g。

　　　　　　　　　　　　　火神派示范案例点评

上方肉桂一味，黄坤载谓："味甘辛，气香，性温，入足厥阴肝经，温肝暖血，破瘀消症，逐腰腿湿寒，驱腹胁痛。"张锡纯谓："性能下达，暖丹田，壮元阳，补相火。其色紫赤，又善补助君火，温通血脉，治周身血脉因寒而痹，故治关节腰肢疼痛。"因此，余临证每用肉桂强心，暖肾温肝而升肝木之下陷。生姜辛温，黄氏谓本品"入肺胃而驱浊，走肝脾而行滞""调和脏腑，宣达荣卫"。二药配伍，不仅温扶心阳，更能暖肾温肝。

服上方1剂，即感腰痛减轻，小便急胀亦减，睡眠亦较安适。进一步强心温肾，以交阴阳，方用白通汤加味：黑附片60g，干姜15g，葱白3茎，上肉桂9g，茯苓15g。

方中白通汤以交阴阳，加肉桂、茯苓以升肝木下陷，附子得肉桂又能强心温肾。3剂诸症好转大半。继以扶阳祛寒，补肾强腰，四逆汤与金刚丸加味：黑附片60g，干姜9g，炙甘草6g，炒杜仲15g，炒续断9g，淡大云9g，菟丝子9g，草薢9g。

上方以四逆汤扶元阳，余药补肝肾，强腰膝，治腰痛。连服10余剂，症状消失。（戴丽三治案）

【点评】本例症状虽较简略，从舌脉可知为阳虚寒湿阻滞。此与肝经湿热所致小便急胀有不同。阳虚之小便急胀，当有面色㿠白或青暗，身重畏寒，目瞑嗜卧，少气懒言，手足逆冷等症。治宜温阳散寒，故用肉桂生姜汤；肝经湿热者，多见口苦咽干，胁痛烦躁易怒，小便虽急胀，其色必黄赤，舌苔黄腻，脉象弦数。治宜清肝经湿热，可用龙胆泻肝汤之类。证型不同，治法迥异。

肉桂生姜汤系戴氏习用之强心方剂，药简义深。凡心肺疾患，出现心肺阳虚或心阳不振，症见唇舌青暗，心胸闷痛，喘息憋气，寒痰上泛者，俱可用此方治之。本方又治心肺阳虚所致鼻流清涕不止等症。

金刚丸出自刘河间《素问病机气宜保命集》，由炒杜仲、肉苁蓉、菟丝子、萆薢各等分研末，猪腰子酒煮同捣为丸，用治肾虚腰痛骨痿。

2. **石淋：**黄某，男，44岁。以腰痛数年而住某医院治疗，经X线摄片检查，右肾肾盂有10粒结石影像，小如花椒，大至蚕豆，诊断为"肾结石"。因身体虚弱不能耐受手术，出院延吴氏诊治：腰痛已久，时有所发，痛如绞作，延及腰腹，下引宗筋，痛甚则神怯而畏寒肢冷。小腹胀痛，小便短涩。饮食欠佳，精神缺乏。舌苔白滑而厚腻，脉沉迟无力。辨为肾脏寒极，寒湿不化，内结成石，以温肾扶阳温化之法主之，投以四逆汤加味：附片60g，干姜40g，桂枝30g，茯苓30g，上肉桂10g（研末，泡水兑入），杜仲10g，北细辛6g，甘草6g。

服药11剂后，相继经尿道排出结石四粒，其中一粒较大者，排出时嵌于尿道口，尿线中断，其痛非常，经用镊子夹出。X线复查，尚余6粒结石，但影像均较前为小，原大如蚕豆者已不复见。肾寒日久，腰尚冷痛，继以扶阳温化主之：附片100g，干姜50g，北细辛6g，苡仁30g，桂枝30g，狗脊10g，上肉桂10g（研末，泡水兑入），甘草10g。

因服药有效，信心不移，连服不断，病情大减，食增神健，体质大为好转，前后相继数十剂，腰痛已不复作，开始恢复工作。再以上方加减，数月后，最后一粒结石亦随尿排出。（吴佩衡治案）

【点评】肾结石治疗，一般不离海金沙、金钱草之类利水通淋之品，效果平平。见石不治石，而能成功排石，靠的是"治之但扶其真元"的火神心法，从扶阳入手，用大剂四逆汤加味，生动体现了扶阳威力。全案始终未用一味排石药，专从阴寒湿盛着眼，投以大剂附、姜，不治石而治人，竟能愈此结石重症，确实才高识妙。

3. 石淋：某男，52 岁。腰痛 5 年余，有时绞痛难忍，上月 X 线检查示：双肾肾盂有 9 粒结石阴影，最大 1 粒 1.2cm×0.8cm，诊为肾结石。刻诊：腰痛甚，小腹胀痛，小便不畅而刺痛，大便稀溏，畏寒，手足冷，脉沉紧重取无力，舌青苔白腻。诊为脾湿肾寒，寒湿阻滞。投四逆五苓汤去白术加细辛、苡仁、通草。服药 9 剂，小便时排出结石 3 粒，继以扶阳温肾，化湿排石治之：附片 100g，干姜 15g，桂枝 15g，细辛 6g，茯苓 15g，苡仁 30g，生鸡内金 10g，甘草 6g。

服药 30 余剂，腰已不痛，小便较畅。又服上方加减 20 余剂，小便通畅，体质好转。X 线检查：双肾已无阴影。（顾树华治案）

【点评】此案肾结石，除鸡内金外，未用其他排石套药如金钱草、海金砂之类，专从阴寒湿盛着眼，投以大剂附、姜，不治石而治人，愈此结石之症，确有乃祖吴佩衡风范。

4. 白某，女，63 岁。反复尿路感染 5 个月，尿频，色清，尿后小腹胀坠不适，气短，说话稍多则累，舌淡赤胖润，脉弦稍数，寸弱。此证小腹胀坠不适，气短，说话稍多则累，显见大气下陷之象。拟升陷汤合四逆散试之：黄芪 30g，知母 10g，升麻 10g，柴胡 15g，桔梗 10g，桂枝 10g，枳实 10g，白芍 10g，茯苓 30g，丁香 10g，郁金 20g，炙甘草 10g。

5 剂后症情无改进，揣摩夜尿频数五六次，色清，手足不温，查舌淡胖润，阳虚有据，改升陷汤合四逆汤再投：黄芪 45g，知母 10g，黄柏 15g，升麻 10g，柴胡 15g，桔梗 15g，肉桂 10g，枳实 10g，白芍 10g，茯苓 30g，砂仁 15g，附子 25g，淫羊藿 25g，菟丝子 25g，炙甘草 10g。

7 剂后，尿频、小腹胀坠等症均有减轻。守方续进 7 剂，排尿正常。（编者张存悌治案）

原按： 本案初诊，囿于四逆散治"小便不利"经验，投之未效。仔细斟酌，找出症结还是由阳虚引发，改升陷汤合四逆汤而收效。检讨起来，还是阴阳辨诀概念不牢固问题。对中医而言，经验有时是一把双刃剑，用得对固然管用，用不好，思路僵化，就不管用，为医当谨慎。

另外，本案病人脉弦稍数，脉也不乏力，似为阳脉，主热，与其舌象、症状俱为阴象不符，这种脉证不合的现象并非偶见。一般情况下，我都舍脉从病，认证为要。这是郑钦安很重要的一个观点，与古今诸多唯脉认证者不同。在临床中遇到"病现阴色"，而脉见"浮、洪、长、大、实、数、紧之类"阳脉，我通常均"舍脉从病"，判为阴证，用附子类热药，未见失误。

三、四逆汤合少腹逐瘀汤治案

张某，女，44 岁。患顽固性尿路感染一年余，服用中西药物病情时好时坏，不能治愈。近两个月症状加剧，症见：少腹酸楚，隐痛绵绵，喜温喜按，时轻时重，尿道有灼热感，小便频数，量少，大便偏干，腰酸下坠，舌淡红苔白润，脉沉弦。证属下元虚寒，迫阳外越。治宜温肾助阳，潜阳活血。方用四逆汤合少腹逐瘀汤加减：附子 30g，干姜 30g，炙甘草 30g，小茴香 12g，元胡 24g，五灵脂 15g，川芎 15g，肉桂 10g，蒲黄 15g，赤芍 15g，白芍 24g，白术 24g，黄柏 15g。5 剂。

二诊：服药后尿道灼热感减轻，小便次数减少，感觉病情减轻。上方药加龟甲 15g，砂仁 12g，仿潜阳封髓丹之意。10 剂。

三诊：服药后少腹已不痛，无下坠感，小便已无灼热症状，舌质淡苔薄白，脉已缓和。原方有效，上方药 10 剂，隔天服用 1 剂。

2 个月后与他人来看病，告知病愈。（陈守义治案）

【点评】顽固性尿路感染，病程漫长，病情复杂。陈氏认为，此类病人多以正虚为主，夹有邪实，往往虚多而邪少，以郑钦安阴阳两纲辨证，认定病情乃为三阴证，应用四逆汤扶阳补肾以养正气，同时依久病多瘀之旨，合用少腹逐瘀汤，另加黄柏、砂仁、龟甲三味，乃"仿潜阳封髓丹之意"。

四、附子理中汤治案

游某，男，70 岁。20 天前出现尿痛，无尿频、尿急，牵及右侧腹股沟部疼痛，呈针刺样和阵发性，夜间发作较频。现症见：尿痛，形体消瘦，脸色黄暗，纳呆，大便不规律，质稀溏，咯痰量多色白质稠，不易入睡，睡后易醒。舌淡胖苔薄白，脉浮取弦紧，重按则空。尿化验无异常。证属虚阳外越，治宜温中回阳，方用附子理中汤加味：炮附子 15g，党参 30g，肉桂 10g，白术 60g，炙甘草 30g，干姜 30g。水煎服，每天 1 剂，2 剂。嘱其尿痛加剧或是排脓，属排病反应，不必惊慌。

服药1剂，从尿道排出黄色质稠味臭的脓性分泌物，立即复诊，尿检：潜血（＋），白细胞（＋＋）。告以排病反应，继续用药。尿痛和尿道排脓症状缓解，痰明显减少，腹中觉饥，矢气频频。继以上方2剂。

药后小便恢复正常，纳旺，痰已少。腹中知饥，大便每天1～2次，成形，夜寐易入睡。前方去肉桂，3剂。一切正常，食眠二便俱佳。（庄严治案）

【点评】郑钦安说："真气衰于何部，内邪外邪即在此处窃发，治之但扶其真元，内外两邪皆能所灭，是不治邪而实治邪也。"此案高年肾阳亏虚，一派阴象，虚阳下泄而致尿痛，亦为虚阳外越之一种表现。方用附子理中汤补先后天阳气，未用一味通淋之药而收效，确显郑氏心法。服药后从小便中排出脓液乃是邪从内出表现，因预先告知，医患合作，故以成功。

五、薏苡附子败酱散治案

国医大师张琪治一女性，患慢性尿路感染，尿中大量脓细胞，各类抗生素及消炎药用之无效。经年累月尿路刺激症状不除，痛苦异常。症见腰痛畏寒，舌润口和，脉沉缓。辨为阳虚夹有膀胱热毒，单纯清热解毒，不扶阳气，正不胜邪，所以迁延不愈。予以薏苡附子败酱散化裁：薏苡仁30g，附子15g，败酱30g，白花蛇舌草30g，甘草10g。

连服6剂，尿路刺激症状大减。连服10剂，尿检正常，腰痛畏

寒亦消除。（张琪治案）

  原按： 此后张琪以此方治愈类似病人甚多，并进一步扩展到治疗慢性前列腺炎，认为凡下元虚冷，腰酸痛，畏寒，全身倦怠，尿检见大量脓细胞，舌润，脉沉，辨证属阳虚兼热邪者，用附子配清热解毒药皆效。确为经验有得之谈。

第三节　慢性前列腺炎

四逆汤加味治案

1.张某，男，57岁。慢性前列腺炎反复发作3年。开始仅尿频，睾丸不适。服中药清热利尿剂数付，即告缓解。其后屡犯屡重，不仅尿急、尿频，尿路灼痛，并常感生殖器冰冷麻木。曾用中西医各种方法治疗，服清热解毒利湿等中药150多剂，自觉症状有增无减，并发展至阳痿，全身瘫软，步履艰难，被迫全休。刻诊：恶寒蜷卧，肢体痿软，神靡，头晕，失寐，食欲大减。睾丸坠胀及腹，常感凉麻疼痛，小便浑浊频数，阳痿。面色萎黄暗黑，舌质淡白，白苔密布，脉沉微细。此为少阴阳衰，阴寒内盛，法宜补阳温肾，散寒止痛，以四逆汤加上肉桂主之：川附片120g（久煎），干姜120g，炙甘草60g，上肉桂15g（研末冲服）。

连服3剂，少腹和睾丸坠胀疼痛减轻，小便色转清，尿频也好转，阳气渐复，前方附子、干姜减至60g；再加茯苓、炒白术以健脾除湿，继服30剂。头晕、失眠、恶寒、乏力与少腹及睾丸坠胀，均进一步减轻，生殖器凉麻感亦较前轻。舌质稍现红润，黄白厚腻之苔已减。继续温补肾阳，兼顾其阴，再佐以温中健脾，以四逆并理中加味主之：川附片 60g（久煎），干姜 60g，炙甘草 60g，党参 30g，上肉桂 10g（研末冲服），冬虫夏草 15g，宁枸杞 3g，菟丝子 30g，云苓 20g。

服药 10 余剂，诸症继续好转，前列腺炎基本痊愈。同时，多年来之低血压、头昏、失眠等症，亦均消失，3 个月后恢复工作。（范中林治案）

【点评】慢性前列腺炎一般都从湿热论治，用些套方套药，效果并不可靠。验之临床，本病多有属于阳虚证型者，奈何湿热者认同多，阳虚者辨识少，乃至错认虚实，治之越旋越远尚不察觉，皆是不识阴阳之过也。本案前曾服用清热解毒利湿中药多剂，病情有增无减，亦可见其治未中的。范氏"功夫全在阴阳上打算"，从阳虚阴盛着眼，"治之但扶其真元"，摒弃一切清热利湿之药，以大剂回阳饮治之，3 个月治愈 3 年痼疾，尽显火神风格。

2. 邢某，男，25 岁。前列腺炎两年余，尿频，夜间二三次，尿线分岔，无力，尾骶、会阴部、睾丸疼痛，腰腹发凉，畏寒，前列腺指检轻度肿大，性情郁闷。舌淡胖润，有齿痕，脉弦尺沉。此证一派阴寒之象，虽系前列腺炎，不应为西医诊断所囿，当按少阴病辨证用药，四逆汤加味：附子 25g，干姜 15g，川断 25g，补骨脂 15g，橘核 15g，肉桂 10g，川楝子 15g，小茴香 10g，桃仁 15g，红花 10g，黄柏 10g，砂仁 15g，吴茱萸 15g，炙甘草 15g。

5 剂后诸痛轻减，夜尿一次，腰凉好转。守方加减调理 2 个月，诸症若失。（编者张存悌治案）

原按：慢性前列腺炎在中西医学都被视为疑难病症，通常按湿热为主，兼夹血瘀、正虚认识其病因病机，用些套方套药，效果并不可靠。京城著名男科专家某教授也是这样归纳的，我以前也这样认识，还写过有关前列腺病的专著。接受火神派以后，以阴阳辨诀重新审视该病，发现前列腺炎还是阴证为多，像本案尿频，畏冷，足凉，舌脉等皆为阴象阴色。

第四节　前列腺增生

一、真武汤治案

1.江藤，58岁，日本人。患前列腺增生，小便频急、困难已有6年，近两三年来加重。尤其下午憋不住，频繁如厕，夜间十五六次，尿线细小无力，尿等待，每次小便，起码三五分钟，小腹膨胀。卢氏接诊，从舌、苔、脉三点上看，舌质淡，舌胖，舌边有明显齿痕，舌苔白滑腻。脉沉缓，重取无力。认为肾阳虚衰，水湿留滞。治疗方法，温阳利水，选用真武汤：制附片75g，生白术15g，茯苓25g，淫羊藿20g，生姜60g。

1剂后，尿量增加，次数减少，排尿通畅一些。3剂后，排尿很通利，夜尿已两次，仍然感到排尿力度欠佳。

二诊：在原方基础上加用桂枝25g，排尿力度增加。

三诊加砂仁15g，纳五脏之气归肾。一共30剂，病情完全改善，排尿正常，夜尿一次，精力旺盛。（卢崇汉治案）

【点评】前列腺增生多出现在中老年，阳气衰减，气化不及，导致水湿停滞，下注前阴而潴留，最终导致前列腺增生、肿大，造成小便困难，严重者闭塞不通，导致癃闭。肾阳虚衰，气化不足是本；尿路受压，阻塞不通为标。所以抓住"本"应温阳化气，利水泄浊。

真武汤用治前列腺增生，效果理想。卢氏改白芍而用淫羊藿，以引阳入阴，通利血脉，从而达到畅通水道的目的。

2.范某，男，82岁。患前列腺增生2年，排尿慢，尿等待，夜尿三四次，晨起口黏、口苦、口干，腰酸痛，形胖。舌淡胖润，脉左弦浮寸弱，右弦数。此肾虚阳用衰减，气化不力所致，当予温肾以助气化，少佐疏肝，真武汤合四逆散加味：附子25g，茯苓30g，白术15g，白芍30g，淫羊藿25g，牛膝30g，乳香5g，炮姜30g，柴胡15g，枳实10g，炙甘草10g，桔梗10g，生姜10片。7剂。

药后鼻流清涕较多，此为阳药运行，寒湿从上窍化去之象，乃祛病吉兆。果见尿已大为顺畅，腰酸痛已止，口黏、口苦、口干消失。上方附子加至30g，另加桂枝20g，再服7剂，基本告愈。（编者张存悌治案）

原按：患者高龄，排尿慢，尿等待，脉证俱属阳衰，用真武汤扶阳以利气化，当为正选。之所以合用四逆散方，乃受范中林先生启发，竟收佳效。

二、补中益气汤治案

某店员，年近七十，平时体极壮健，身体丰满。戊子年冬天患小便不利，半年有余，点滴难出，气常下注，小腹胀急欲死。

急请名医许珊林诊治：两寸关脉虚大，两尺细涩不调。许说：此证是中虚清阳下陷，开始时如癃闭，前医以熟地、肉桂、附子等温补，这时清阳越陷，下窍梗塞，小便更加难出，此病所谓"转胞"也。认为治之极易，为什么半年之久，却无人识此病呢？于是，给予补中益气汤，黄芪重用一两，加木通三钱，肉桂三分。

服两剂，小便稍通。服四剂，其病即愈。

后以补中益气全方，不加利尿之药，并嘱其每日服猪脬数枚，寓"以脬补脬"之意。半月之后，胃强体健。(《岐黄用意——巧治疑难杂症》)

【点评】高年癃闭之症，通常由前列腺增生引发，以温补之法治之亦算正治。许氏以"寸关脉虚大，两尺细涩"为据，判为中虚清阳下陷，给予补中益气汤，4剂其病即愈，认证准确，为此症辨治增加新的门径。

第五节 阳 痿

真武汤治案

1.韩某,男,32岁。性功能减退已5年,手足发凉,犯困,汗出较多,乏力,纳可,舌淡胖润,脉左滑软,右弦滑略浮寸弱。辨为肾阳亏损,湿气偏盛,治以补肾壮阳,拟真武汤加味:附子30g,茯苓30g,白术30g,白芍20g,桂枝20g,仙茅30g,淫羊藿30g,阳起石30g,韭菜籽20g,肉桂10g,炙甘草10g,生姜10片,大枣10个。7剂。

复诊:性功能明显增强,精神增旺,告称"各方面都见效"。因系外地人,要求再开20剂,以求多服一段时间。遂于前方减去白芍、桂枝、肉桂,加入枸杞子30g,细辛5g,携药而归。(编者张存悌治案)

原按:治疗阴证,我有一个思路,即扶阳治本,对症治标,标本兼顾。本案遵此思路,以真武汤扶阳治本,以仙茅、淫羊藿、阳起石、韭菜籽壮阳治标,标本兼顾。

2.张某,男,39岁。阳痿,阴囊潮湿,慢性前列腺炎7年反复发作,近日复发,腰酸,尿频,眠差,便可,无汗,舌胖润,脉沉滑寸弱。此水湿下渗,阳气受损,治当祛湿温阳并进,拟真武汤加入开表、壮阳之品，嘱节制房事。处方：附子45g，白术30g，茯神30g，淫羊藿30g，肉桂10g，阳起石30g，韭菜籽20g，苍术30g，麻黄15g，细辛15g，干姜15g，炙甘草15g，生姜15片。7剂。

复诊：据称，服药后大便增多，尿多，肠鸣，矢气多，此系"阳药运行，阴邪化去"之除病佳兆，果然阴囊潮湿、腰酸消失，上方附子加至75g，再服7剂。

药后性生活改善，拟药酒方长服巩固：附子30g，淫羊藿30g，白术30g，肉桂10g，川牛膝20g，阳起石45g，韭子20g，枸杞20g，细辛10g，五味子10g，车前子15g，菟丝子30g，木香10g，炙甘草20g。3剂，

茎片叶类各药剪成豆粒大小块，以利浸出药力。以52度白酒5斤，泡半月后饮用，每晚视酒量饮50mL左右。

3个月后，特意电话致谢，告知性生活正常。（编者张存悌治案）

3. 友人张某，男，66岁。性功能减退3年，初以为年事关系，未曾在意。后以腰膝酸软，行走乏力求治，顺便谈到阳痿，已久无房事。询可否想法令服药方便些，宜于久服。查小便不畅，小腿发凉，眠纳尚可，舌淡胖润，脉滑软，右寸弱。辨为高年肾亏，作强失职，治以补肾壮阳，拟真武汤加壮阳之品，泡酒长服：附子30g，肉桂15g，杜仲20g，淫羊藿30g（免煎冲剂），骨碎补25g，菟丝子25g，怀牛膝30g，桂枝30g，细辛10g，枸杞25g，生姜30g，大枣10个。

泡饮法同上案。后告知，服药酒后性功能颇有改善。（编者张存悌治案）

原按：张景岳说："人于中年左右，当为大修理一番，则再振根基，尚余强半。"是说中年以后，当对身体调补一下。施今墨也认

为，"人到五十岁以后即应追肥"，亦是提倡中年进补，药酒不失为一种选择。本方淫羊藿单用免煎冲剂，是考虑该药质轻，泡酒"占地方"，免煎冲剂则无此弊。

4. 朱某，男，25岁。阳痿，早泄，多梦，痰白量多。舌胖大苔白腻。辨为阳虚水泛，阳事受损，治以温阳利水，温壮肾阳。方用真武汤加味：附子15g，白术30g，茯苓30g，白芍20g，生姜10g，陈皮10g，桔梗10g，生甘草10g，杏仁10g，淫羊藿20g，阳起石10g，韭菜籽20g。7剂。

复诊：阳痿早泄好转，痰减，舌胖大苔白腻齿痕，右脉略弦关弱尺沉，左弱尺沉。处方：附子30g，白术30g，茯苓30g，干姜15g，炙甘草10g，肉桂10g，淫羊藿30g，阳起石30g，韭菜籽15g，仙茅15g，吴茱萸10g。10剂。

三诊：阳痿早泄已愈，仍有多汗，上方加龙骨30g，牡蛎30g，浮小麦30g，6剂善后。（编者王松治案）

第六节　遗　精

一、桂枝加龙骨牡蛎汤治案

1.赵某，男，29岁，未婚。每周遗精一次，病已2年。时有牙龈肿胀，牙齿松动，溢血，易于出汗，唇燥，眠差，足凉。舌淡胖润，脉沉滑左寸右尺弱。因思青壮年男子未婚，久旷有精满自溢之可能。但若每周必遗，长达2年，必属心肾阳虚失于固摄所致，且虚阳上浮而见齿摇血溢，外越则见汗出，下泄则可致精遗频发，虚象纷呈。治宜温阳固本，调和营卫，桂枝加龙骨牡蛎汤加味：

桂枝25g，白芍25g，炙甘草25g，附子25g，肉桂10g，赤石脂30g，炮姜30g，白术30g，茯神30g，龙骨、牡蛎各30g，生姜10片，大枣10个。

7剂后，未再遗精，余症亦减，守方附子加至30g，唇燥、眠差、衄血等症消失。原方调整再服7剂，疗效巩固。（编者张存悌治案）

2.吕某，男，25岁，未婚。遗精4年，一日一次。性生活时间短，一分钟不到，宿有手淫史。眠差，手足凉，畏冷，手足心出汗，痔疮常犯，舌淡赤胖润，脉弦滑寸弱。此亦心肾阳虚失于固摄所致，处方桂枝加龙骨牡蛎汤：桂枝25g，白芍25g，炙甘草25g，龙、牡各 30g，淫羊藿 30g，枸杞 30g，菟丝子 30g，补骨脂 30g，益智仁 30g，茯神 30g，车前子 10g，覆盆子 20g，附子 15g，生姜 10 片，大枣 10 个。7 剂。嘱其戒绝房事，安心静养。

复诊：服药后矢气频频，乃阴邪化去表现。遗精未犯，精神转旺，守方调理 2 个月，偶尔遗精，近一个月未犯，以五子衍宗丸巩固。（编者张存悌治案）

原按： 慢性病治疗有一个重要原则——三分治，七分养，养重于治。只知治，不会养，终难痊愈。遗精滑泄诸症，节戒房事，屏心静养乃第一要务，所谓："服药千朝，不若独宿一宵。"

二、乌梅丸治案

李某之子，年二十余，形容枯槁，瘦骨柴立。问其何病？答云："我漏。"余曰："何所谓漏？"伊指下部曰："此处漏。"余问："是遗精乎，起于何时？"曰："数月矣。"问："每月遗几次？"曰："四十余次。"余曰："无怪形容枯槁，有如是也！"唯是双目红筋缠绕，舌焦唇红，喉痛。上腭烂，口烂，一派虚火上炎之象。余订以乌梅丸料。有人曰："此方时医见之必不赞成。"适其父归，闻而取药泼诸地。次日复邀诊，余曰："不服我药，何再诊为？"伊始告曰："昨日之不服乌梅剂者，因已服羚羊、犀角、芩连之大凉药也。先生断我症为虚火，则愈食凉药而愈漏也，恳请先生救我。"余以前方加减，连服二十余剂。上部之虚火，以渐而降；全身之精血，以渐而生。凡一切锁精补气补血之品，从未犯过笔端；然累月遗精之孱弱，竟收效于兼旬之内。此用乌梅丸之变化也，且此方乍视之，似与遗精无涉，而不知其窍妙，直穷肝肾之源！（《黎庇留经方医案》）

【点评】遗精漏精之症，能以乌梅丸治之而愈，似属创举，而且"凡一切锁精补气补血之品，从未犯过笔端，然累月遗精之孱弱，竟收效于兼旬之内"。确显黎氏才高识妙，功底不凡。

"此方乍视之，似与遗精无涉，而不知其窍妙其实直穷肝肾之源！"所谓"双目红筋缠绕，舌焦唇红，喉痛，上腭烂，口烂"，判为"一派虚火上炎之象"，当指阳虚上浮之阴火，非谓阴虚之火。再看乌梅丸除黄连黄柏外，姜桂椒辛附子皆为热药，多于凉药，治此阴火遗精，确实巧妙，聊备一格，可供参考。

三、真武汤治案

韩某，男，23岁，未婚。遗精三四个月，隔几天犯一次。腰痛连胁发胀，尿频不畅，色深夹沫，潜血（＋）。痤疮满颊，前胸心下痛，手足凉，畏冷，手足心汗出，眠差，纳可，便可。舌暗赤胖润，脉左沉弦寸弱关旺，右弦浮数寸弱。此肾虚精关不固，夹有表邪，处方真武汤加麻黄、细辛等：炮姜30g，附子30g，白术30g，茯神30g，淫羊藿30g，肉桂10g，川牛膝30g，乳香5g，枣仁45g，麻黄10g，细辛10g，砂仁10g，炙甘草15g，生姜10g，大枣10个。7剂。

复诊：服药后未再遗精，尿频、眠差各症均感减轻，尿检，潜血（－）。守方调理两个月，附子逐渐加到90g，整体改善明显。（编者张存悌治案）

四、潜阳丹加味治案

蔡某，男，44岁。精液不控，每隔3～4日夜间常自流出一年余。腰不痛，不怕冷，饮食睡眠正常。舌淡红，苔白润，脉沉略数。

附子80g，生龟板20g，肉桂10g，砂仁20g，炙甘草20g，生黄芪80g，金樱子30g，生龙骨30g，生牡蛎30g。5剂。

以此方加减，前后四诊，服药18剂而愈。（曾辅民治案）

原按：肾气不足，精关不固，故而精自溢而不知。虽余无异常，但脉沉略数，曾师据此从肾虚相火妄动而治，处以潜阳丹加生龙骨、生牡蛎、金樱子，扶阳固肾，潜降相火；重用生黄芪益气固摄而愈。

第七节　尿毒症

一、大黄附子汤加味治案

杨某，61岁。旅途感寒，次晨突然浮肿尿少，寒热如疟而入某医院，诊为慢性肾炎急性感染，住院50日，病情恶化，由儿子送回家乡，准备后事，其女邀余诊视。

9月17日初诊。某医院诊断：慢性肾炎尿毒症。尿蛋白（++），二氧化碳结合力35容积%，尿素氮50mg%，建议做透析疗法。诊见患者葫芦脸型，头痛呕吐厌食，大便色黑，小便如浓茶，量少。全身肿胀，腰痛如折，口臭，有烂苹果味。舌苔黑腻，脉沉细涩。证属肾炎久延，邪实正虚。水湿浊秽入血化毒，三焦逆乱，胃气败坏，肾阳衰微。拟温阳益肾，荡涤湿浊为治：附子30g，大黄15g，细辛10g，红参（另炖）、灵脂各15g，生半夏、茯苓各30g，猪苓、泽泻、焦三仙各15g，炙甘草10g，肾四味60g，芒硝15g（分冲），鲜生姜30g，姜汁10mL（兑入），大枣10枚，3剂。

二诊：上方服后呕止，食纳增，小便渐多，色转淡。原方去生半夏，鲜生姜减为10片，加生芪45g，续服3剂。

三诊：黑便变为黄软便，尿多色清，下肢肿胀已退其半，食纳大增。药既中病，邪去正安有望。原方大黄、芒硝减为10g，生芪加至 60g。10 剂。

10 月 7 日四诊：患者坐车进城，肿全消，食纳逾常。化验血、尿均无异常。邪退正虚，气短懒言，腰仍微困。予培元固本散一料善后：全河车 1 具，黄毛茸 50g，三七 100g，高丽参、琥珀各 50g，制粉，每次 3g，2 次 / 日，热黄酒送下，追访 5 年一切如常。（李可治案）

【点评】尿毒症系危重之病，治疗不易。本案用温补兼利水攻下之法，取效颇捷，值得揣摩。

二、济生肾气汤治案

1. 王某，女，41 岁，1989 年 3 月 23 日入院。主诉：颜面浮肿、腰痛 3 年，疲乏、恶心 1 年 4 个月。现病史：1985 年 4 月出现颜面、下肢重度浮肿、腰痛。蛋白（++）。诊断慢性肾炎，经治疗有好转。1986 年 11 月出现疲乏无力、食欲不振、恶心。检查 SCr 3.6mg%，BUN 36mg%，诊断"慢性肾功能不全"。经治疗未见明显效果。

刻诊：疲乏无力，腰痛，明显畏寒，眼睑、下肢浮肿，腹胀纳呆，大便干结，四、五日一行，耳鸣如蝉，尿少，皮肤瘙痒。面暗黄，舌质淡嫩苔薄白，脉沉细滑。SCr 8mg%，BUN 69.2mg%，Hb 6.8g%。诊断：慢性肾炎；慢性肾功能衰竭。定位：原发在肾，波及脾、肝；定性：阴阳两虚邪实（夹风、夹湿、腑实）。

治法：脾肾阴阳两补，佐以利湿解表通腑，济生肾气汤加麻黄、大黄：桂枝 12g，制附片 20g，生地 30g，苍术、白术各 10g，山萸肉 10g，丹皮 10g，茯苓 30g，泽泻 10g，怀牛膝 15g，车前子 30g（包煎），竹茹 10g，黄连 3g，炙麻黄 6g，生大黄 10g（后下）。

上方服5剂后，大便通畅，日一行，腹胀消失，下肢浮肿基本消失，畏寒、尿少、恶心、皮肤瘙痒明显减轻，纳食增加，睡眠转安。继服上方月余，各症基本消失，后改服参芪麦味地黄汤，气阴两补。6月，大便又干，加生首乌、火麻仁滋阴润便，大便转调，后无明显症状。检查：SCr 4.33mg%，BUN 50.4mg%，慢性肾功能衰竭明显好转出院，存活至今。（方药中治案）

【点评】本案定性阴阳两虚兼有邪实，以济生肾气汤加麻黄、大黄投治，麻黄开表，起提壶揭盖作用；大黄泻实，釜底抽薪，加味精当。

2. 安某，男，50岁，工人。慢性肾衰病史一年，因头晕、乏力、恶心、呕吐一月，检见SCr 13.8mg%，BUN 106mg%，Hb 4g%，尿蛋白（++），以慢性肾小球肾炎（普通型）、慢性肾功能衰竭、尿毒症期收住院。

刻诊：神疲乏力，畏寒，全身重度浮肿，恶心、呕吐，皮肤瘙痒，腹胀、纳差，腰酸痛，大便干，需卧床，生活不能自理。面色萎黄，舌淡胖大有齿痕，苔白厚腻，脉沉，腹部膨隆，腹水征（++），颜面及四肢浮肿。据证属脾肾气虚夹湿，予补肾健脾利水渗湿法，处方以桂附参芪地黄汤加减。

服药4剂后，恶心、呕吐消失，尿量增多，浮肿减轻，食欲增进。续以此方进退调理，住院三月余，浮肿、腹水消退，精神转佳，体力增进，腰酸痛及皮肤瘙痒明显减轻，生活能够自理，舌淡苔薄白，脉沉细。查SCr由13.8mg%降至5.4mg%，BUN由106mg%降至52mg%，Hb由4g%上升至5.8g%，于1989年7月3日好转出院。（方药中治案）

【点评】桂附参芪地黄汤即金匮肾气丸加人参、黄芪。

三、真武汤治案

李某，女性，50 岁。因上腹部疼痛 4 天，于 1958 年 6 月 21 日急诊入北京某医院。患者 10 余年来常有上腹疼痛，泛酸，服苏打后缓解。近四日上腹部疼痛复作，以两肋缘为甚。入院前一日，疼痛加重，持续不解，大便两日未行，小便如常。

检查：急性病容，痛苦表情，腹壁普遍板硬并有压痛。临床诊断为胃穿孔，合并腹膜炎。入院后，先由外科作穿孔修补及胃空肠吻合术。但术后血压一直很低，尿量极少，甚至无尿，持续数日，渐呈半昏迷状态，肌肉抽动，测非蛋白氮 150mg%。西医治疗无效，乃要求中医会诊：患者神志欠清，时而躁动，手抽肉瞤，尿闭，脉细肢凉。乃用真武汤加减，回阳利尿：白术、云苓、炮附片、生苡仁、西洋参、杭菊，1 剂之后，能自排小便，四肢渐温，肉瞤筋惕亦止，但仍神疲不愿讲话。

二诊改用红人参、白术、茯苓、车前子、牛膝、泽泻、生苡仁。二剂后神志全清，排尿自如，精神略振，但感口干，改用党参、沙参、麦冬、花粉、苡仁、玉竹，诸症好转，血压恢复正常，非蛋白氮降至 37.5mg%，最后痊愈出院。（岳美中治案）

原按：本例由于手术后尿闭，产生尿中毒现象，这种肾外性尿毒症，预后虽然较好，但对本例来说，西医治疗无效，服中药后病情显著改善，可见中药是起到作用的。

第八节　睾丸肿痛

一、乌头桂枝汤治案

1.杨某，男，32岁。寒冬涉水，兼以房事不节，诱发睾丸剧痛，多方诊治无效而就诊。症见面色青黑，神采困惫，舌白多津，喜暖畏寒，睾丸肿硬剧烈疼痛，牵引少腹，发作则小便带白，左睾丸偏大，肿硬下垂，少腹常冷，阴囊汗多，四肢厥冷，脉象沉弦，此乃阴寒凝聚，治宜温经散寒。处方：炮附子、白芍、桂枝、炙甘草、生姜各30g，黄芪60g，大枣12枚。12剂。兼服食疗方：当归120g，生姜250g，羊肉1000g。

上方服后，阳回痛止，参加工作。（周连三治案）

原按：涉水受寒，寒湿凝滞，聚于三阴，加之房事不节，伤及肾阳，内外相因，发为寒病。仿《金匮》抵当乌头桂枝汤治之，方用附子以治沉寒痼冷，桂枝汤以补营疏肝。辅以当归生姜羊肉汤温血散寒，补益气血，使阳旺血充，经脉舒畅。由于病深寒重，不用重剂难起沉疴，嘱其大剂频服，短兵相接，故获良效。

2.郭某，年六十余。腊月间患疝病，外肾根部肿硬如鸡卵，疼痛非常，恶寒不热，口干，舌光无苔而色不红。盖寒疝也，其坚硬如鸡卵者，寒邪搏结得温则消散也，乃处以乌头桂枝汤：蜜炙乌头三钱，桂枝、白芍各二钱，甘草一钱，加党参二钱，干姜八分，小茴香、当归各三钱，木香一钱，作煎剂。

服后至夜间痛始定，肿硬亦消，口干亦止。翌日，以原方用羊肉汤煎药，并令其煨食羊肉而痊。（袁桂山治案）

【点评】此案与上案睾丸肿痛均选乌头桂枝汤主治，可称的对之方。有意思的是，两位医家都选了当归生姜羊肉汤作善后食疗，共彰仲景本义。

二、真武汤合四妙散治案

刘某，男，49岁，2011年12月6日初诊。睾丸胀痛，下身会阴部潮湿，腰酸，夜尿3～5次，眠差。舌淡胖，脉沉滑。辨为寒湿下注，阴气凝聚，拟真武汤合四妙散治之，处方：

附子25g，干姜20g，茯苓30g，白术30g，苍术30g，黄柏10g，怀牛膝30g，苡仁45g，独活10g，川断30g，淫羊藿30g，橘核25g，砂仁10g，肉桂10g，生姜20g。7剂。

复诊：睾丸胀痛消失，夜尿减为一二次，睡眠转佳。前方加杜仲20g，去掉橘核、砂仁，继服7剂。（编者张存悌治案）

第九节　缩阳症

一、温氏奔豚汤治案

靳某，男，21岁。某日22时许，忽觉脚背麻如电击，有一股冷气从双小腿内侧中线直冲至阴茎根部，随即全身寒战，嘎齿有声。头汗喘促，阴茎阵阵收缩入腹，恐惧异常，于清晨急诊入院，用镇静剂不能控制，邀李氏会诊。四诊未毕，突然发作，仓促之间，急令患者卧床解衣，即以纸烟头，对准关元穴着肤火灼，约2秒钟立解其危。证为阴寒直中厥阴，肝主筋，其脉过阴器，寒主收引，故阴茎收缩入腹。以温氏奔豚汤用附子30g，加吴茱萸15g（开水冲洗7次），山茱萸、生龙骨、生牡蛎各30g，鲜生姜10大片，大枣20枚，逐在里之阴寒，温肝肾而固元气，3剂后病愈出院。（李可治案）

原按： 吴茱萸辛苦温，燥烈有小毒，入肝、胃经。治颠顶头痛、肝寒疝痛、痛经，眩晕，胃寒呕吐吞酸，噎膈反胃。外敷涌泉穴引火归原治口疮，敷脐治小儿泄泻，其功不可尽述，唯各家皆用1.5～6g，药难胜病，故其效不著。《伤寒论》吴茱萸汤用量一升，汉制一升，约合今制50g，方下注一"洗"字，是仲景用法奥妙所在，即以沸水冲洗7遍而后入煎，可免入口辛辣及服后"瞑眩"之弊。

余凡遇小儿、老人、羸弱病人则先煎沸2～3分钟，换水重煎，则更稳妥。其用量10g以下无效，15g显效，30g攻无不克。方中鲜生姜、大枣按《伤寒论》比例定量。伤寒方用药精纯，虽姜、枣亦寓有深意，并非点缀。

二、当归四逆汤治案

马某，男，27岁。右侧睾丸肿痛二月余，治疗后肿痛逐渐消退。某日夜间，右侧睾丸突然收引回缩至少腹，拘挛疼痛不已，牵引腰部，痛不能伸，痛剧之时，连及脐腹，直至四肢挛急难以屈伸。颜面发青，冷汗淋漓。腹痛呻吟，愁容不展，两目无神，白睛发蓝，唇、舌、指甲均含青色。舌苔白腻，手足冰冷，脉来沉细弦紧。已两日水米不进。此系肝肾阳虚，厥阴阴寒太盛，阳不足以温煦筋脉，所谓"寒则收引"之意。法当温扶肝肾之阳，温经散寒，经脉之挛急自能舒缓。方用当归四逆汤加味：当归15g，桂枝12g，杭芍9g，细辛6g，通草6g，大枣5枚，干姜12g，吴茱萸6g，川椒5g（炒黄），乌梅4枚，附片60g。

一剂后，疼痛缓解。再剂则阴囊松缓，睾丸回复。面目、唇舌青色俱退。手足回温，诸痛皆愈。唯阳神尚虚，原方去川椒，加砂仁9g，连服2剂，精神、饮食均恢复正常。（吴佩衡治案）

【点评】此案用当归四逆汤加附片、干姜，最显吴氏扶阳风格。郑钦安谓："须知肿缩二字，即盈虚之宗旨，肝气有余便是火，即囊丸肿的实据；肝气不足便是寒，即囊丸缩的实据。""治缩者，重在破阴以回阳，吴萸四逆加桂、砂、小茴，或乌梅丸倍阳药之类。"

第十节　畏　寒

一、四逆汤加味治案

1.丁某，女，48岁。畏寒一年。夜间睡觉需要穿长裤袜子，否则冷而不适。畏寒腰凉作胀。脉沉弱，重取无根，舌淡神倦。此为阳虚寒湿遏滞之证，予以温补脾肾、散寒燥湿治之：附片80g，干姜50g，炙甘草30g，茯苓50g，苍术30g，炮姜20g，川乌30g(先煎)，生姜30g。3剂。

服第一剂后出冷汗，味现酸臭，皮肤冷凉，呈阵发性出汗。第2剂后两肩出冷汗，皮肤冷凉消失。第3剂后，面、肩已有热感，守方去掉炮姜，加入沉香、肉桂以温补命门。(曾辅民治案)

【点评】此案在阳虚同时，见有寒湿遏滞之症，故在四逆汤、川乌温阳基础上，再加茯苓、苍术等祛湿之品。全方多为辛热之品，凸显单刀直入的风格。

2.某男，60岁。微信看病，2018年11月2日初诊。怕冷10年，于冬天加重，现已穿上冬衣，两件秋衣，两件保暖内衣，外穿呢子大衣，仍全身怕冷如霜。耳鸣3～4年，晚上躺下后加重，听力下降明显。喜饮热水。食纳、睡眠均可，大便2～3天1次，成形。

舌淡胖苔薄白。据症状及舌脉辨证为阳虚证，治以扶阳，潜镇引降，处方：制附子 60g，干姜 20g，炙甘草 20g，磁石 30g，川牛膝 15g。6 剂，每日 1 剂，早晚饭后温服。

11 月 26 日二诊：服完 6 剂药后，怕冷完全消失，耳鸣减轻 80%，听力无明显好转。大便成形。舌淡红苔薄，脉细。效不更方，继以上方 12 剂服用。（编者汤春琼治案）

【点评】本案出手即重用附子 60g，彰显千钧棒式手段，是为胆识。因有耳鸣而加磁石，用药简练，疗效迅捷，皆堪点赞。

3. 某女，56 岁。肺癌放疗一月后出院第一天，全身怕冷如在冰窖中，在家需棉衣棉裤，戴围巾，两层绒帽子。喜热饮，食纳尚好，大便成形。舌淡嫩苔少，脉细沉。辨为阳虚证，本打算治疗原发病，思虑再三，先解决病人怕冷问题，遂遵老师指导单刀直入，不要"牛屎拌马粪"。处方如下：制附子 60g，干姜 20g，炙甘草 20g，生姜 10 片。5 剂。

晚上反馈，吃 1 剂后，短距离行走，背上有热乎感。4 剂后，怕冷感消失如常人，唯穿衣仍较多。嘱继续服药。患者大喜，欣然接受。（编者汤春琼治案）

【点评】"牛屎拌马粪"一语出自吴佩衡先生之口，讽刺用药芜杂。吴氏说："用药不尚繁芜，唯求力专，君臣佐使朗若列眉，反对用药'牛屎拌马粪'，没有目标，不分主次，杂乱相投，反使药力自毁医手。每取胜于四、五味之间。"观吴氏各案，确实法度严谨，用药专精，每方不过四五味、七八味，药力既专，功效则著。

这个比喻话糙理不糙，俗语说理，有时胜过长篇大论，令人印象深刻。弟子们常常顺口说出，让人莞尔。

4.郭某，男，25岁。手足冰凉，自幼而起，冬季尤甚。腰骶部酸痛，肠鸣，手心热出汗，舌胖润有痕，脉滑软寸弱。禀赋薄弱，寒湿偏重，拟温扶阳气，兼祛寒湿，四逆汤加味治之：附子30g，干姜25g，吴茱萸10g，肉桂10g，桂枝30g，白术30g，茯苓30g，细辛10g，肉苁蓉25g，川断30g，炙甘草30g。

服药无改善，药量不足，附子加到60g，干姜45g，桂枝45g，吴茱萸15g，出入药物尚有砂仁、沉香、杜仲等，调理一个月，手足已温，以金匮肾气丸再服巩固。(编者张存悌治案)

原按：像此案手足冰凉患者颇不少见，有人习以为常，未当回事。岂不知四肢冰凉乃阳气亏乏的主要表现之一。四肢为诸阳之末，背部为太阳经地面，阳气亏损，故见手足发凉，背冷如冰。经云："阳气者，若天与日，失其所则折寿而不彰。"故手足发凉关系到寿夭大事。

火神派重用附子，常见方式即"经典式重剂"，以吴佩衡、范中林等为代表，出手通常是30g、60g或者更多，得效后增加用量，一般是翻番加倍，本案即仿此处理。取得显效后再减量，所谓"阳气渐回，则姜附酌减"。既防止蓄积中毒，又体现"大毒治病，十去其六"的经旨。

二、附子理中汤治案

1.黄朗令，戊辰年六月自汉口归，是时酷热非常，病人之畏寒非常，在汉口服药不效，始请余视之。彼坐极深房内，门窗俱紧闭，身穿厚袍棉袄，又加以羊皮外套，头戴黑羊皮帽，将两边帽扯遮两耳及面，每吃饭则以火炉置床前，饭起锅热极，人不能入口者，彼犹嫌冷，极热之饭，只连扒数口，忙倾红炉锅内复热，每一碗饭须复热七八次而后能食完。余摇扇至房门口，彼坐处离房门一二丈地，见人摇扇即忙摇手止之，若即有风入彼体中。

诊其脉，浮大迟软，按之细如丝。余曰："此真火绝灭，阳气全无之证也。"方少年阳旺之时，不识何以遂至于此？细究其由，乃知其尊翁误信人云，天麦二冬膏后生常服最妙。翁以爱子之故，遂将此二味熬膏甚多，嘱乃郎早晚日服勿断，朗令兄遵服二三年。一寒肺，一寒肾，遂令寒性渐渍入脏而阳气寝微矣。

是年春，渐发潮热，医人便云感冒风寒，予羌活、防风、柴胡、干葛之类，服之热不退；则云风寒未尽，愈令多服，直服发散药二十余剂，汗出不止，渐渐恶寒；又有医确守丹溪热伏于内之教，用黄连、花粉，因之恶寒以至此极也。则余断为火灭阳衰也，确不可易矣。因索其所服诸方阅之，悉皆贝母、丹皮、地骨皮、百合、扁豆、鳖甲、葳蕤之类，内只有一方用人参五分、肉桂三分，便共推为识高而胆大者矣。余笑曰："昔贤喻以一杯水救一车薪之火，今犹以一匙水救十车薪之火也。今以纯阴无阳之证，急投重剂纯阳之药，尚恐不能回阳消阴，而以一星之火熔一河之水，何能得也？"余为定方用：人参八钱，附子三钱，肉桂、炮姜各二钱，川椒五分，白术二钱，黄芪三钱，茯苓一钱，当归一钱五分，川芎七分。

服四剂，头上去羊皮帽，易为毡僧帽；身上去羊皮袄，单穿棉袄矣。又服四剂，并去棉袄，穿夹袄，亦有时穿单布褂矣。口中食物仍怕冷，但较前稍好。因觅胎元制丸药，以八味加减，另用硫黄为制金液丹，每日如前煎方，加熟地、山萸，略减轻参、附。服一

剂，服胎元丸药六七钱、金液丹二钱，计服百日而后愈。（吴天士治案）

【点评】东垣论内伤，只谈及饮食内伤、劳倦内伤，未有服药内伤者。吴氏从实践中认识到服药内伤很常见，而且"病伤犹可疗，药伤最难医"。对服药内伤体会颇深，"误药杀命甚于无药救命"，因此他另立"服药内伤"病名，并附以自己的案例，当属创见。

本案寒凉伤阳，致使"真火绝灭，阳气全无"，虽盛夏六月，病人畏寒非常，"身穿重棉袄袍，又加以羊皮外套，头戴黑羊皮帽，将两边帽扯遮两耳及面，每吃饭则以火炉置床前，饭起锅热极，人不能入口者，彼犹嫌冷，极热之饭，只连扒数口，忙倾红炉锅内复热，每一碗饭须复热七八次而后能食完"。此堪称服药内伤之典型形象。

2.卢君，年近六旬。患泄泻，两手俱冷，精神疲倦，脉息小弱。此脾胃气虚，阳气衰弱之病，乃用理中汤加山药、木香。接服两剂，精神较好，能进饮食，原方加肉桂四分，枸杞子二钱。又服二剂，手稍转温，泄泻已止，但头眩殊甚。原方去姜、桂，加熟地，接服三日，头眩较减而手仍冷。复于原方中加鹿角胶、黄芪，服两剂后，精神殊觉爽健，唯手终不暖。乃嘱购鹿茸半具，研末，每日服五厘，用高鹿参三钱煎汤和服。如法服之，半月后返闽。今年春间，卢君复来镇江，言鹿茸甚有效，现下精神甚好，而手亦转温。（袁桂山治案）

原按：盖高年真火已衰，非旦夕所能奏功。大凡积虚之病，皆须悠久成功，而尤必借血肉有情之品，始易奏效。鹿性纯阳，能补人身阳气。茸生于首，兼能补脑，故有此特效也。

三、当归四逆汤治案

周某，女，71岁。畏寒，肢冷尤甚，腰痛。长时静卧不活动则痛，活动 40 分钟左右痛解。便秘已久。面色㿠白，心烦，舌淡，脉沉细。此肝寒肢冷，腰痛多属骨质病变。用当归四逆加吴茱萸生姜汤合半硫丸通阳泄浊：桂枝 30g，白芍 30g，生姜 40g，炙甘草 20g，大枣 25 枚，当归 30g，吴茱萸 30g，北细辛 30g，西砂仁 20g，法半夏 20g，制硫黄 20g，肉苁蓉 30g，白芥子 30g，白酒 70mL。4 剂。

药后肢冷便秘消失，精神好转，续与温阳补肾填精之法治之。（曾辅民治案）

【点评】此案畏寒，肢冷，不从少阴论治，而从厥阴肝寒着眼，根据主要在于"心烦""脉沉细"两点。半硫丸治阳虚便秘，通常用丸剂口服，本例提示亦可入煎。

四、真武汤治案

叶某，男，67岁。2012 年 9 月 20 日初诊。手足冰凉多年，阵热汗出，尿频，便次多，纳眠尚可，舌胖润，脉右沉滑寸弱，左滑软寸弱。9 年前患抑郁症，6 年前心脏安 3 个支架。辨为心肾阳气亏损，营卫失调，处方真武汤合桂枝汤出入：附子 30g，茯神 30g，白术 30g，桂枝 25g，白芍 25g，炙甘草 15g，淫羊藿 30g，浮小麦 30g，肉桂 10g，益智仁 25g，补骨脂 25g，合欢 10g，龙、牡各 30g，生姜 10 片，大枣 10 个。7 剂。

以上方为基础，服药两个月，其中附子渐加至 100g，出入药物尚有干姜、海蛤粉、磁石等。手足已温，各症改善，自觉良好。（编者张存悌治案）

原按：患者高龄，手足冰凉多年，属沉寒痼疾，难收速效，须多服久服药物方可取效。

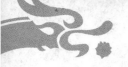

主要参考书目

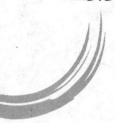

［1］郑钦安.医理真传.北京：中国中医药出版社，1993.

［2］郑钦安.医法圆通.北京：中国中医药出版社，1993.

［3］吴楚.吴天士医话医案集.沈阳：辽宁科学技术出版社，2012.

［4］郑重光.素圃医案.北京：人民军医出版社，2012.

［5］曹颖甫.经方实验录.福州：福建科学技术出版社，2004.

［6］王雨三.治病法轨.北京：学苑出版社，2009.

［7］王蓉塘.醉花窗医案.太原：山西科学技术出版社，2011.

［8］唐步祺.郑钦安医书阐释.成都：巴蜀书社，1996.

［9］唐步祺.咳嗽之辨证论治.西安：陕西科学技术出版社，1982.

［10］吴佩衡.吴佩衡医案.昆明：云南人民出版社，1979.

［11］吴佩衡.麻疹发微.昆明：云南人民出版社，1963.

［12］范中林.范中林六经辨证医案选.沈阳：辽宁科学技术出版社，1984.

［13］祝味菊.伤寒质难.福州：福建科学技术出版社，2005.

［14］卢崇汉.扶阳讲记.北京：中国中医药出版社，2006.

［15］萧琢如.遯园医案.长沙：湖南科学技术出版社，1960.

［16］黎庇留.黎庇留经方医案.北京：人民军医出版社，2008.

［17］范文甫.范文甫专辑.北京：人民卫生出版社，1986.

［18］戴丽三.戴丽三医疗经验选.昆明：云南人民出版社，1979.

［19］姚贞白.姚贞白医案.昆明：云南人民出版社，1980.

［20］李继昌.李继昌医案.昆明：云南人民出版社，1978.

［21］赵守真.治验回忆录.北京：人民卫生出版社，1962.

［22］李可.李可老中医急危重症疑难病经验专辑.太原：山西科学技术出版社，2004.

［23］傅文录.火神派学习与临证实践.北京：学苑出版社，2008.

［24］庄严.姜附剂临证经验谈.北京：学苑出版社，2007.

［25］巨邦科.擅用乌附：曾辅民.北京：中国中医药出版社，2013.

［26］岳美中.岳美中医案集.北京：人民卫生出版社，1978.

［27］方药中.医学承启集.北京：中医古籍出版社，1993.

［28］郭博信.中医是无形的科学.太原：山西科学技术出版社，2013.

［29］仝小林.重剂起沉疴.北京：人民卫生出版社，2010.

［30］谭述渠.名医心得丛集.台北：台湾医药研究所，1961.

［31］张存悌.火神：郑钦安.北京：中国中医药出版社，2013.

［32］张存悌.中医火神派探讨.北京：人民卫生出版社，2010.

［33］张存悌.吴附子：吴佩衡.北京：中国中医药出版社，2016.

［34］张存悌.霹雳大医：李可.北京：中国中医药出版社，2016.

［35］张存悌.火神派温阳九法.北京：人民军医出版社，2010.

［36］张存悌.近代名医医话精华.沈阳：辽宁科学技术出版社，2013.

［37］张存悌.新编清代名医医话精华.沈阳：辽宁科学技术出版社，2013.

［38］张存悌.火神派诊治十大慢性病.沈阳：辽宁科学技术出版社，2018.

［39］张存悌.奇方妙法治病录.北京：中国中医药出版社，2018.